Gabriele Vocke

Das große Buch der
Heilpflanzen

Die 110 wichtigsten
Heilpflanzen von A bis Z,
mit Tipps für Anbau,
Pflege und Verwendung

Sonderausgabe

2002 Trautwein Garten-Edition
Genehmigte Sonderausgabe
© Compact Verlag München
Nachdruck, auch auszugsweise, nur mit
ausdrücklicher Genehmigung des Verlags gestattet.
Alle Angaben wurden sorgfältig erprobt – eine
Haftung kann dennoch nicht übernommen werden.
Chefredaktion: Ilse Hell
Redaktion und Herstellung: Beate Martin, Susanne Werth
Produktion: Martina Baur
Umschlaggestaltung: Hartmut Baier, PIXELCOLOR
Fotos: Peter Himmelhuber
Symbole: Ulla Häusler
ISBN 3-8174-5399-X
5153992

Mehr Infos im Internet unter www.compactverlag.de

Vorwort

Ein sonniges Plätzchen im Garten, eine kleine Ecke auf der Terrasse oder dem Balkon – es gibt viele Möglichkeiten, einen Heilpflanzen- und Kräutergarten anzulegen. Die attraktiven Pflanzen sind nicht nur Blickfang und Dufterlebnis, sie lassen sich zur Vorbeugung und Behandlung verschiedenster Beschwerden und Krankheiten, zur Schönheitpflege und in der Küche nutzen.

Bereits seit Jahrhunderten werden die naturgegebenen Kräfte der Heilpflanzen und -kräuter gezielt und erfolgreich eingesetzt. Wichtig für den wirksamen Einsatz der Pflanzen ist zum einen das Wissen um die genaue Wirkungsweise und die Inhaltsstoffe der jeweiligen Pflanzen, jedoch auch die Kenntnis des optimalen Standorts, des idealen Erntezeitpunkts, der Pflegebedürfnisse und der richtigen Zubereitung der Pflanzen.

Der vorliegende, übersichtlich und klar strukturierte Ratgeber bietet Ihnen das ganze Fachwissen zu den wichtigsten Heil- und Kräuterpflanzen. Er informiert Sie zunächst über Wirkungsweise und Inhaltsstoffe von Heilpflanzen im Allgemeinen, gibt Ihnen zahlreiche Anregungen zur individuellen Planung sowie Gestaltung Ihres Kräutergartens und macht Sie mit den Konservierungs-, Zubereitungs- und Verarbeitungsmethoden von Heilpflanzen und -kräutern vertraut.

In informativen Einzelporträts werden die 110 wichtigsten Heilpflanzen von A–Z vorgestellt. Am Anfang jedes Pflanzenporträts befindet sich ein Abschnitt mit den wichtigsten Grundinformationen und eine kurze Beschreibung der Pflanze. Es folgen ausführliche Erläuterungen zur Wirkungsweise und Verwendungsart jeder dieser Pflanzen, darüber hinaus wichtige Angaben zum idealen Standort, zur Anzucht und Pflege, zur Zubereitung und zur Aufbewahrung sowie wertvolle Sammel-, Küchen- und Gärtnertipps. Jede Pflanze ist außerdem mit einer farbigen Abbildung versehen.

Zur schnellen Orientierung sehen Sie innerhalb der Einzelporträts neben dem Text einprägsame, farbige Symbole, die Sie die gewünschten Informationen gezielt und rasch finden lassen:

 Standort

 Anzucht/Pflege

 Heilwirkung

 Zubereitung

 Sonstige Verwendung

 Aufbewahrung

 Sammeltipp

 Küchentipp

 Gärtnertipp

In den Praxisteilen des Ratgebers erhalten Sie konkrete Hinweise zur Anwendung der Heilpflanzen in der Schönheitpflege, zur Zubereitung von Kräutertees und zur Verwendung von Heilpflanzen und -kräutern in der Küche. Hier finden Sie, über die allgemeinen Angaben zur Wirkungsweise der Pflanzen hinaus, zahlreiche Rezepte und Zubereitungsanleitungen mit exakten Mengenangaben und genauen Verarbeitungsrichtlinien.

Eine Indikationstabelle verhilft Ihnen außerdem zu einem raschen Überblick über Krankheitssymptome und jeweiliger Heilpflanzenzuordnung. Auch die Küchenkräuter finden sich in einer Tabelle übersichtlich und anwendungsbezogen dargestellt.

Falls trotz sorgfältiger Pflege das ein oder andere Heilkraut zu kränkeln beginnt oder von Schädlingen befallen ist, stehen Ihnen im Anhang nützliche Informationen zur Verfügung, wie Sie die Pflanzen auf natürliche Weise mit biologischen Methoden wieder aufpeppeln oder das lästige Ungeziefer ohne chemische Keule wieder loswerden können.

Ein Sammelkalender, dem Sie auf einen Blick entnehmen können, welchen Pflanzenteil Sie zu welchem Zeitpunkt ernten können, rundet den Ratgeber ab.

Am Ende des Buchs finden Sie außerdem ein Pflanzenverzeichnis mit den Pflanzennamen sowohl in Deutsch-Latein als auch in Latein-Deutsch.

Inhalt

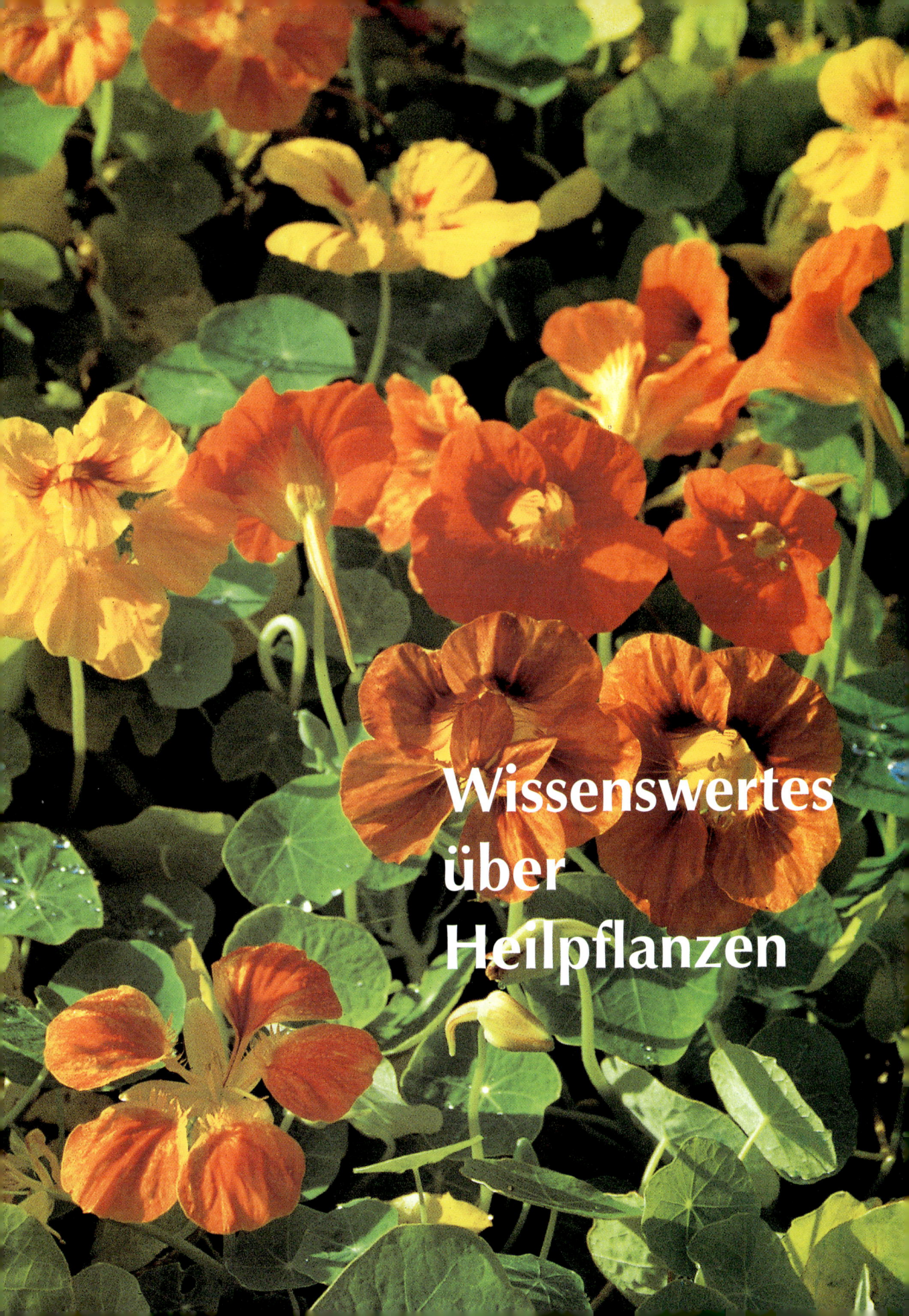

Wissenswertes über Heilpflanzen

Wie Heil- pflanzen wirken

Bereits seit Jahrhunderten werden Heilpflanzen zur Vorbeugung und Behandlung verschiedenster Beschwerden und Krankheiten genutzt. Hippokrates, Dioskurides, Hildegard von Bingen und Sebastian Kneipp, um nur einige zu nennen, hatten alle eins gemeinsam – ihr Vertrauen in die Kraft der Heilpflanzen. Im Kampf gegen unterschiedlichste körperliche Leiden und Gebrechen setzten sie die naturgegebenen Heilkräfte gezielt und mit Erfolg ein. Bei der Verordnung der entsprechenden Mittel wurde auf selbst erlebte oder überlieferte Erfahrungswerte zurückgegriffen. Eine Analyse der wertvollen Inhaltsstoffe war damals noch nicht möglich. Mit Fortschreiten der wissenschaftlichen Erkenntnisse konnte nachgewiesen werden, welche Inhaltsstoffe in den Pflanzen enthalten sind und wie sie wirken. So ist die Wissenschaft heutzutage in der Lage, definitiv zwischen wirksamen und ungeeigneten Heilpflanzen zu unterscheiden. Die Wirksamkeit und Heilkraft der Gewächse hängt dabei nicht von der Art und Menge der nachgewiesenen Inhaltsstoffe ab, sondern vielmehr von der Gesamtheit und dem Zusammenspiel der gefundenen Wirkstoffe. Auch Standort, Erntezeitpunkt, Erdsubstrat, Bewässerung und Düngung spielen eine Rolle.

Man muss also nicht immer gleich zur „chemischen Keule" greifen; es lohnt sich, bei auftretenden Beschwerden die Wirkung der Heilkräuter auszuprobieren. Sie müssen allerdings ein bisschen Geduld aufbringen. Die wenigsten Heilkräuter wirken von einem Tag auf den anderen. Auch sollte man sich vor Augen halten, dass alles, was wirksam ist, auch unerwünschte Wirkungen, so genannte Nebenwirkungen, haben kann. Um von den Naturheilkräften profitieren zu können, sollte man sich daher immer an die vorgegebene Dosierungsanweisung und Behandlungsdauer, nach Absprache mit dem Arzt, halten.

Wenn Sie die heilkräftigen Pflanzen und Kräuter näher kennen lernen wollen, empfiehlt sich ein Ausflug in einen öffentlichen Kräutergarten. Oft ist ein solches Gelände der Universität angegliedert bzw. Bestandteil eines Kloster- oder Schlossgartens. Lehrkräutergärten finden Sie auch auf Bundesgartenschauen. In der meist malerischen Umgebung dieser Gärten finden Sie die Heilpflanzen und Kräuter informativ und gut beschildert. In den alten Herbarien wurden die Kräuter in drei Kategorien eingestuft: Heilkräuter, Küchenkräuter und Duftkräuter. Die Grenzen sind allerdings in den meisten Fällen fließend, denn ein Großteil lässt sich allen drei Kategorien gleichermaßen zuordnen.

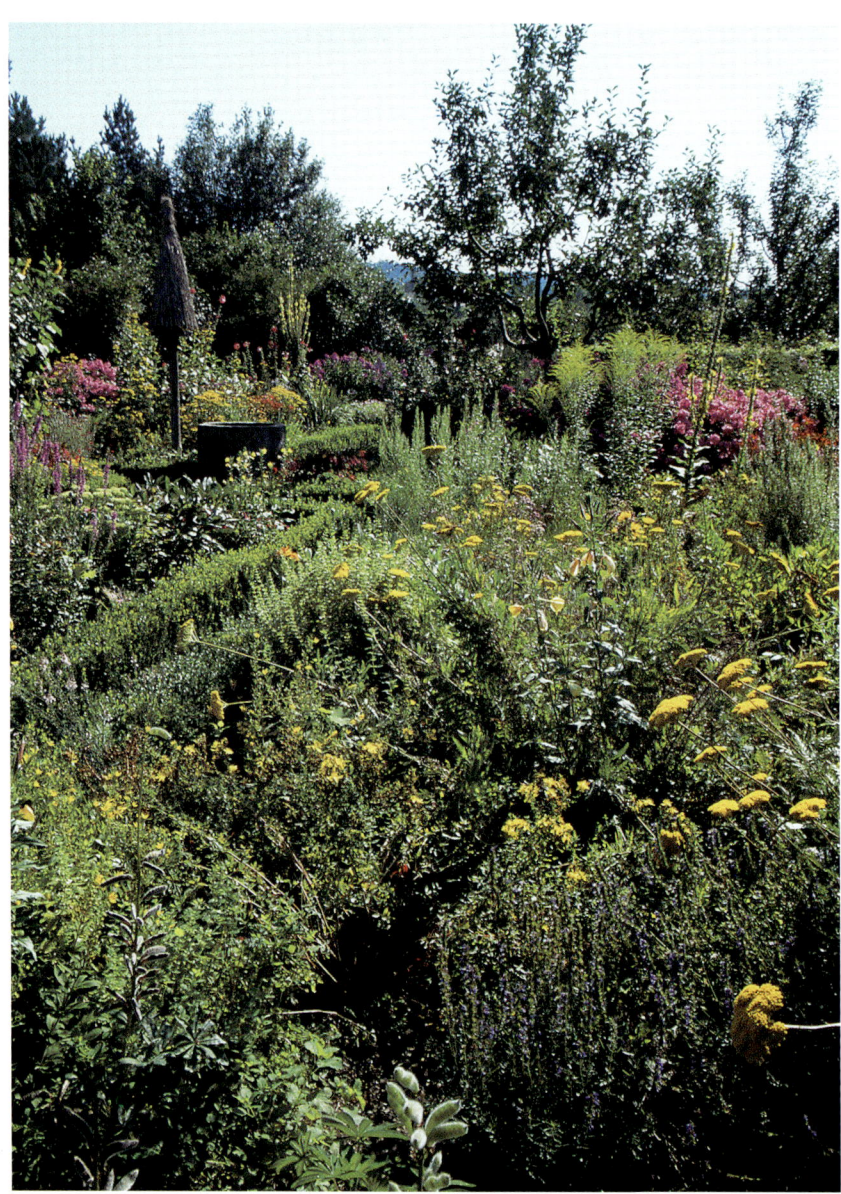

Kräutergarten

Wichtige Inhaltsstoffe

Die Wirkstoffe der Heilpflanzen sind so vielfältig, dass längst noch nicht alle Bestandteile erforscht sind. Das gilt insbesondere für jene, die nur in Spuren feststellbar, aber dennoch wirksam sind. Die zahlreichen, wenn auch nur in geringen Spuren vorkommenden Inhaltsstoffe bewirken, dass ein und dasselbe Kräutlein gegen die unterschiedlichsten Gebrechen helfen kann. Eine weitere Erklärung für die zunächst irritierende Tatsache, dass eine Pflanze sowohl gegen Durchfall als auch bei Verstopfung hilft, ist das Zusammenspiel der verschiedenen Wirkstoffe. Es ist daher durchaus nicht gleichgültig, ob Sie nun mehr oder weniger von einem Kraut verwenden bzw. den Tee länger oder kürzer ziehen lassen. Heilkräuter müssen exakt nach Vorschrift angewendet werden, sonst sind sie wirkungslos oder können sogar schädlich sein.

Folgende Inhaltsstoffe sind in ihrer Wirkung weitgehend erforscht:

Ätherische Öle: Ätherische Öle sind leicht flüchtige, stark riechende, ölartige Substanzen. Durch Wärme, etwa durch Sonne, durch Wind oder bei Berührung der Blätter oder Blüten entfalten sie ihren spezifischen, arteigenen Duft.

Harze: Sie sind in der Regel in den ätherischen Ölen gelöst und verbleiben, nachdem sich die ätherischen Öle verflüchtigt haben, als zäher bzw. fester Rückstand.

Alkaloide: In vielen stark giftigen Pflanzen sind Alkaloide enthalten. Alkaloide sind außerdem wichtiger Grundstoff vieler Medikamente.

Bitterstoffe: Zahlreiche Heilpflanzen enthalten Bitterstoffe; das sind Inhaltsstoffe, die bitter schmecken und unter anderem in Löwenzahn, Wermut, Tausendgüldenkraut, Ysop, Liebstöckel, Salbei und Enzian zu finden sind. Bitterstoffe gelten als appetitanregend und zudem verdauungsfördernd.

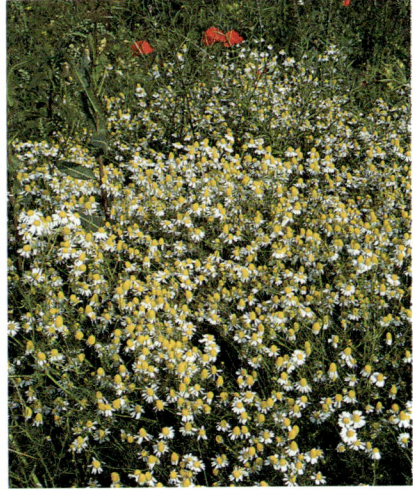

Bekannte Heilpflanze: Kamille

Gerbstoffe: Gerbstoffe sind stickstofffreie, wasserlösliche Stoffwechselprodukte; sie sind besonders häufig in der Rinde zu finden, kommen aber auch in Blättern, etwa von Brombeeren oder Minze, vor. Gerbstoffe wirken entgiftend, zumal sie Eiweiß und Alkaloide absondern. An der Luft zersetzen sich Gerbstoffe unter Einwirkung von Sauerstoff. Aus diesem Grunde müssen gerbstoffhaltige Kräuter und Heilpflanzen in dicht schließenden Gefäßen aufbewahrt werden.

Glykoside: Glykoside bestehen aus zusammengesetzten zuckerartigen Substanzen. Sie sind beispielsweise im Knoblauch enthalten. Glykoside sind außerdem Bestandteil vieler Herzheilmittel.

Schleimstoffe: In Pflanzen enthaltene Schleimstoffe haben die Eigenschaft, im Wasser aufzuquellen. Sie wirken schützend und heilend auf die Schleimhäute im Mund, Rachenraum, Magen und Darm.

Saponine: Die Bezeichnung kommt vom lateinischen ‚Sapo' und bedeutet Seife. Tatsächlich haben Saponine die Eigenart, wie Seife im Wasser zu schäumen. Sie wirken schleimlösend, außerdem auswurffördernd und harntreibend.

Flavonoide: Dabei handelt es sich um einen Sammelbegriff für verschiedene Stoffe gleicher chemischer Grundstruktur. Je nach Art und Menge der enthaltenen Flavonoide unterscheiden sich die Heilpflanzen in ihrer Wirkung.

Organische Säuren: Dazu gehören Apfelsäure, Zitronensäure, Oxalsäure und Weinsäure. Oxalsäuren sind wichtige Würzstoffe, die in Kräutern, Früchten und Gemüse vorhanden sind.

Phytonzide: Hierbei geht es um eine uneinheitliche Gruppe mit noch wenig erforschten Inhaltsstoffen. Bereits Spuren von Phytonziden wirken hemmend auf Mikroorganismen. Beim Trocknen zersetzen sich die Phytonzide.

Nicht außer Acht gelassen werden dürfen die zahlreichen Mineralstoffe wie Kalzium, Kalium, Natrium, Phosphor, Jod und andere Spurenelemente. Des Weiteren wurden Hormone und verschiedene Vitamine entdeckt.

Für die Wirkung der Heilpflanzen ist die Zusammensetzung sowie das Verhältnis der Inhaltsstoffe entscheidend, die in den verschiedenen Teilen der Pflanze vorkommen können. Wichtig ist ferner, dass die Pflanzen zum richtigen Zeitpunkt gesammelt und verarbeitet werden. Natürlich können die Inhaltsstoffe der Blüte, des Blatts und der Wurzel auch völlig voneinander abweichen. Aus den einzelnen Pflanzenbeschreibungen ersehen Sie, welcher Pflanzenteil wie wirkt und wann und was von der jeweiligen Pflanze gesammelt werden kann.

Standort und Anbau

Wenn Sie die Kräuter im Garten anbauen, sollten Sie den Kräutergarten so nah wie möglich am Haus anlegen. Denn Kräuter werden in der Küche und im Haus häufig und rasch gebraucht. Wege oder Trittwege müssen so befestigt sein, dass Sie das Beet trockenen Fußes so schnell wie möglich erreichen und die Ernte auch bei schlechtem Wetter möglich ist. Die meisten Kräuter kommen ursprünglich aus südlichen Ländern, sie lieben also einen sonnigen Standort, brauchen einen leichten, lockeren Boden, reichlich Licht und viel Wärme. Sie können die Kräuter auch auf der Terrasse, auf dem Balkon oder auf der Fensterbank ziehen. Sofern Sie die Kräuter in der Wohnung heranziehen wollen, sollten sie am besten an einem nach Süden hin gerichteten Fenster stehen.

Planung und Gestaltung

Gestaltungsideen im Garten

Ob Sie ein Kräuterbeet konventionell in rechteckiger Form anlegen, als Pflanzstreifen vor einer sonnigen, möglichst hell gestrichenen Wand planen oder eine streng gegliederte, symmetrische Anordnung wählen, ob Sie die Kräuter in Reihen oder Gruppen pflanzen – immer sollten Sie, bevor Sie ans Werk gehen, eine gewisse Pflanzordnung festlegen. Alle Kräuter, die hoch wachsen, bilden stets den Hintergrund, mittelhohe Pflanzen kommen ins Zentrum und niedrig bleibende Gewächse bilden die Randbepflanzung.

Haben Sie viel Platz für den Kräutergarten eingeplant, bietet sich die Trennung zwischen einjährigen, zweijährigen und mehrjährigen Kräutern an, wobei die mehrjährigen

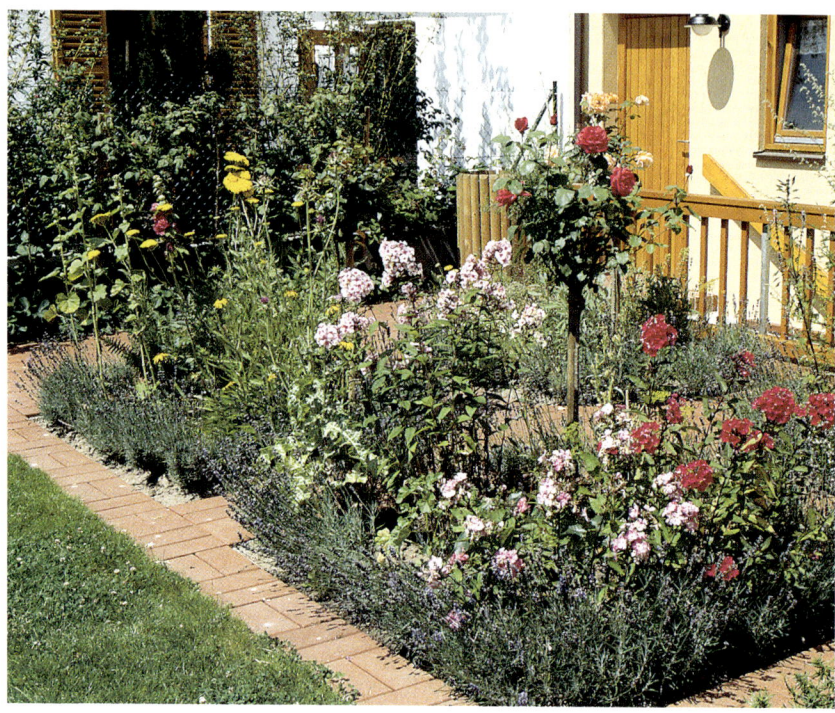

Kräutergarten am Haus

Arten in die Randbeete kommen. Wenn Sie nicht so viel Platz zur Verfügung haben oder der Bedarf an eigenen Kulturen bescheidener ist, dann eignen sich kleinere, symmetrisch angelegte Beete, die nicht breiter als 1,20 m sein sollten.

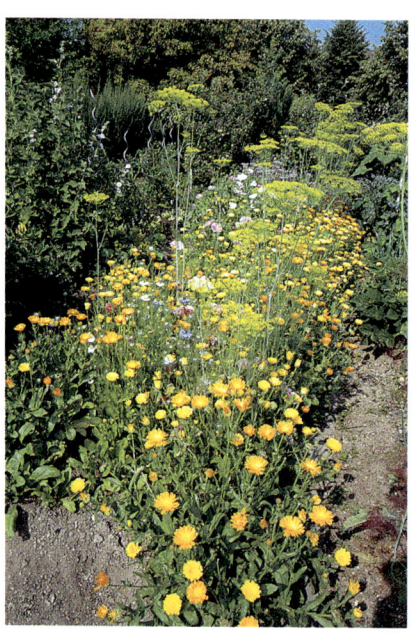

Kräuterkombination

Diese können Sie von allen Seiten her ernten und pflegen. Selbst ein mit Steinen belegter Sitzplatz kann Sie mit Kräutern versorgen, wenn Sie einzelne Steine des Bodenbelags herausnehmen und die Lücken mit Pflanzerde auffüllen.

Mischkulturen

Natürlich können Sie einen größeren Kräutergarten auch nach dem Muster ländlicher Bauerngärten anlegen, in denen Kräuter in abwechslungsreicher Mischkultur mit Gemüse und Blumen gepflanzt werden. Die Vorteile einer Mischkultur liegen auf der Hand, entstehen doch in Monokulturen optimale Voraussetzungen für die Massenvermehrung von Krankheiten und Schädlingen. Der Boden wird einseitig ausgezehrt und reichert sich mit Ausscheidungsstoffen der Wurzeln an. In der Natur existieren solche Einartbestände nicht, sie hätten auch keine Überlebenschance, denn nur die Artenvielfalt bringt Stabilität. Wachstumshemmende und wachstumsfördernde Stoffe im Boden führen zu einer natürlichen Vergesellschaftung

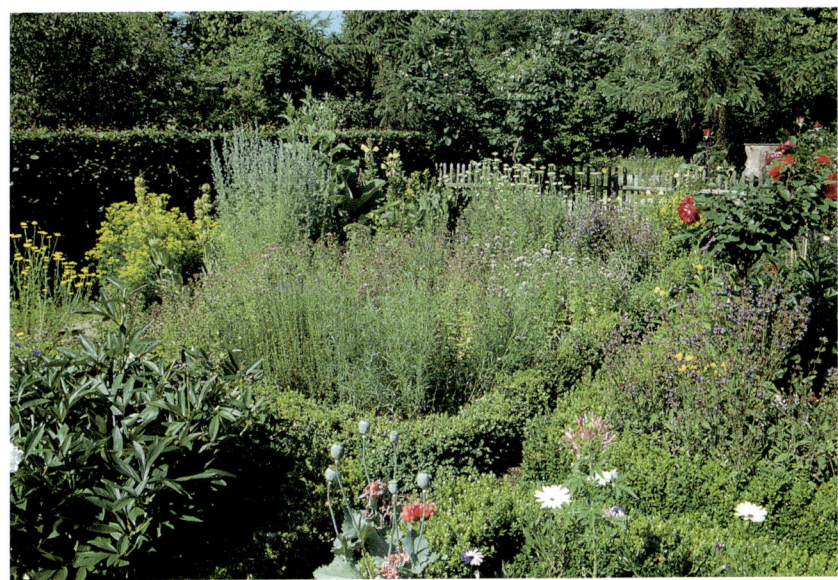

Kräuter mit Blumen gemischt

von Arten, die zueinander passen. Der Grundsatz, dass die Artenvielfalt im Garten ein Stück Natur bedeutet, sollte für jeden Gärtner ein Ziel sein. Mischkulturen sind vielfach uralte Erfahrungswerte aus den Bauerngärten, die heute mehr und mehr verloren gegangen sind. So kann man nur empfehlen, in Gemüsegärten die alte Kultur der Zwischen- und Unterpflanzung mit Kräutern zu praktizieren. In der Fruchtfolge eignen sich dazu natürlich besonders ein- und zweijährige Arten.

Ein weiteres Beispiel für die Mischkultur ist die Kräuterwiese. Hier können sich Kräuter über Jahre hinweg entwickeln. An den Eingriff durch den Menschen, z. B. durch Mahd oder Tritt, muss sich die Artengemeinschaft anpassen. Jede Kräuterwiese wird sich dadurch anders entwickeln, ein pflegeleichtes Experimentierfeld für den interessierten Gärtner entsteht.

Hoch- oder Hügelbeet
Für ältere Menschen, die sich nicht mehr so gut bücken können, sind auch Hoch- und Hügelbeete empfehlenswert. Diese sind allerdings erst im zweiten Standjahr zu bepflanzen,

sonst ist die Erde für die meisten der genügsamen Kräuter zu nährstoffreich. Das Hochbeet besteht aus einem festen Rahmen, welcher durch Kantschwellen, Rundhölzer, Bretter und Steine gebildet wird. Im Übrigen kommt die gute Erwärmung der hoch gelegenen Beete und der lockere Untergrund den Bedürfnissen der Kräuter sehr entgegen. Nicht

fehlen dürfen neben den klassischen Küchenkräutern wie Petersilie, Schnittlauch, Dill und Majoran die Heil- und Würzkräuter, die den Gang durch den Garten zu einem Dufterlebnis der Sinne machen.

Kräuterspirale
In einer Kräuterspirale lassen sich auf kleinstem Raum verschiedene Kräuter unterbringen. Auf einer Grundfläche von rund zwei Quadratmetern bietet die schneckenartig aufgeschichtete Spirale unterschiedlichste Bedingungen für die Pflanzen: von sehr feucht bis trocken und von sonnig bis halbschattig und kühler. Gerade in den letzten Jahren hat sich dieses Stilelement der Gartenkunst in unterschiedlichster Form weit verbreitet. Das Grundgerüst bildet jedoch stets die Schneckenform. Die Spirale mit dem höchsten Punkt in der Mitte erleichtert das Ernten und schafft unterschiedliche Wachstumsbedingungen. Im Zentrum ist der Boden am trockensten. An diesem exponierten Standort gedeihen so sonnenhungrige Kräuter wie Bohnenkraut, Oregano, Salbei und Kamille. In den abfallenden

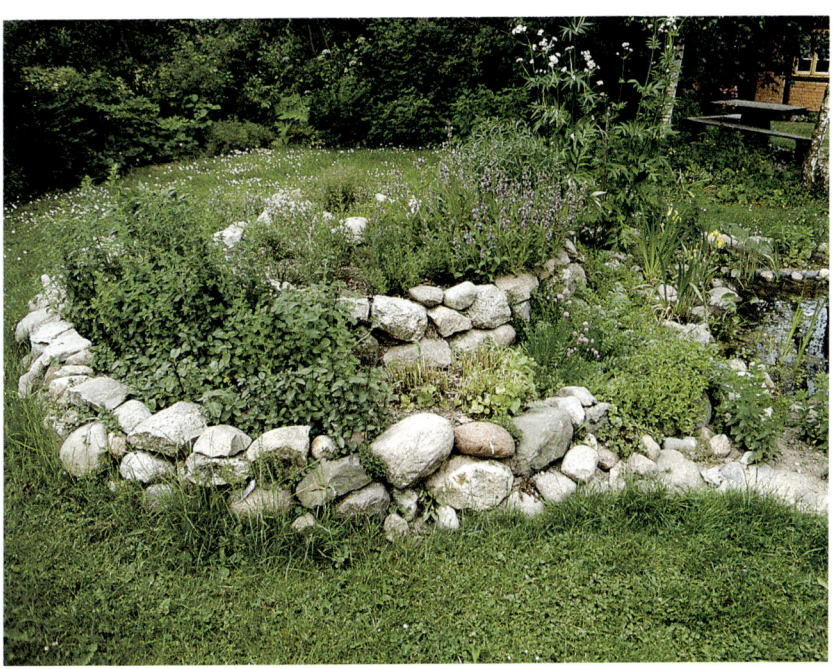

Dekorative Kräuterspirale

Bereichen wird der Boden immer nährstoffreicher sowie feuchter und der Standort geschützter. Auf halber Höhe wachsen Lavendel, Rosmarin, Thymian, Melisse und Bibernelle. Am Fuß haben Ringelblume, Sellerie, Kerbel, Borretsch, Basilikum und Schnittlauch ihren Platz. Pflanzen Sie keine hohen Kräuter wie Dill oder Beinwell in die Kräuterspirale, da sonst die Struktur zu unübersichtlich wird.

Kräuterschachbrett
Kräutergärten sollen gut zugänglich sein. Die Abgrenzung der Kräuter mit Trittsteinen oder Platten erlaubt zudem den einzelnen Arten, sich frei zu entfalten. Dies kann unregelmäßig oder wie bei einem Schachbrett regelmäßig sein. Auch ist die Ansaat und Aufzucht in diesen Minibeeten praktisch. Das Schachbrett ist sozusagen übersichtlich geordnet. Die Anordnung der Kräuter kann nach verschiedenen Gesichtspunkten erfolgen. Empfehlenswert ist, einjährige Pflanzen am Rand auszusäen und diese Flächen jedes Jahr zu wechseln. Auch Größe und Blütenfarbe lassen sich kombinieren. Natürlich muss das Pflanzbeet den Anforderungen der Kräuter entsprechen. Man kann gezielt Dünger, Kalk, Sand oder Lehm einarbeiten. Für das Verlegen der Platten und Trittsteine wird der Boden lediglich soweit abgegraben und leicht gestampft, dass die Platten später bündig mit der Oberkante abschließen.

Kräuterturm
Etwas Besonderes ist auch der Kräuterturm. Der untere Bereich des Kräuterturms ist den feuchtigkeitsliebenden, schattenverträglichen Kräutern vorbehalten, während oben die sonnenhungrigen, trockenverträglichen Gewächse eingepflanzt werden.

Kräuterrondell
Das Rondell kommt in seiner Form gegliederten Kloster- und Bauerngärten sehr nahe. Gliedern Sie die

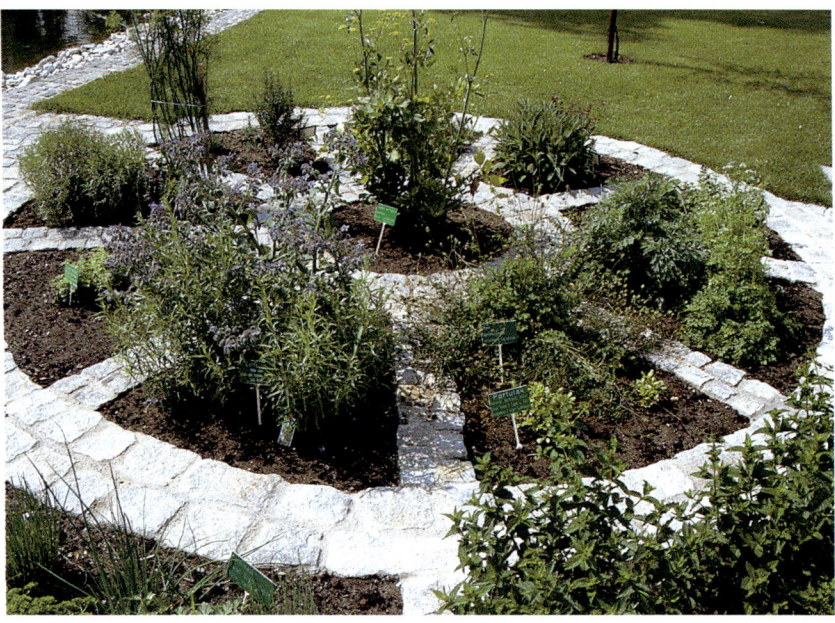

Kräuterrondell

Segmente mit schmalen Buchsreihen oder Graniteinzeilern ab. Ist der Durchmesser des Rondells größer als 1,5 Meter, empfiehlt es sich, einzelne Segmente mit Kies oder Splitt zu bedecken. Die Ernte und Pflege ist dann leichter.

Große Rondells besitzen einen Mittelpunkt. Hier kann der Wassertrog, dekorative Rosenstämmchen oder auch nur ein großer Stein als Sitzgelegenheit Platz finden. Diese Rondellform eignet sich auch an Wegkreuzungen oder als Dreiviertelsegment an Außenkanten der Terrasse. Bei kleineren Rondells werden die Kräuter in Kreisbahnen angeordnet, und zwar folgendermaßen: Zum Zentrum hin finden sich Pflanzen, die 60 Zentimeter oder höher werden, beispielsweise Borretsch, Dill, Estragon und Ysop. In die Außenbahn pflanzt man dann kleinwüchsigere Kräuter wie Petersilie, Walderdbeere, Gänseblümchen, Schnittlauch, Kresse, Oregano, Thymian und Majoran.

Kräuter am Zaun
Die Bepflanzung am Zaun grenzt den Garten zum Nachbarn ab. Hier hinterlässt man sozusagen seine Visitenkarte durch den Stil des Grüns. Wachsen Blütenstiele oder rankende Pflanzen wie Kapuzinerkresse durch die Lücken des Zauns, ergibt sich für den Vorbeigehenden ein schönes natürliches Bild. Sofern Sockel und Rasenkante oder Weg bereits vorhanden sind, bietet sich dieser Standort auch für wuchernde Arten an. Um möglichen Ärger mit dem Nachbarn zu vermeiden, sollten Sie an der Grundstücksgrenze eine Wurzelsperre bauen.

Kräuter am Weg
Wegränder, besonders im Eingangsbereich, sind repräsentative Gartenbereiche und können den Besucher sozusagen willkommen heißen. Hier attraktive Blüher und besonders Duftkräuter anzusiedeln, erfreut auch das eigene Herz. Wege im Garten selbst sind allerdings besser mit Rasen einzufassen; leicht kommt man hier einen Schritt vom Weg ab, dann würde man auf empfindliche Kräuter treten. Als Vorpflanzung direkt am Weg kann hier auch eine Reihe Gänseblümchen, Kamille, Ringelblumen oder Scharfgarbe dienen. Der gelegentliche Tritt

schadet diesen Kräutern wenig und die Blüten zeigen sich während der ganzen Vegetationsperiode. Sozusagen in zweiter Reihe stehen dann Duftpflanzen wie Salbei, Thymian, Lavendel, Oregano, Zitronenmelisse und Pfefferminze.

Kräuter an der Trockenmauer und im Steingarten

Eine Trockenmauer bietet sowohl am Fuß, in Lücken als auch an der Oberkante exponierte und oft trockene Standorte. Mit wenig Erdreich, Sand oder Steinen kommen vor allem viele mediterrane Heil- und Gewürzkräuter zurecht. Aber auch einheimische Arten gedeihen auf trocken-mageren Böden. Wichtig ist allerdings viel Wärme und Sonne, da die meisten dieser Kräuter ihre Energie weniger aus dem Boden als aus Luft und Licht gewinnen.

Kräuter an der Terrasse

Der Rand der Terrasse ist der ideale Platz für eine Reihe von Kräutern. Leicht erreichbar und die Nähe zur Küche sind praktische Vorteile, die man später nicht mehr missen möchte. Gerade im Sommer, wenn viele Pflanzen am meisten Pflege benötigen, werden die Wege dann oft zu lang. Die Terrasse als Übergang vom Wohnraum zum Garten ist ein Ort der Entspannung, deshalb kann der Duft von Kräutern hier besonders genossen werden. Da Terrassen in der Regel nach Süden ausgerichtet und daher sehr sonnig sind, ist auch der Standort für Kräuter ideal. Sie können kleine Kräuterparadiese schaffen, indem Sie die Kräuter in Reihen, als Segmente oder als Rondell pflanzen.

Kräutergarten für Kinder

Kinder lieben den Geschmack vieler Kräuter. Sie lernen rasch die Arten zu unterscheiden. Auch die Entwicklung und das Wachstum der Pflanzen lassen sich besonders mit Kräutern anschaulich darstellen. Bereits im zeitigen Frühjahr kann man damit beginnen; ein Quadratmeter Fläche an der Terrasse reicht für den Kräutergarten leicht aus. Wichtig ist, dass die Kleinen durch ihren Garten gehen können. Sie sollten daher nicht zu dicht pflanzen und Trittsteine verlegen.

Kräuter am Fuß von Gehölzen

Am Fuß von Obstbäumen oder einzeln stehender Ziersträucher sehen Kräuter sehr dekorativ aus. Sie sind zugleich von Nutzen. In kleinen Gruppen schützen zum Beispiel Lavendel und Salbei empfindliche Stockbereiche von Waldrebe oder Wein. Auf freien Baumscheiben an Apfel oder Birne kann man zur Bodenverbesserung Ringelblumen ansäen, die Wurzelschädlinge wie Nematoden vertreiben. Kapuzinerkresse lockt von Obstgehölzen und Beerenobst-Hochstämmchen Blattläuse weg. Lavendel schützt Rosen vor Blattläusen, Knoblauch vertreibt Wühlmäuse.

Kräuter in Kübelgefäßen

Wenn Sie Ihre Kräuter in Kübelgefäße pflanzen und im Garten aufstellen, ist ein terrassenförmiger Aufbau dekorativ. Bei der Gruppierung der Pflanzen ist darauf zu achten, dass niedrig wachsende Kräuter (Kapuzinerkresse, Thymian, Minzearten) im Vordergrund ihren Platz bekommen, während die hochwüchsigen (Fenchel, Rosmarin, Ringelblume, Wermut) im Hintergrund stehen, sodass wenig Schatten auf die Nachbarpflanzen fällt. Achten Sie beim Kauf darauf, dass das Pflanzgefäß ausreichend groß ist, denn die meisten zwei- oder mehrjährigen Kräuter entwickeln tief reichende starke Wurzeln und umfangreiche buschige Formen. Die Kräuter können über drei bis vier Jahre hinweg in ein und demselben Gefäß eingepflanzt bleiben.

Umgestaltungsvorschlag

Der Rasen stellt zumeist noch immer die Hauptfläche in den Gärten dar. Das angenehm beruhigende Grün des dichten Teppichs sorgt für Entspannung. Doch abseits liegende Bereiche im Garten, etwa am Rande zu Gehölzen oder auf Böschungen, mit Rasen zu begrünen, ist nicht sinnvoll. Randstreifen oder wenig begangene Flächen eignen sich ebenfalls zur Umgestaltung.

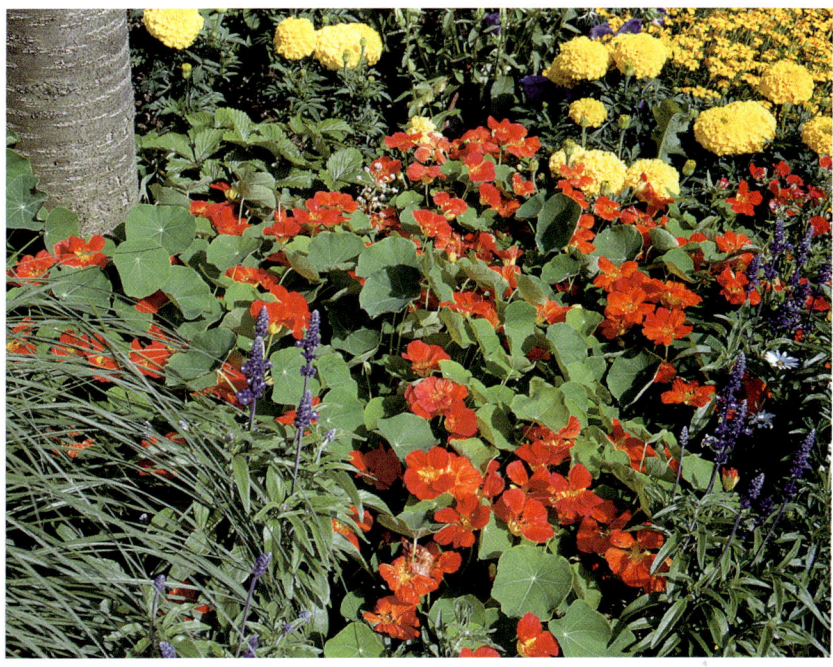

Kräuter in Kombination mit Sträuchern und Bäumen

Anlage und Vorarbeiten

Bodenbeschaffenheit

Prüfen Sie vor der Anlage Ihren Gartenboden oder die Erde in den Kübel- oder Balkonkästen. Dafür sind keine großen Fachkenntnisse erforderlich, denn auch der Laie kann die Beschaffenheit seines Bodens erkennen und falls erforderlich verbessern. Entscheidend ist die obere Erdschicht von 20 cm, die auch als Mutterboden bezeichnet wird. Dieser Mutterboden ist kostbar und muss gepflegt werden. Einer der gravierendsten Fehler ist es, ihn brach liegen zu lassen, das heißt unbearbeitet, unbepflanzt und ungeschützt Sonne, Wind und Regen ausgesetzt. Dadurch wird die Entwicklung der Bodenlebewesen gestört, es tritt eine Verhärtung und Verdichtung des Bodens ein. An der natürlichen Pflanzendecke des Bodens erkennen Sie meist schon, ob der Boden sauer, kalkhaltig, mager oder gut ernährt ist. Zu den so genannten Zeigerpflanzen, die auf saure Bodenverhältnisse (pH- Wert unter 6) schließen lassen, zählen Hundsveilchen, Ackerrettich, Sauerampfer, Preiselbeeren und Moose. Ein basischer Boden (pH- Wert über 7) gibt sich durch Wegerich, Gemeine Wegwarte, Wiesensalbei und Stiefmütterchen zu erkennen. Mit Kalk kann ein saurer Boden langfristig verändert werden, bis er schließlich basisch wird. Wer Brennnesseln in seinem Garten hat, kann in der Regel davon ausgehen, dass der Boden ausreichend Stickstoff enthält,

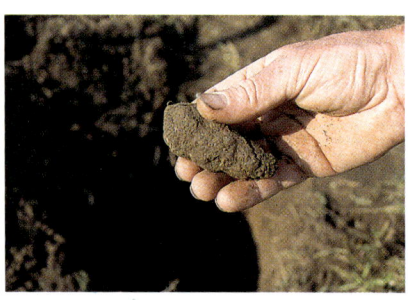

Fingerprobe

während das Vorhandensein von Schachtelhalm und Zinnkraut ein Hinweis auf feuchtes Erdreich und stauende Nässe ist.

Bodenbeurteilung

Die Bodenqualität lässt sich mithilfe der Zeigerpflanzen und in Verbindung mit der Fingerprobe feststellen. Der ideale Gartenboden ist ein Lehmboden mit guter Krümelstruktur. In feuchtem Zustand ist dieser Boden plastisch, er bröckelt leicht, die Bruchstelle ist rau. Wohingegen Sandboden plastisch nicht formbar, sondern leicht körnig und bröckelnd ist. Tonboden ist schwer und stark verdichtet, er lässt sich leicht zu Figuren formen, während Moorböden in feuchtem Zustand fasrig und schwammig, in trocknem hingegen torfig und leicht sind. Die einfachste Bodenbeurteilung ist natürlich die Fühlprobe mit der Hand. Mithilfe einer Schwemmprobe lässt sich die Bodenzusammensetzung überdies kostenlos und ziemlich genau ermitteln; dabei können Sie auch den Humusgehalt des Bodens feststellen. Zu diesem Zweck werden einige Teelöffel Gartenerde mit Wasser in einem geschlossenen Gefäß (Marmeladenglas) gut durchgeschüttelt. Beim Absetzen zeigt sich, dass das Wasser den Boden in seine Bestandteile zerlegt hat.

Zuerst setzt sich der grobe, etwas schwere Sand ab, darauf lagern die feinen Tonbestandteile, und die leichteren, noch nicht zersetzten Humusstoffe schwimmen an der Oberfläche. Auf diese Weise lässt sich der Humusgehalt des Bodens schnell ermitteln. Die Humusbildung erfolgt bei einem pH-Wert von 5–7. Schon bei einem pH-Wert knapp über 7 nimmt die biologische Aktivität wieder ab. Der pH-Wert gibt einen genauen Aufschluss über den sauren oder alkalischen Charakter einer Lösung. Ist der Boden beispielsweise sauer, dann liegt der pH-Wert bei unter 6. Neutraler Boden zeigt einen pH-Wert von 6,5–7.

Ein pH-Wert über 7,5 bedeutet, dass der Boden alkalisch und unter Umständen sehr kalkhaltig ist. Kräuter bevorzugen im Allgemeinen leichte Böden, die einfach zu bearbeiten sind und eine krümelige Struktur besitzen. Ein magerer nährstoffarmer Sandboden, der fast durch die Finger rieselt, ist daher gar keine schlechte Voraussetzung für den Kräuteranbau. Dem Boden braucht nur etwas Kompost und Kalk zugesetzt zu werden, um die Nährstoffvorräte und die Wasserspeicherkraft zu verbessern.

Um den pH-Wert festzustellen, gibt es einfache pH-Messgeräte oder Indikatorstäbchen (in Gartenfachgeschäften erhältlich). Wenn Sie die Bodenqualität ganz genau analysieren möchten, dann entnehmen Sie an verschiedenen Stellen Ihres Gartens Bodenproben und schicken Sie sie an eine der regional zuständigen Landwirtschaftlichen Untersuchungs- und Forschungsanstalten.

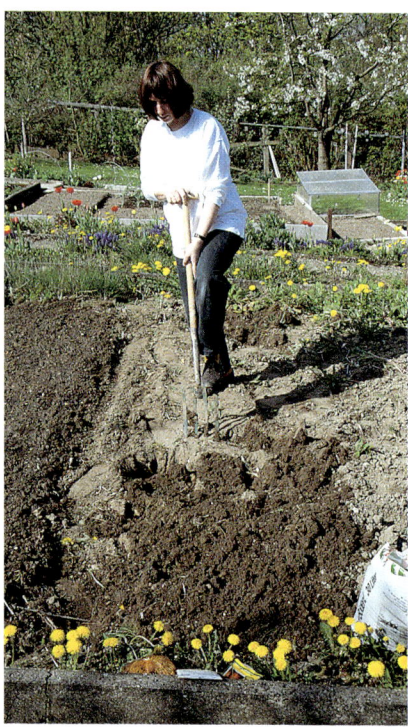

Einfache, aber effektive Bodenverbesserungsmaßnahme: Boden lockern

Bodenverbesserungsmaßnahmen

Die Bodenverbesserung sollte durch rein biologische Maßnahmen erfolgen wie z. B. durch das Einarbeiten von Kompost, Stallmist, Regenwurmhumus oder Kalk. Das führt zu einer Nährstoffanreicherung und gleichzeitigen Verbesserung der Bodenstruktur. Auch die Bodenbearbeitung ist eine wichtige Maßnahme zur Verbesserung der Bodenstruktur. Ein im Herbst umgegrabener Boden kann im Winter gut durchfrieren und erhält die so genannte Frostgare, eine vorübergehende Krümelstruktur, die durch den mehrfachen Wechsel von Gefrieren und Auftauen entsteht. Deshalb sollen die groben Schollen auch nach dem Umgraben nicht zerkleinert werden. Im März wird der Boden dann nur noch mit dem Kultivator aufgerissen; so verhindern Sie, dass die im Winter angesammelte Feuchtigkeit aus dem Boden entweicht. Vor der Bearbeitung muss der Boden angetrocknet sein, er sollte nicht tiefer als 3–5 cm gelockert werden. Bei gut mit Humus versorgten Böden entfällt das mühevolle Umgraben. Es genügt das Lockern mit der Grabegabel oder dem Sauzahn, ohne dabei den Boden zu wenden. Auf diese Weise schützen Sie auch den so nützlichen Regenwurm, der mit dem Spaten leider häufig zerstückelt wird. Denn der Regenwurm ist die Gartenkraft zum Nulltarif. Er lebt von rein organischen Abfällen. Wurmkot ist ein besonders wertvoller Dünger, er enthält siebenmal mehr Phosphat, elfmal mehr Kali und fünfmal mehr Stickstoff als die umgebende Erde. Außerdem lockert und durchlüftet der Regenwurm den Boden besser, effektiver und müheloser, als es von Menschenhand mit den besten Gerätschaften je möglich ist.

Wichtig für den Kräuteranbau ist neben der Bodenqualität auch die richtige Standortwahl sowie die Pflanzenernährung. Normalerweise genügt für die Nährstoffversorgung der Kräuter eine kräftige Gabe von reifem Kompost oder verrotteter Stallmist. Sobald der Wuchs nachlässt und die Blattfarbe hellgrün wird, ist das ein Hinweis auf eine unzureichende Stickstoffversorgung. Die Kräuter sollten dann zusätzlich mit Hornspänen, Blutmehl oder anderen organischen Düngern ernährt werden. Eine schnelle Abhilfe bei Stickstoffmangel bringen hier auch Flüssigdünger aus Brüheansätzen mit Kräutern.

Bei den Bodenverbesserungsmaßnahmen sind die jeweiligen Ansprüche der Pflanzen zu berücksichtigen. Moorbeetpflanzen wie Heidekraut, Preiselbeeren, Heidelbeeren etc. brauchen einen sauren Boden mit niedrigem pH-Wert. Sie benötigen spezielle Moorbeeterde. Rosen und die meisten Kräuter hingegen liegen im neutralen Bereich und benötigen Rosen- oder Gartenerde mit einem pH-Wert von 6,5–7.

Mulchen – Bodenkur für den Kräutergarten

Eine weitere Möglichkeit, den Boden zu verbessern und zu schützen, ist das Mulchen. Die Natur ist hierfür der große Lehrmeister: Stets ist der Boden mit Blättern oder Rinde bedeckt. Mulchen gehört zum naturnahen Gärtnern – es ist eine Bodenkur für den Garten. Das ständige Bedeckthalten des Bodens hat mehrere Vorteile. Zunächst wirkt ein gemulchter Gartenbereich ordentlich und ästhetisch. Des Weiteren wird lästiger Unkrautwuchs unterdrückt und dem Boden wird Schutz vor Austrocknung, Verschlemmung und Verkrustung gewährt. Mulchmaterial ist Nahrung und Schutzmantel für viele Bodenlebewesen, außerdem sorgt eine solche Mulchdecke für eine ausgeglichene Bodentemperatur. Besonders dekorativ wirkt das Mulchen mit einer speziellen Dekorrinde. Das Mulchmaterial kann auch ein Gemisch aus reiner Pinienrinde, fein gemahlenem Rindenhumus und Rindenmulch sein. Die tiefdunkle Färbung der groben Dekorrinde ist ein Schmuck für den Kräutergarten, ideal auch zur Abdeckung von unbefestigten Gehwegen. Die langsam verrottende Pinienrinde versorgt die Pflanzen zusätzlich mit Nährstoffen und trägt zur Humusbildung bei. Bevor das Mulchmaterial aufgetragen wird, muss als Erstes das Unkraut sorgfältig entfernt und der Boden gelockert werden. Auf die unkrautfreie, lockere Erdoberfläche wird anschließend die Dekorrinde 2–4 cm dick aufgetragen. Neben der beschriebenen Dekorrinde wird zur Bodenpflege auch Nadelholzrinde unter dem Begriff „Rindenmulch" im Fachhandel angeboten. Voraussetzung für den Mulcherfolg ist auch hierbei ein gelockerter, unkrautfreier Boden. Rindenmulch wird zur Abdeckung von bepflanzten Kräuterbeeten gern verwendet, dieses etwas feinere Material wird in einer dickeren Schicht von 5–7 cm aufgetragen. Es eignet sich ebenfalls für unbefestigte Gartenwege. Bei flach wurzelnden Kräutern sollte der Boden vor dem Mulchen mit einer Stickstoffdüngung von 40–80 g Hornspänen versorgt werden. Denn beim Zerfall der Mulchschicht, etwa nach 2–3 Jahren, entzieht die Rinde dem Boden plötzlich Stickstoff, die Pflanzen leiden unter akutem Nährstoffmangel und bekommen gelbe Blätter, spätestens dann muss die gesamte Fläche mit einem stickstoffbetonten Dünger versorgt werden. Bis kurz vor dem ersten Frost kann gemulcht werden. Die Mulchschicht wirkt im Winter wie eine wärmende Decke für die Kräuter.

Selbst gemischte Kräutererde

Für den Kräuteranbau können Sie Ihre Erde selbst anmischen. Dazu brauchen Sie 3 Teile sandige Gartenerde und 1 Teil fertig gesiebten Kompost, möglichst mit Urgesteinsmehl angereichert. Diese lockere Bodenmischung ist für die meisten Kräuter bestens geeignet. Denn die wenigsten Heilpflanzen vertragen einen schweren Boden mit hohen Tonanteilen, der zu Verkrustung und

Staunässe neigt. Lediglich Wildpflanzen wie z. B. Schachtelhalm und Huflattich besiedeln von Natur aus schwere Böden. Saure Böden, etwa Sand-, Lehm- oder Torfböden, müssen regelmäßig mit Kalk angereichert werden. Salbei, Basilikum und Oregano lieben kalkhaltige Böden. Johanniskraut und Kamille bevorzugen zwar saure Bodenverhältnisse, Kalk darf diesen Pflanzen jedoch nicht zugesetzt werden. Rosen brauchen außer Stickstoff vor allem reichlich Kalium und viel Phosphorsäure.

Kräuterbeet anlegen

Eine kleine, aber feine Kräuterauswahl hat in jedem Hausgarten Platz. Ein Streifen in der Größe eines Gemüsebeets genügt oft für die Selbstversorgung mit frischen Kräutern. Zunächst stecken Sie die genauen Ausmaße für Ihr Kräuterbeet mit der Gartenschnur ab. Räumen Sie danach den Boden sorgfältig ab. Alle Pflanzen- und Wurzelreste werden sorgfältig entfernt. Nach der Bodenprobe sind vielleicht Sand- oder Kompostgaben nötig. Arbeiten Sie

die entsprechenden Bodenhilfsstoffe mit der Grabgabel ein. Durchstechen Sie die Schicht und lockern Sie den Boden tiefgründig mit der Grabgabel. Sobald die Erde gelockert ist, wird die Grabgabel mehrmals durch die Schicht gezogen, bis sich die Erde deutlich vermischt hat.

Nun ebnen Sie das Beet mit dem Holzrechen ein. Dabei werden Unebenheiten ausgeglichen. Hierbei ergibt sich nochmals die Gelegenheit, Steine und Wurzelreste zu entfernen. Erdklumpen werden mit dem Rechen zerkleinert oder falls nötig mit der Hand zerdrückt.

Nehmen Sie dann die Pflanzen aus den Töpfen und verteilen Sie sie im vorgeschriebenen Abstand auf Ihrem neu angelegten Beet. Wüchsigere Arten sind zentral zu setzen, kleinere als Vorpflanzung. Mit der Handschaufel heben Sie entsprechend der Ballengröße Löcher aus und setzen die Pflanzen ein. Drücken Sie die Erde um die Pflanzenballen gut an. Anschließend schlämmen Sie die Jungpflanzen mit dem groben Strahl der Gießkanne vorsichtig ein. Die Ballen dürfen dabei allerdings nicht freigeschwemmt werden.

Kräuterspirale Schritt für Schritt

Als Standort für die Anlage einer Kräuterspirale kommt nur ein sonniges Plätzchen in Betracht. Die Grundform eines Schneckenhauses wird vorher abgesteckt. Stechen Sie dann mit dem Spaten die Grundform aus.

Dem Erdaushub entsprechend bringen Sie eine Dränageschicht ein, die aus einer ca. 20 cm hohen Kies- oder Schotterschicht besteht. Dadurch verhindern Sie das Aufbrechen und Verrutschen der späteren Steinspirale. Nun werden plattenartige Steine verschiedenster Größe (besonders zu empfehlen sind Kalk-, Sandsteine oder Schieferplatten) nach dem Muster einer Trockenmauer aufgeschichtet.

Die Aufschichtung der Steine folgt nach innen hin mit einer leichten Neigung von 10–25 Grad; der bei der Aufschichtung entstandene Innenraum wird anschließend mit grobem Schotter und Bauschutt aufgefüllt. Bauschutt eignet sich deshalb so gut, weil er Kalk enthält und viele Kräuter einen kalkhaltigen Boden brauchen.

Der obere Bereich der Spirale erhält einen mageren Boden; das ist der richtige Standort für wärmebedürftige, anspruchslose Kräuter wie Salbei, Rosmarin und Thymian. Der untere, nach Norden gerichtete Bereich wird mit Gartenerde und Kompost aufgefüllt. Hier fühlen sich schattenverträgliche Arten mit höherem Nährstoffbedürfnis wohl, beispielsweise Schnittlauch, Petersilie und Melisse. Wenn Sie am Fuße der Kräuterspirale eine Vertiefung schaffen und diese mit Folie auslegen, entsteht ein „Feuchtgebiet". Das ist die richtige Zone für Wasserminze und Brunnenkresse. Eines sollten Sie jedoch bei der Anlage der Kräuterspirale bedenken: Sie ist dekorativ, aber teuer, vor allem wenn Sie keinen Steinbruch in nächster Nähe haben.

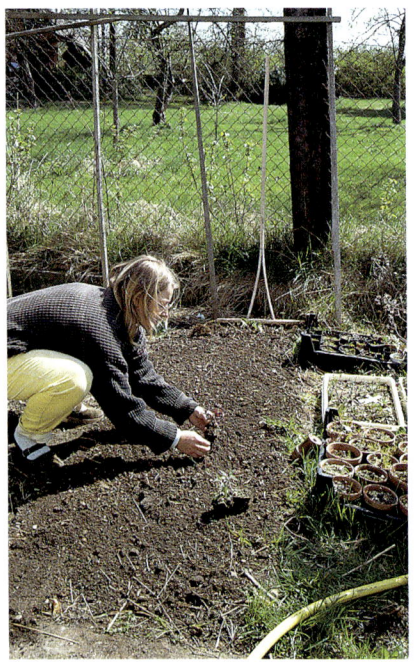

Pflanzen einsetzen

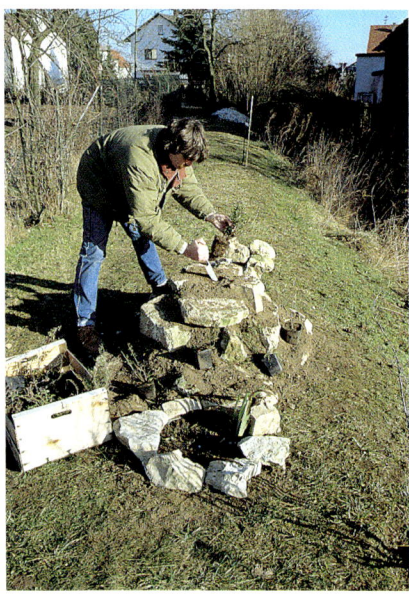

Bepflanzen der Kräuterspirale

Kräuterturm errichten

Um einen Kräuterturm zu errichten, biegen Sie sich aus Baustahlgewebe eine zylindrische Form. Innen wird dieses Turmgerüst mit pflanzenverträglichem Spezialbitumenpapier (im Baumarkt erhältlich) ausgekleidet. Erst dann wird der Turm auf den endgültigen Standort gestellt und mit einem für Kräuter geeigneten Erdgemisch – Kompost, Sand und Gartenerde zu gleichen Teilen – aufgefüllt. Während des Auffüllens sollten Sie die Erdschichten immer andrücken. In das Bitumenpapier schneiden Sie nun von außen vorsichtig Schlitze. Das sind die Pflanzöffnungen für Ihre Kräuter.

Kräuter auf Balkon, Terrasse und Fensterbank

Wenn zu raues Klima, ungünstige Bodenbeschaffenheit oder Platzmangel die Anlage eines Kräuterbeetes im Garten unmöglich machen, brauchen Sie dennoch auf Ihren eigenen Kräutergarten nicht verzichten. Auch in Pflanzgefäßen wie Kübel, Kästen oder Töpfen ist auf sonnigen Terrassen und Balkonen im Schutze einer Hauswand die Anzucht der meisten Kräuter möglich. Vergessen Sie bei der Bepflanzung nicht die Dränageschicht und streuen Sie zwischen die Dränageschicht immer wieder gleichmäßig Holzkohlestückchen (hierzu wird Grillkohle mit dem Hammer zerkleinert). Die Kohle verhindert ein Übersäuern der Erde.

Natürlich können Sie Kräuter auch in Körbe pflanzen, die Sie mit einer Folie ausgekleidet haben. In die Folie müssen im unteren Bereich ein paar Löcher gestochen werden, darauf kommt eine Drainageschicht, die sich aus Tonscherben oder auch Kieselsteinen in Verbindung mit Holzkohle zusammensetzt. Um sicher zu sein, dass die Kompost- oder Blumenerde keine Unkräuter, Insekten oder Eier enthält, ist es sinnvoll, die Gartenerde vor der Pflanzung in einem Backofen auf 100 °C zu erhitzen. Sie können die Kräuter nun direkt aussäen. Wichtig ist, dass in den nächsten Wochen das Erdsubstrat gleichmäßig feucht ist und das Saatgut im Schutze eines Keimklimas zum Keimen kommt. Ausladende Kräuter sind auf Dauer nur im Garten zu halten.

In begrenztem Umfang können Sie auch auf der Fensterbank im Haus Kräuter kultivieren. Die wichtigste Voraussetzung dafür ist ausreichendes Licht. An einem hellen, luftigen, aber keinesfalls zugigen Standort gedeiht so manches Kräutlein. Gießen Sie mit Fingerspitzengefühl. Auf Lichtmangel reagieren die Pflanzen mit Kümmerwuchs.

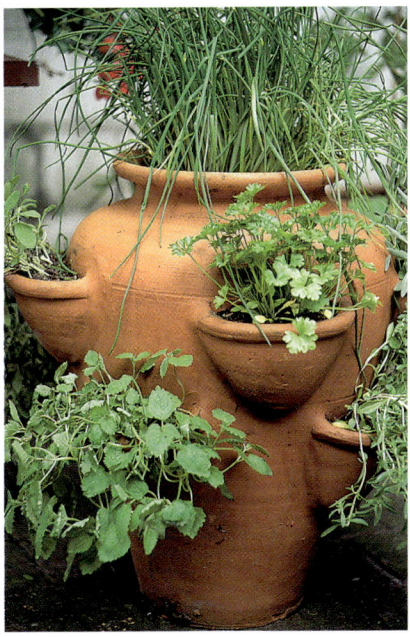

Taschenamphore mit Kräutern

Überwinterung

Da eine Vielzahl der häufig verwendeten Heilpflanzen und Kräuter aus dem klimatisch milderen Mittelmeerraum stammt, sind sie hier besonders frostgefährdet. In klimatisch rauen Zonen ist es daher sinnvoll, diese Pflanzen im Herbst auszugraben und im Haus zu überwintern. Da die Tage bei uns kürzer als im Süden sind, benötigen die Pflanzen aus Lichtmangel die Winterruhe. Höhere Temperaturen oder Düngegaben während dieser Ruhephase würden dazu führen, dass die Pflanzen weiterwachsen und sich bei zu wenig Licht verausgaben. Auch das Bewässern wird reduziert, ein Austrocknen des Topfes sollten Sie allerdings unbedingt vermeiden. Kontrollieren Sie die Pflanzen außerdem regelmäßig auf Schädlinge. Damit sich keine Verstecke in abgetrockneten Pflanzenteilen und Faullaub bilden, werden diese sofort entfernt. Nach den Spätfrösten im Mai können Sie die überwinterten Kräuter wieder langsam an das Licht und die Außentemperaturen gewöhnen. Erst nach ein bis zwei Wochen der Akklimatisierung an einem vor Licht und Wind geschütztem Platz können Sie die Kräuter wieder an ihren ursprünglichen Standort versetzen.

Besonders kälteempfindliche Pflanzen sind Rosmarin, Lorbeer oder Estragon; diese müssen vor dem ersten Frost in ein helles, luftiges Winterquartier übersiedeln. Ein idealer Standort ist der unbeheizte Wintergarten. In stark frostgefährdeten Gebieten sollte man auch Bohnenkraut, Lavendel, Salbei und Knoblauch ins Haus nehmen. Ist der Standort der Heilpflanzen geschützt, reicht auch das Abdecken mit Koniferenreisig oder Stroh.

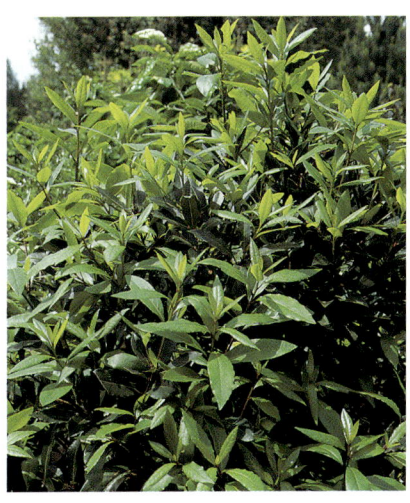

Kälteempfindlicher Lorbeer

Anzucht und Vermehrung

Anzucht aus Samen

Unter generativer oder geschlechtlicher Vermehrung ist die Pflanzenanzucht aus Samen zu verstehen. In den Samen sind alle lebensnotwendigen Nähr- und Wirkstoffe der künftigen Pflanze bereits vorhanden. Samen zählen deshalb auch zu wertvollen Heil- und Nahrungsmitteln. Fast alle Kräuter lassen sich aus Samen anziehen. Die Aussaat erfolgt ab Mitte März in Saatkisten auf der Fensterbank oder ins Frühbeet bzw. je nach Witterung von Ende April an direkt auf die vorgesehene Fläche ins Freiland. Bei der Aussaat sollte die Bodentemperatur im Garten 18 °C betragen. Die eigene Anzucht bereitet viel Freude – besonders weil Sie das Keimen miterleben und den Pflänzchen beim Heranwachsen „zusehen" können. Zur Vorkultur auf der Fensterbank eignen sich leere Eierschalenhälften im

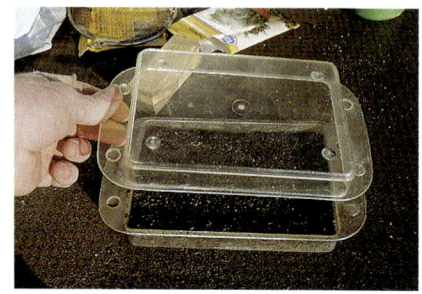

Vorkultivierung

Pappkarton, Holzkisten, Fruchtschalen, Quarkschälchen oder ein Kleingewächshaus für die Fensterbank. Die Gefäße werden zunächst mit sandiger, humoser Erde beinahe randvoll angefüllt und mit einem Brett, Löffel oder Messer glatt angedrückt. Mit dem Pflanzenbesprüher feuchten Sie die Erde leicht an; anschließend wird der Samen möglichst gleichmäßig ausgestreut und mit einer dünnen Sandschicht übersiebt. Abermals wird die Fläche angedrückt und mit Papier oder Folie bedeckt, damit während der Keimung eine gleichmäßige Feuchtigkeit herrscht. Damit das Saatgut problemlos keimt, können Sie auch über jedes einzelne Gefäß durchsichtige Kunststoffbeutel stülpen. Mit vier Schaschlikstäben sollte die Folie über dem Topf abgestützt werden. Ein bis zwei eingeschnittene Löcher verhindern zu feuchte und heiße Luft. Sobald die Saat aufgeht, also zu grünen beginnt, werden die Abdeckungen entfernt.

Bei der Aussaat ist zwischen Licht- und Dunkelkeimern zu unterscheiden. Alle Dunkelkeimer müssen leicht mit Erde übersiebt werden, wobei die Erdschicht nur so hoch sein darf, wie der Samen stark ist. Im Gegensatz dazu dürfen die Lichtkeimer nicht mit Erde abgedeckt werden, da sonst die Keimung verhindert wird.

Damit Sie jederzeit genau wissen, was da eigentlich heranwächst, sollten Sie sofort bei der Aussaat Namensschilder einstecken.

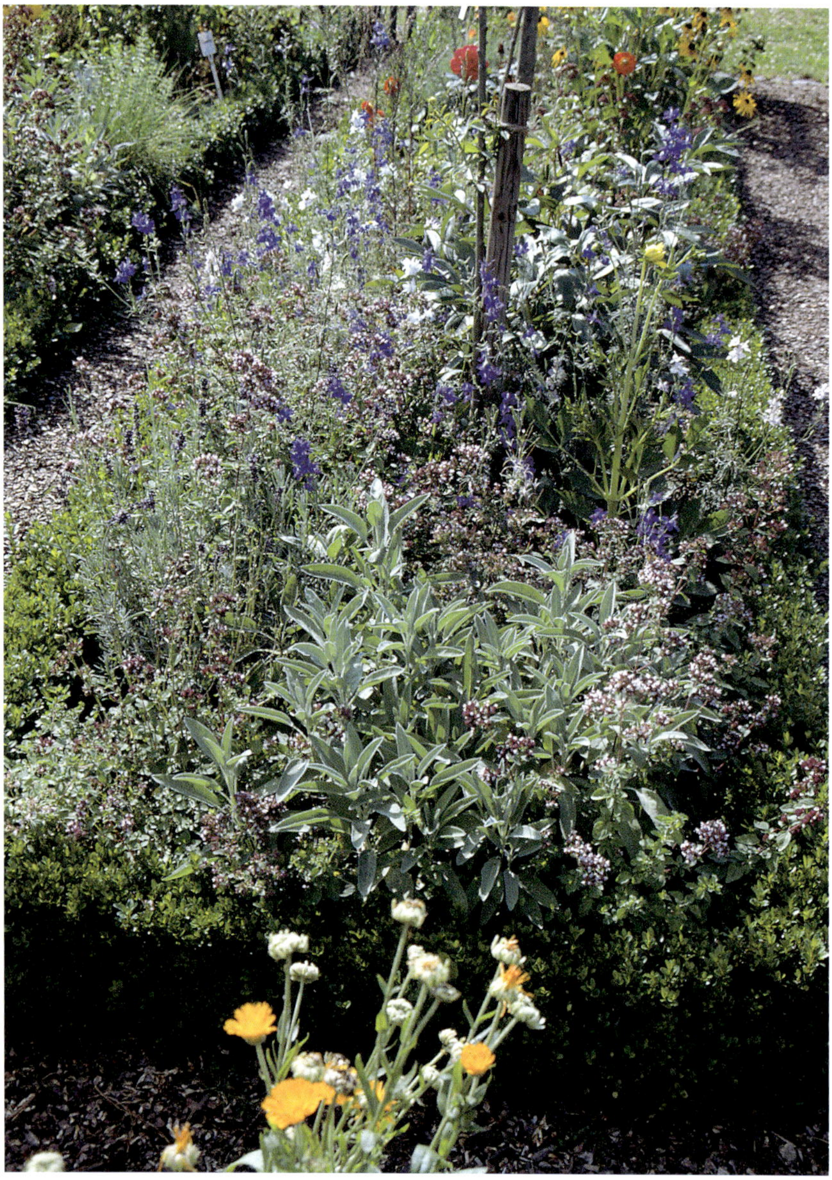

Kräuterbeet bunt gemischt

Kräuter, die an Ort und Stelle ausgesät werden können

Kräuter	Aussaat	Erntezeit
Basilikum	Mai	ab Juli
Bibernelle	April–Mai	ab Mitte Juli
Bohnenkraut	März–April	ab Juni–Juli
Borretsch	März–Mai	Mai–Juni
Dill	April–Juni	Juli–September
Estragon	März–Mai	Juni–Juli
Kerbel	März–Juli	ab Mai
Kresse	März–Sept.	laufend
Liebstöckel	März–April	ab Mai
Löwenzahn	März–April	ab Mai
Majoran	Mai	vor der Blüte
Petersilie glatt	März–Juli	ab Juni
Pfefferminze	März–April	laufend
Salbei	April–Mai	Juni–August
Schnittlauch	April–Juli	Juni–Oktober
Thymian	April–Mai	August–Oktober
Walderdbeere	März–April	Juni–August
Zitronenmelisse	April–Juni	ab Juli

Wenn die Saat nicht aufgeht

Sollte die Saat tatsächlich nicht aufgehen, weil etwa das Gießen vergessen wurde, dann können Sie die Kräuter auch als Fertigpflanzen kaufen. Ausdauernde, also mehrjährige Würzkräuter wie Schnittlauch, Thymian, Minze, Bergbohnenkraut können Sie im Gartencenter, in Gärtnereien oder auf dem Wochenmarkt mit Wurzeln kaufen. Selbst viele der einjährigen Kräuter werden als Fertigpflanzen in Töpfen angeboten.

Vegetative Vermehrung

Unter vegetativer, ungeschlechtlicher Vermehrung ist die Pflanzenanzucht aus Stecklingen, Triebspitzen, Stammstücken oder Blattabschnitten zu verstehen. Hierfür kommen ausschließlich qualitativ hochwertige, gesunde, ausgesuchte Mutterpflanzen

Vorziehen

Kräuter mit einer langen Vegetationsperiode sollten Sie im Haus vorziehen. Auf der Fensterbank keimt der Samen unter der Folie besonders gut. Durchsichtige Kunststoffbeutel lassen sich ideal über jeden Tontopf stülpen. Ein oder zwei eingeschnittene Löcher verhindern zu feuchte und heiße Luft. Da das natürliche Licht im Januar/Februar kaum ausreicht, sollten Sie Ihren Kräutergarten unter eine Leuchtstofflampen stellen. Eine zusätzliche Lichtzufuhr von 5–8 Stunden am Tag genügt. Kräuter fühlen sich in warmen Wohnräumen zwischen 20 und 25 °C sehr wohl. Nachts allerdings braucht das keimende Saatgut kühlere Temperaturen um 15 °C. Ideale Verhältnisse zur Anzucht von Kräutern bietet eine Keimbox oder eine Aussaatheizplatte.

Pikieren der Sämlinge

Das Pikieren erfordert nicht nur Fingerspitzengefühl, sondern auch große Sorgfalt. Nehmen Sie die Sämlingspflanzen nur zentimeterweise zum Umsetzen aus der Saatschale und drücken Sie sie mit dem Pflanzholz leicht an.

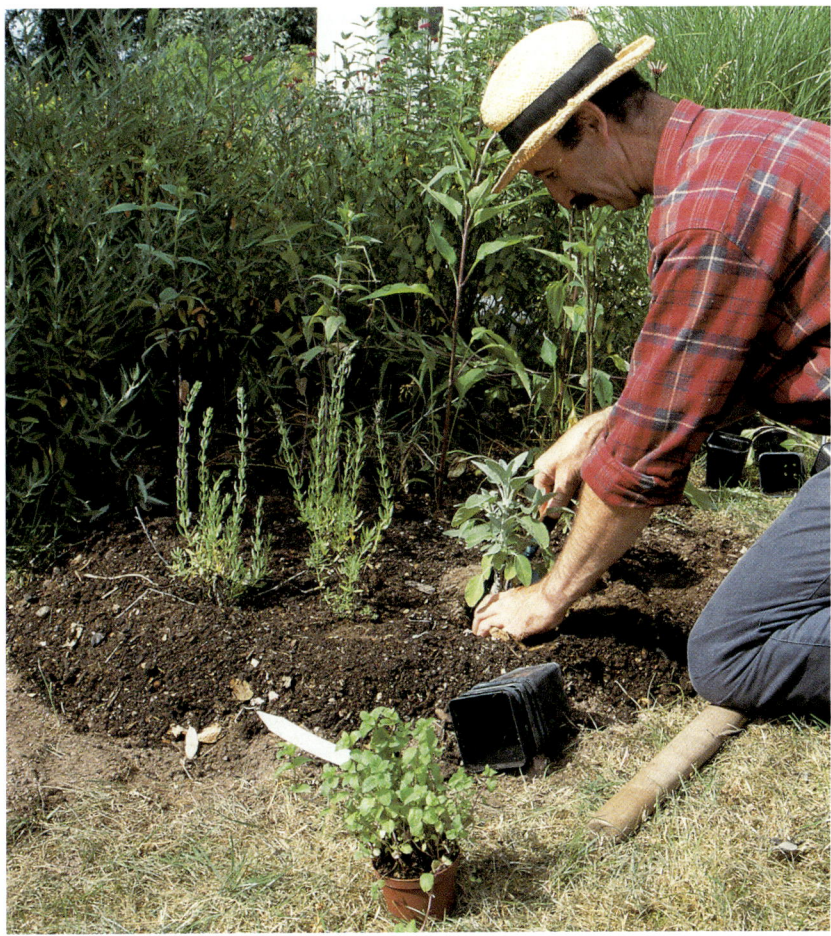

Heilkräuter pflanzen

in Betracht. Die Stecklinge werden mit einem scharfen Messer unterhalb eines Blattknotens geschnitten, wobei die Kopftriebe etwa 5 cm lang sein sollten. Die Blätter müssen im unteren Bereich entfernt werden, bevor der Steckling 2 cm tief in ein angefeuchtetes, sandiges Erdsubstrat gesteckt wird. Günstig ist es, für die Zeit der Bewurzelung ein Keimklima zu schaffen; zu diesem Zweck wird über dem Pflanzgefäß ein Drahtkreuz befestigt und mit Folie bespannt. Unter dem Minifolienzelt finden die Stecklinge ein optimales Vermehrungsklima. Mit Erfolg können so mehrjährige Kräuter vermehrt werden. Von Lavendel, Rosmarin und Lorbeer werden im August Sommerstecklinge geschnitten, sie wurzeln leicht in einem Gemisch aus Gartenerde und Sand.

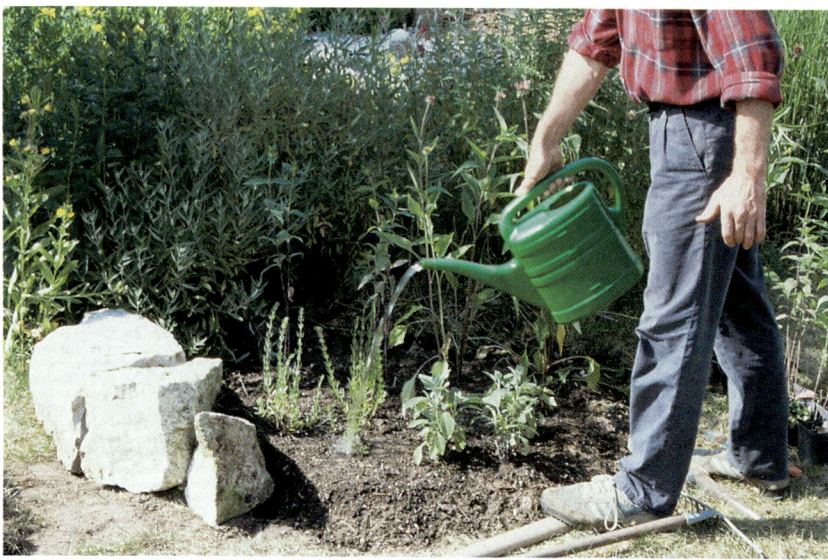

Wichtig: Heilkräuter feucht halten

Teilung

Die einfachste Art der Vermehrung ist die Teilung. Die Wurzelballen der Kräuter werden im Frühjahr oder Herbst, wenn das Laub welk ist, aus der Erde genommen und mit dem Messer oder Spaten halbiert bzw. geviertelt. Hierzu eignen sich Kräuter wie Thymian, Majoran, Salbei, Ysop, Bohnenkraut und Estragon. Um Bodenmüdigkeit vorzubeugen, ist es sinnvoll, mit dem Teilen von mehrjährigen Kräutern auch einen Standortwechsel vorzunehmen.

Vermehrung durch Wurzelausläufer

Einige Kräuter breiten sich durch Wurzelausläufer aus. Sie brauchen von den flach wurzelnden Pflanzen lediglich 5 cm lange Triebe, die bereits Wurzeln und Austriebsknospen angesetzt haben, abzuschneiden und an der vorgesehenen Stelle einzupflanzen.

Vermehrung durch Absenker

Thymianarten und andere mehrjährige Kräuter mit ausladenden Trieben lassen sich durch Absenker vermehren.

Drücken Sie zu diesem Zweck die langen Pflanzentriebe in die Erdoberfläche und halten Sie diese mittels Krampen bis zur Bewurzelung fest. Danach wird die Jungpflanze abgetrennt und an einer anderen Stelle eingepflanzt.

Aussaatsubstrat

Kräuter bevorzugen einen sonnigen, windgeschützten Standort. Sie brauchen einen lockeren, humosen, leicht sandigen Boden, der stets feucht gehalten werden sollte. Als Substrat ist eine niedrig aufgedüngte Erde zu empfehlen, die im Handel als homogene Aussaat- und Anzuchts- oder Pikiererde zu erwerben ist. Aussaatsubstrate sind frei von pilzlichen Erregern und Unkrautsämereien.

Aussaaterde ist nur in geringem Maß mit Nährstoffen angereichert, sie enthält meist einen höheren Anteil an Sand. Verwenden Sie für die Anzucht von Kräutern auf keinen Fall eine stark aufgedüngte Erde.

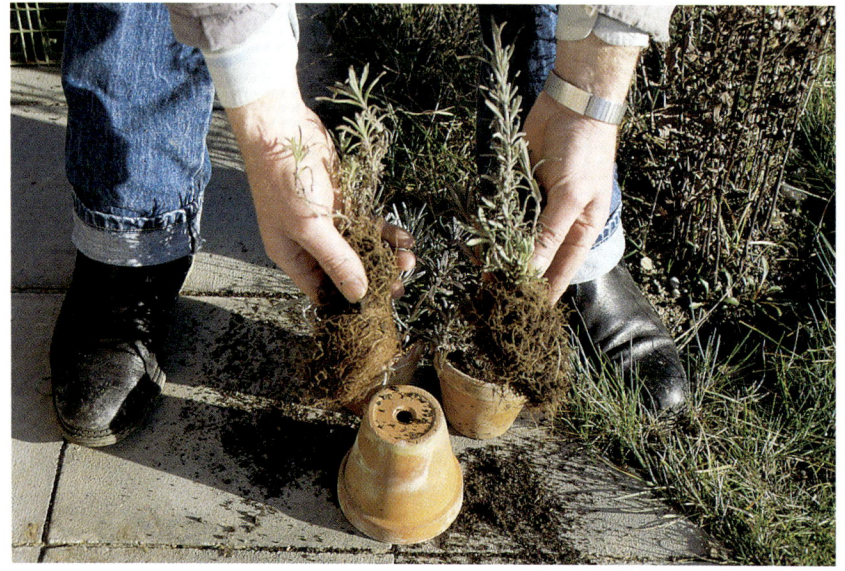

Vermehrung durch Teilung

Sammeln, konservieren, aufbewahren

Sammeln

Frische Heilpflanzen sind wirksamer als getrocknete. Die beste Sammelzeit ist ein sonniger Nachmittag, wenn der Tau verdunstet ist und Blüten und Blätter trocken sind. Auch auf den Standort ist zu achten: Wenn Sie nicht in Ihrem eigenen Garten sammeln, sollten Sie darauf achten, nicht auf staubigen Wegen, viel befahrenen Straßen oder bevorzugten Hundepromenaden zu sammeln. Selbstverständlich dürfen auch keine verschmutzten, kranken, gespritzten oder von Ungeziefer befallenen Pflanzenteile mitgenommen werden. Bei Wanderungen und Spaziergängen sollten Sie immer mehrere Stofftüten und eine Schere dabei haben, um jederzeit Kräuter sammeln zu können. Beim Ernten ist darauf zu achten, dass die Kräuter weder gequetscht noch gedrückt werden, denn beides beeinflusst die Qualität der Wirkstoffe.

Aromatische Kräuter wie Thymian, Basilikum oder Frauenmantel sollten kurz vor dem Aufblühen geerntet werden, wenn ihre Öldrüsen besonders reich an Aroma und Inhaltsstoffen sind. Bei Schafgarbe, Goldrute, Johanniskraut und Lavendel hingegen werden die Blätter mit den Blüten geerntet und sofort getrocknet. Bei manchen Pflanzen werden auch nur die Blütenköpfe geerntet. Da Blüten sehr empfindlich sind, sollten sie kurz vor der Reife geschnitten werden. Das gilt beispielsweise für Rosen, Ringelblumen, Lindenblüten, Königskerzen, Kamille und Holunder. Fruchtstände werden mitsamt dem Stängel geschnitten, bevor die Samen ausfallen, etwa bei Dill, Kümmel, Koriander, Fenchel und Liebstöckel. Von einigen Kräutern wird im Herbst die Wurzel zum

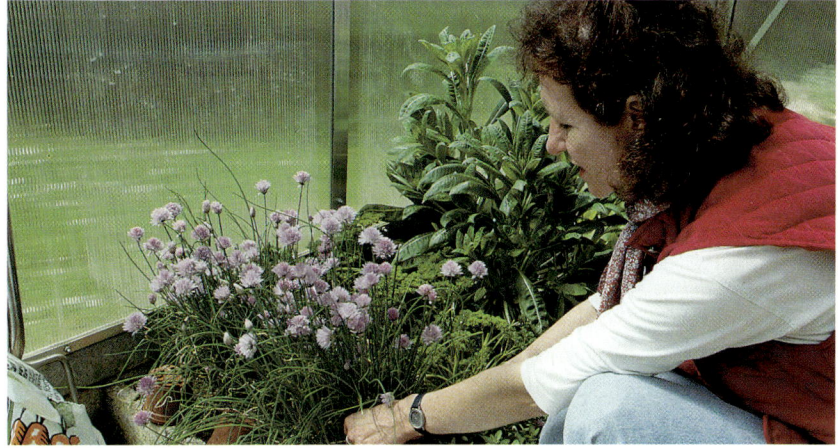
Kräuter ernten

Trocknen ausgegraben, z.B. bei Baldrian, Löwenzahn, Engelwurz, Klette und Meerrettich.

Für den täglichen Bedarf empfiehlt es sich, die Kräuter stets frisch zu sammeln. Die Vorratshaltung ist für Schlechtwetterperioden und die Wintermonate gedacht. Beinahe das ganze Jahr über sind frische gesunde Pflanzen und Kräuter in der Natur zu finden. Das Kräuterjahr beginnt im zeitigen Frühling, etwa mit den frischen Blätter der Brennnessel; es folgt die Pracht der Blütenpflanzen, z. B. Veilchen, Schlüsselblumen, Gänseblümchen, Königskerze, Holunder, Sauerampfer, die bis in den Herbst hineinreicht.

Konservieren

Trocknen

Für die Vorratshaltung werden die gesammelten Pflanzenteile getrocknet. Weder Früchte noch Kräuter werden vor dem Trocknen gewaschen. Zum Trocknen werden die geernteten Kräuter am Stielende gebündelt und in kleinen Sträußen mit der Blütendolde nach unten zeigend aufgehängt. Sie können die Kräuter auch nach dem Pflücken zum Trocknen auslegen. Bestens dafür geeignet sind Drahtgeflechte. Wenn diese nicht zur Verfügung stehen, werden die Blätter auf Küchenkrepppapier ausgebreitet und an einen staubfreien, warmen, aber doch schattigen

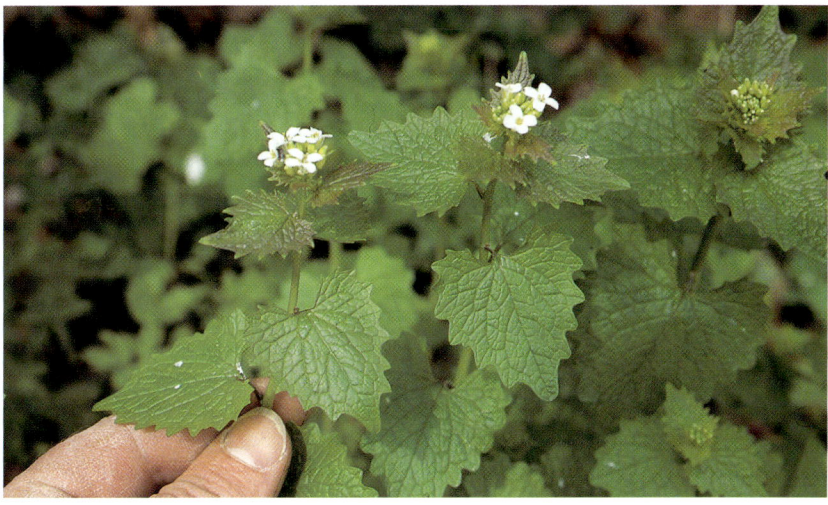
Bei der Ernte Kräuter weder quetschen noch drücken

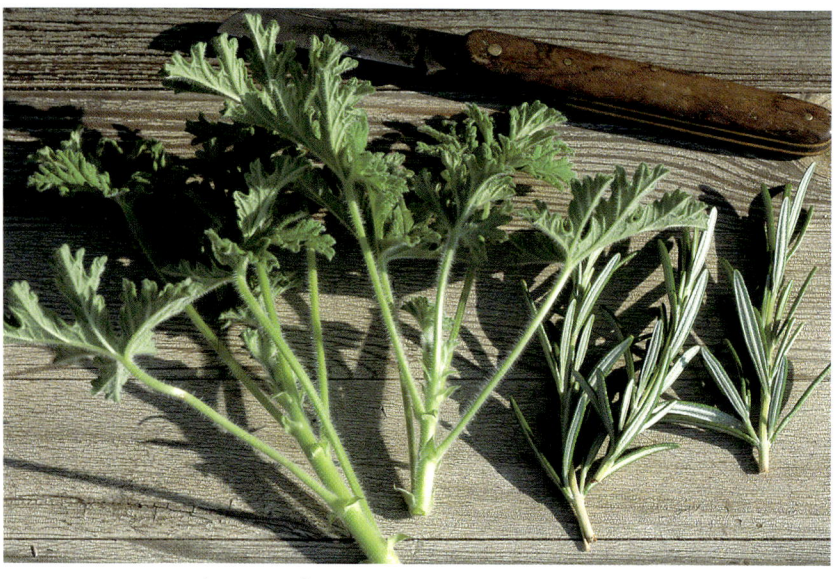

Kräuter zum Trocknen auslegen

Ort gelegt. Geeignete Plätze hierfür sind überdachte Terrassen oder Balkone, ebenso der Speicher. Praktisch und bequem ist eine Schnelltrocknung in der Mikrowelle. Dafür eignen sich etwa Minze, Melisse oder Thymian. Dazu werden die Kräuter zunächst in saugfähigem Papier abgetrocknet und anschließend in den Ofen gelegt. Stellen Sie zu den Kräutern ein halbvolles Wasserglas, das mit Haushaltsfolie abgedeckt ist. Die Mikrowelle wird nun für 5–10 Minuten auf höchster Stufe eingestellt. Die getrockneten Kräuter werden anschließend sofort in luftdicht schließende Gläser abgefüllt.

Spezielle Methoden zum Trocknen von Wurzeln

Zum Trocknen brauchen die Wurzeln künstliche Wärme, sie werden im ausgeschalteten, auf 50 °C erwärmten Backofen getrocknet. Die im Herbst gesammelten Wurzeln von Eibisch werden nach dem Säubern in 4 cm lange Stücke geschnitten. Vom Baldrian werden die kleinen Wurzeln geviertelt. Die größeren Wurzeln des Engelwurz und des Löwenzahn werden gesäubert und von allen fasrigen Teilen befreit und in Scheiben geschnitten.

Es gibt auch Kräuter, die zum Trocknen ungeeignet sind, etwa Borretsch, Dill, Fenchel, Kerbel und Schnittlauch. Besonders gut zu trocknen sind hingegen Majoran, Bohnenkraut, Minze, Liebstöckel und Thymian.

Einfrieren

Ein Großteil der Kräuter ist auch zum Einfrieren bestens geeignet. Dies ist die schonendste Art, Vitamine und Aroma der Kräuter zu erhalten. Dazu werden die frisch geernteten, vorsichtig gewaschenen Kräuter zwischen Küchenpapier trockengetupft, die Stiele entfernt und die Kräuter entweder im Ganzen oder mit der Schere zerkleinert, in Plastiktüten verpackt eingefroren. Für das Tieffrieren in kleineren Portionen kommen die Eiswürfelbereiter des Gefrierfachs in Betracht oder das Abbinden eines Gefrierbeutels in kleineren Abständen. Für das Schockgefrieren werden die Schalen, die mit fein geschnittenen Kräutern gefüllt sind, mit kaltem Wasser aufgefüllt. Einfrieren können Sie u. a. Estragon, Kerbel, Schnittlauch, Petersilie, Majoran, Liebstöckel, Dill und Thymian. Wenn Sie die Kräuter unzerkleinert eingefroren haben, werden sie im noch tiefgefrorenen Zustand klein gehackt.

Aufbewahren

Nach dem Trocknen müssen die Kräuter unverzüglich versorgt werden, damit sie keine Luftfeuchtigkeit aufnehmen. Zunächst müssen Sie die Blätter, ohne sie zu beschädigen, von den Stängeln streifen. Beim Zerbröckeln verlieren sie nämlich an Aromastoffen. Aus Thymian, Majoran, Estragon und Lorbeerblättern können Sie kleine Sträuße für ein „Bouquet garni" binden.

Gefäße

Um das Sammelgut vor Licht zu schützen, wird es in farbige Gläser mit Schraubverschluss abgefüllt. Zur längeren Aufbewahrung ideal sind luftdichte Glasbehälter. Zur ständigen Kontrolle des Trockenguts eignen sich durchsichtige Gefäße. Allerdings müssen diese in einem dunklen Schrank stehen und dürfen nicht dem Tageslicht ausgesetzt sein.

Auch in einem mit Kork verschließbaren Steinguttopf können Kräuter aufbewahrt werden. Größere Kräutermengen lassen sich auch in gut verschlossenen Plastiktüten aufbewahren. Blechdosen oder Kunststoffbehälter sind weniger geeignet. Empfehlenswert ist eine genaue Bezeichnung mit Inhaltsangabe und Datum.

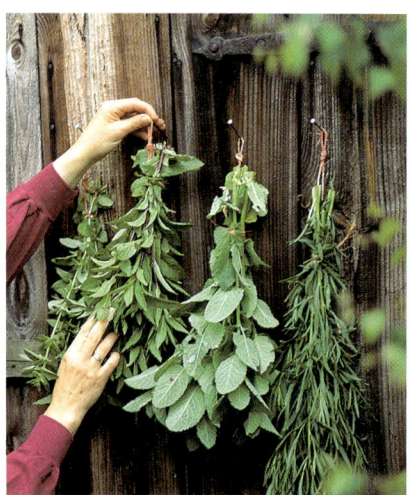

Kräutersträuße aufhängen

Zubereitung und Verarbeitung

Tees

Leider ist das Wissen um die Wirkung von Kräutern und Heilpflanzen und deren gezielter Einsatz im Laufe der Zeit weitgehend verloren gegangen. Die Verabreichung von Heiltees ist im häuslichen Bereich noch die häufigste und gebräuchlichste Form, die Heilkraft der Kräuter zu nutzen. Ein aus Kräutern zubereiteter Tee enthält alle wasserlöslichen Wirkstoffe der Droge und außerdem noch einige Inhaltsstoffe, die auch als Ballaststoffe bezeichnet werden. Diese Begleitstoffe sind an der Wirksamkeit einer Teekur wesentlich beteiligt. Durch das Zusammenspiel aller Inhaltsstoffe können Krankheiten vorgebeugt und Beschwerden gelindert werden.

Wenn Sie Tee aus frisch gesammelten Blättern zubereiten, sind diese wie Kopfsalat zu behandeln: Sie sollten sie kalt waschen und anschließend mithilfe eines Salatsiebes abtropfen lassen. Dann schlagen Sie das Sammelgut in ein leicht feuchtes Handtuch und bewahren es bis zur Verarbeitung im Kühlschrank über dem Gemüsefach auf. Von den frischen Blättern wird als Faustregel so viel genommen, wie Sie mit drei Fingern fassen können. Darauf gießen Sie 1 l kochendes Wasser; den Tee sollten Sie 15–20 Minuten abgedeckt stehen lassen und anschließend abseihen. Der übrige Blättersegen, der nicht gebraucht wird, wird getrocknet, in farbigen Gläsern mit Schraubverschluss aufbewahrt und nach Bedarf zur Teezubereitung verwendet.

Zur Zubereitung von Tee werden nicht nur die Blätter verwendet, sondern auch alle anderen Pflanzenteile.

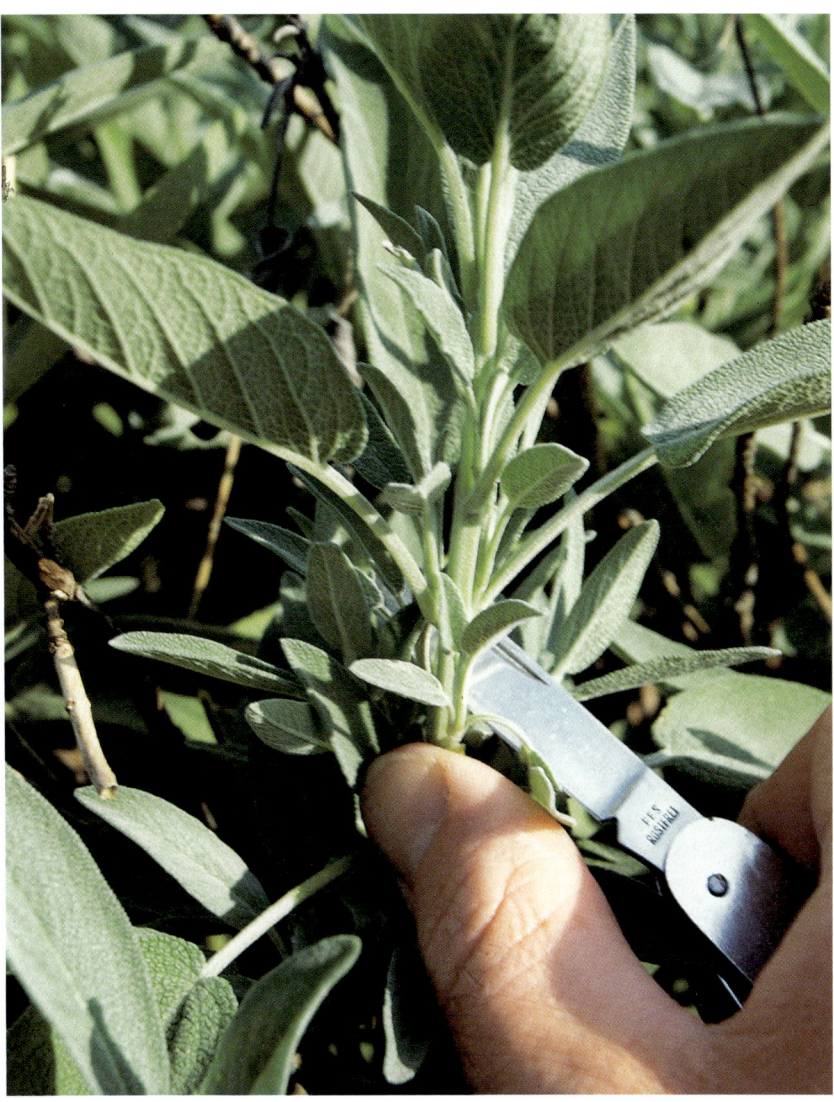

Frische Kräuter zur Teezubereitung

Ein Beispiel hierfür ist das Heidekraut. Verwendet wird nicht nur das in der Blütezeit gesammelte Kraut, sondern auch deren Zweige. Für den Blut reinigenden und nervenberuhigenden Tee brauchen Sie auch auf die verholzenden Teile der Pflanze nicht zu verzichten. Der Teeaufguss kann von frischen Zweigen und Blüten sowie von der getrockneten Pflanze gemacht werden. Auf zwei Tassen Wasser wird ein Teelöffel der getrockneten Blüten genommen. Sollte der Tee etwas streng schmecken, wird er mit Salbei gemischt.

Es ist ein großer Unterschied, ob Sie den Tee als Getränk zum täglichen Gebrauch zubereiten oder zur gezielten Heilung von Beschwerden. Bei einem allgemeinen Gesundheitstee mit dem Ziel, den täglichen Flüssigkeitsbedarf zu decken, spielt die Temperatur des Tees keine Rolle, auch muss die Dosierung nicht so genau eingehalten werden. Ein Tee, der nur zur Erfrischung gedacht ist, kann kalt oder warm getrunken werden. Sobald es aber um Heiltees geht, etwa um eine Teezubereitung, die eine gerade beginnende Erkältung verhindern oder einen bereits vorhandenen Bronchialkatarrh oder hartnäckigen Reizhusten heilen soll, muss der Tee genau nach Vorschrift bezüglich Menge, Mischungsverhältnis, Aufbrühzeit und Trinktemperatur hergestellt werden. Sobald eine Teemischung aus vielen harten Bestandteilen wie Rinde, Wurzeln, Hölzern oder Samen besteht, muss die Zeit des Ziehens nach dem Kochen auf 15–20 Minuten erhöht werden. Ganz anders verhält es sich mit Schleimdrogen wie Aloe und Eibisch; diese müssen mit kaltem Wasser übergossen werden und eine halbe Stunde ziehen (während dieser Zeit gelegentlich umrühren). Anschließend wird der Kaltansatz auf Trinktemperatur erwärmt. Manche Kräuter lässt man für den Kaltansatz über 12 Stunden lang ziehen. Durch das langsame, schonende Ausziehen der Inhaltsstoffe wird verhindert, dass die den Organismus

belastenden Gerbstoffe in den Tee wandern. Wieder anders verhält es sich bei den Bitterstoffdrogen; zu dieser Pflanzengruppe zählen beispielsweise Enzian, Wermut und Tausendgüldenkraut. Aufgrund der Bitterstoffe darf der warme Aufguss nur 2 Minuten ziehen.

Umschläge, Wickel, Inhalation und Dampfbäder

Kräutertees werden dem Körper nicht nur innerlich zugeführt, sondern auch äußerlich für Umschläge verwendet. Kräuterkompressen finden Anwendung zur Linderung von Kopfschmerzen, bei schlecht heilenden Wunden, Verletzungen und Entzündungen. Für Umschläge, die bei Verstauchungen, Entzündungen, Prellungen und Schwellungen nach Sportunfällen angewendet werden, eignen sich etwa Arnika, Kamille, Augentrost, Ringelblume, Beinwell.

Umschläge sollten über mehrere Stunden hinweg an der betroffenen Körperstelle verbleiben. Damit sie nicht trocknen, sollte man sie immer wieder mit dem verwendeten Tee nachfeuchten.

Zur äußerlichen Anwendung von Kräutertees eignen sich auch Wickel. Zu diesem Zweck wird ein mit Tee getränktes Tuch um die betroffene Körperstelle gewickelt. Alle Wickel müssen glatt auf der Haut aufliegen und mit einem wärmenden Tuch bedeckt werden. Die Dauer eines Wickels beträgt etwa 20–30 Minuten.

Bei Dampfbädern oder Inhalationen werden die durch den Wasserdampf freigesetzten, in den Kräutern vorkommenden ätherischen Öle in feinster Verteilung an die erkrankte Stelle geleitet. Beim Dampfbad werden die ätherischen Öle nicht nur eingeatmet, sondern auch durch die Poren der Haut dem Körper zugeführt. Nach etwa 5 Minuten ist das Dampfbad zu beenden, denn mit dem Abkühlen des Badewassers lässt die Wirkung der Kräuter nach. Zwei- bis dreimal täglich kann ein solches Dampfbad wiederholt werden, das Sie mit selbst gesammelten Pflanzen, fertigen Badeextrakten oder Badeölen vornehmen können. Inhalationen werden bei Erkrankungen des Hals, der Nase und des Rachenraums durchgeführt. Sie sind sehr wirksam, wenn Sie sich im Anschluss etwas Ruhe gönnen und nach der Wärmeeinwirkung nicht in die Kälte gehen. Die Anwendung ist denkbar einfach: Geben Sie eine Hand voll der ausgewählten Kräuter in eine Schüssel und überbrühen Sie diese mit kochend heißem Wasser. Damit die Dämpfe möglichst lange warm bleiben und gezielt den Atmungsorganen zugeführt werden, sollten Sie beim Inhalieren ein Handtuch über den Kopf legen. Bei dieser Therapie ist es wichtig, dass Sie abwechselnd durch Mund und Nase einatmen.

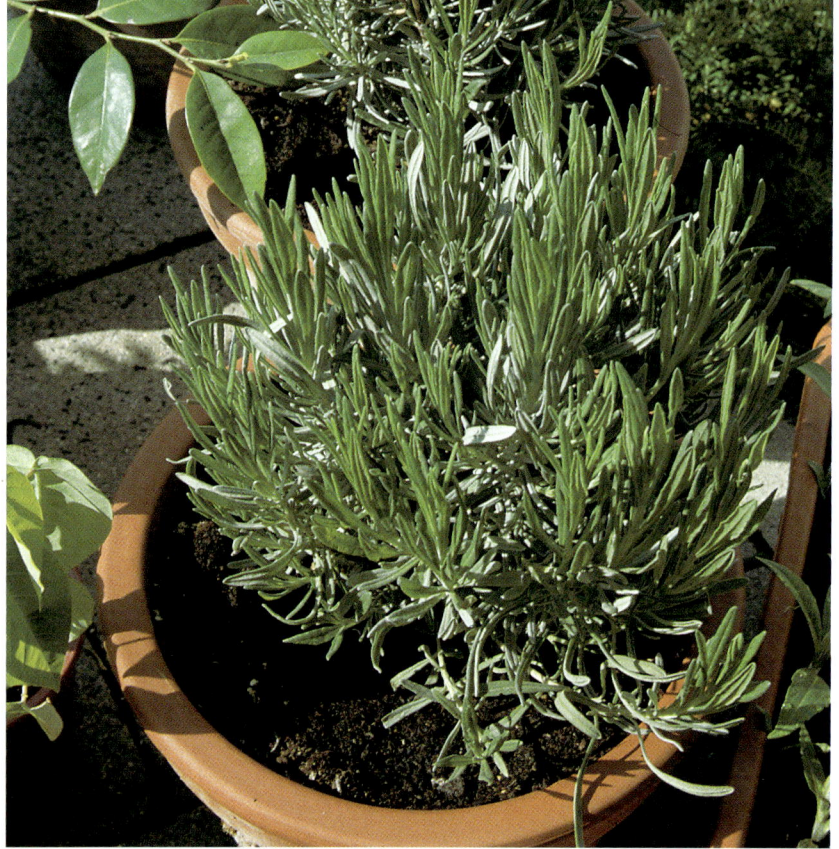

Innerlich und äußerlich angewendet tragen Heilkräuter zur Gesundung bei.

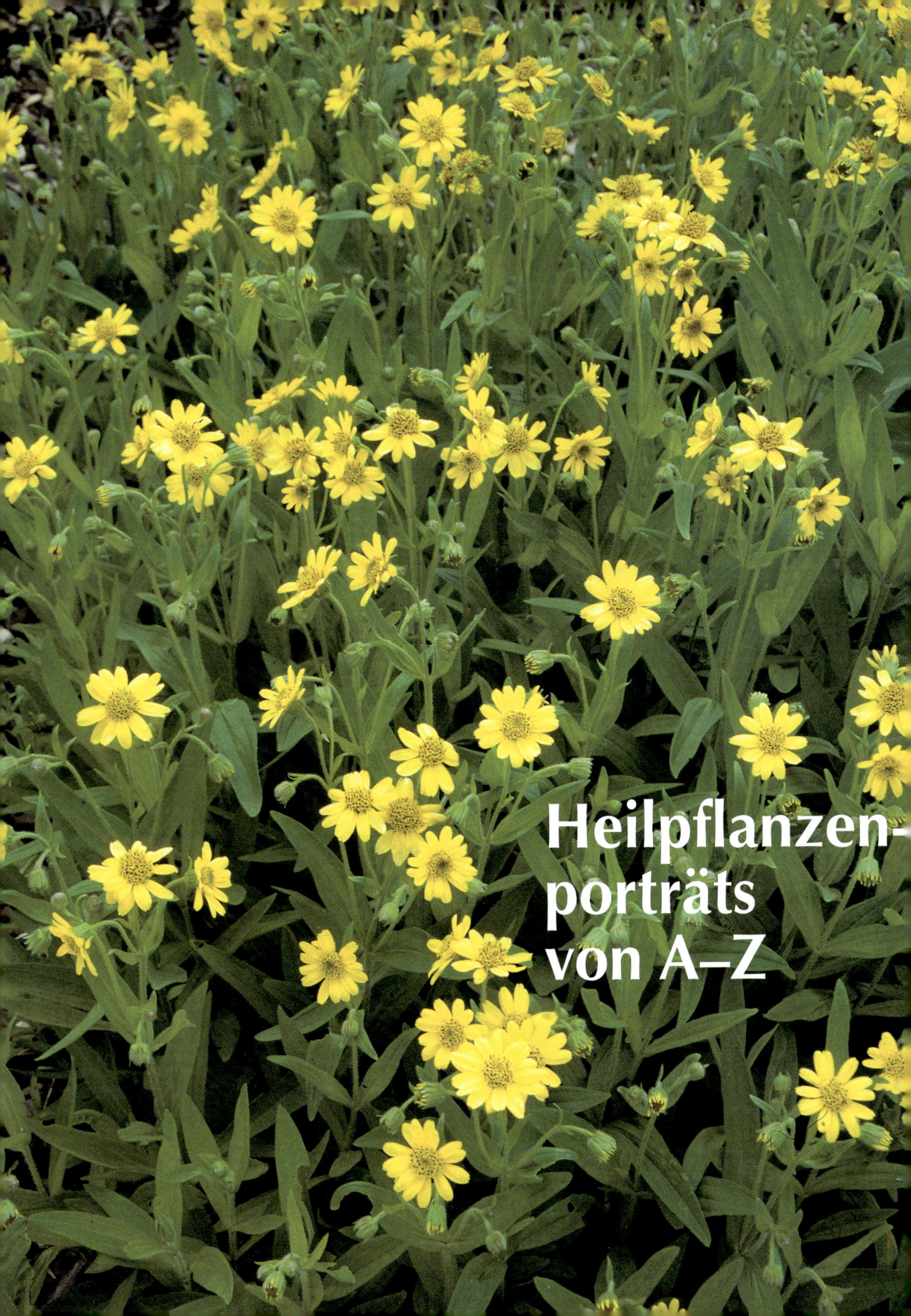

**Heilpflanzen-
porträts
von A–Z**

Ackerschachtelhalm

Ackerschachtelhalm

(Equisetum arvense)

Erntezeit:	Frühsommer
Familie:	Schachtelhalm-gewächse
Heimat:	Europa

Die bereits in der Antike bekannte Heilpflanze ist blütenlos und besitzt ein kräftig verzweigtes Wurzelwerk. Im Frühjahr bricht der bleiche, Sporen tragende Fruchtstängel mit bräunlich gefärbten Sprossen aus der Erde. Im Frühsommer erscheinen die zu Heilzwecken verwendeten, gerippten grünen Sommerwedel, die in ihrer Form einer kleinen Tanne gleichen. Ackerschachtelhalm ist auch unter dem Namen Zinnkraut bekannt, da sich die Pflanze aufgrund ihres hohen Gehalts an Kieselsäure zum Putzen von Zinn eignet.

Standort
Die Pflanze gedeiht auf Wiesen, in Straßengräben und an Böschungen; sie bevorzugt leicht feuchte, lehmige Böden und sonnige Plätze.

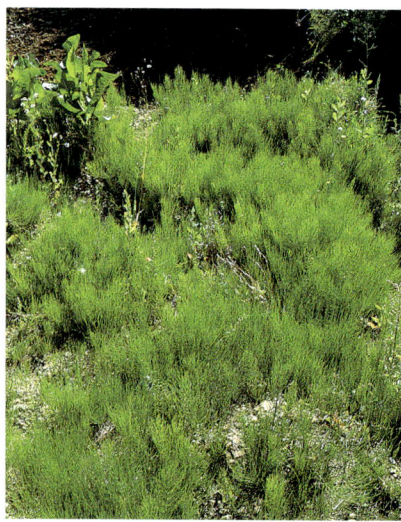
Ackerschachtelhalm

Anzucht/Pflege
Wenn Sie die Pflanze gut kennen, können Sie einfach eine Staude am Wegesrand ausgraben und an einen sonnigen Platz in Ihren Garten setzen. Ackerschachtelhalm ist allerdings eine stark wuchernde Pflanze.

Heilwirkung
Je nach Standort enthält die Pflanze 10–15% Kieselsäure (Siliceae) sowie weitere Mineralien. Eine Kur mit Ackerschachtelhalm ist aufgrund des hohen Kieselsäuregehalts bei schlaffem Gewebe, Krampfadern, unreiner Haut, brüchigen Nägeln und Haaren, Kopfschuppen und schlechten Zähnen empfehlenswert. Außerdem gilt die Pflanze als wirkungsvoller Blutreiniger und zuverlässiges Wundheilmittel. Anwendung findet Ackerschachtelhalm auch bei Gicht, Rheuma und Nervenschmerzen. Er wird als Tee verabreicht und wirkt darüber hinaus anregend auf die Nieren, harntreibend und entwässernd.

Zubereitung
Teezubereitung: Für 1 Tasse Tee benötigen Sie 2 Teelöffel Kraut, das Sie mit kochendem Wasser übergießen, 10 Minuten ziehen lassen und danach sofort durchsieben. Rheumakranke sollten täglich 3 Tassen davon trinken. Der Tee kann alternativ auch kalt angesetzt werden, muss dann allerdings über Nacht stehen bleiben.

Sonstige Verwendung
Dünne Haare werden kräftiger, wenn sie regelmäßig mit einem Schachtelhalm-Aufguss gewaschen werden, der über Nacht in kaltem Wasser angesetzt wurde.

Sammeltipp
Sammeln Sie das Kraut des Ackerschachtelhalms, wenn die Triebe grün sind. Die Pflanze sollte nicht höher als 20 cm sein. Für die Teezubereitung ungeeignet sind der hohe Teich-, Sumpf-, Wald- und Winterschachtelhalm, weil der Gehalt an Kieselsäure zu gering ist. Pflanzen mit braunen Flecken dürfen nicht gesammelt werden, da sie von einem Pilz befallen sind.

Alant

(Inulae radix)

Erntezeit:	September/Oktober
Familie:	Korbblütler
Heimat:	Zentralasien, Europa, Afrika und Amerika

Alant, auch Flohkraut, Gurkenwurz oder Ottwurz genannt, ist eine von Juli bis September gelb blühende Staude, die eine Höhe von 1–2 m erreicht. Die Pflanze hat längliche, leicht gezähnte, rosettenförmig angeordnete Blätter, die bis zu 40 cm lang werden können. Der Wurzelstock ist rübenartig mit mehreren Ausläufern.

Standort
Die Pflanze bevorzugt sonnige Standorte und gedeiht auf feuchten Böden an Bachufern und in Gräben.

Anzucht/Pflege
Die Vermehrung der anspruchslosen Pflanze erfolgt durch Aussaat im Frühjahr oder durch Teilung der Pflanze nach der Blüte.

Heilwirkung
Für Heilzwecke wird der ästige, verdickte Wurzelstock

mehrjähriger Pflanzen gesammelt. Die aromatisch duftende, bitter schmeckende Wurzel enthält an Wirkstoffen zu 50% Insulin, außerdem ätherische Öle und Bitterstoffe. Als Tee wirkt sie krampf- und schleimlösend, hustenstillend und verdauungsfördernd. Frische Alantblätter dienen der Wundbehandlung und fördern die Heilung eitriger Wunden.

Zubereitung
Zur Teezubereitung kochen Sie 20 g Alantwurzel in 1/4 l Wasser, indem Sie es langsam zum Sieden bringen. Wenn der Tee 5 Minuten gezogen hat, durchsieben und dreimal täglich davon 1 Esslöffel voll einnehmen. Vorsicht vor einer Überdosis, diese kann zu Brechreiz führen.

Sonstige Verwendung
Das frisch aus der Wurzel gewonnene Öl lässt sich zur Abwehr von Insekten einsetzen. Sie können Alant auch als Färbemittel verwenden; mit dem im Wurzelstock enthaltenen Farbstoff kann man einen sehr feinen Blauton erzielen.

Aufbewahrung
Die Wurzel wird nach der Ernte von allen Grün- und Schmutzteilen befreit, halbiert und bei Temperaturen um 35 °C getrocknet.

Küchentipp
Alant ist eine ausgezeichnete Honigpflanze und lässt sich als Alternative zu Zucker zum Süßen von Speisen verwenden.

Gärtnertipp
Im eigenen Garten gedeiht Alant besonders gut in Steingärten oder Staudenrabatten.

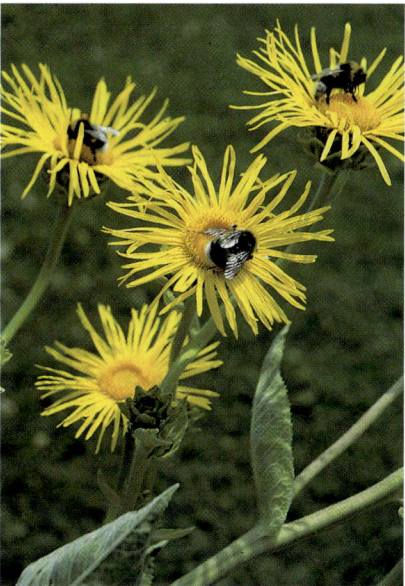
Alant

Aloe
(Aloe vera)

Erntezeit:	Ganzjährig
Familie:	Liliengewächs
Heimat:	Südafrika, Südamerika

Die immergrüne Pflanze wird auch die Hundertjährige genannt. Rein äußerlich gesehen zählt die Aloe vera nicht zu den schönsten Pflanzen. Es sind jedoch die inneren Werte, die die fleischige Sukkulente so begehrenswert machen. Es gibt weltweit über 300 verschiedene Aloe-Arten. Für Heilzwecke findet jedoch hauptsächlich Aloe vera Verwendung. Die ausgewachsene Pflanze kann eine Höhe bis zu 1 m erreichen. Sie besitzt dann 15–20 rosettenförmig angeordnete, fleischige, spitz zulaufende Blätter, die an den Rändern gezahnt sind.

Standort
Die Pflanze bevorzugt einen hellen, aber nicht voll sonnigen Standort. Im Sommer hat sie es gern warm, im Winter

möglichst kühl bei Temperaturen bis 5 °C. Bei zu intensiver Sonnenbestrahlung werden die Blätter gelb.

Anzucht/Pflege
Die Aloe ist eine sehr genügsame Pflanze, bei deren Pflege man kaum etwas falsch machen kann. Einmal in der Woche gießen ist ausreichend, nur bei extrem warmen und sonnigen Standorten im Sommer sollten Sie zweimal wöchentlich gießen. Staunässe oder Wasser von oben in die Blattrosette sollten Sie unbedingt vermeiden. Die Vermehrung erfolgt durch Kindeln, die ab dem dritten Jahr gebildet werden. Um die Mutterpflanze nicht zu schwächen, werden diese bei einer Höhe von 15 cm abgetrennt und neu getopft. Zum Umtopfen oder Neutopfen im Frühjahr brauchen Sie ein sandiges Erdsubstrat.

Heilwirkung
Aufgrund ihrer Inhaltsstoffe – Aloine, Harze und Bitterstoffe – ist die Aloe ein wirkungsvolles Mittel bei hartnäckigen Verstopfungen. Verwendung findet das Gel, das in den Blättern enthalten ist. Die Einnahme sollte nicht über einen längeren Zeitraum hinweg erfolgen. Das Gel darf nicht während der Schwangerschaft, Menstruation oder bei Hämorrhoiden verwendet werden. Die Aloe vera wirkt überdies antiseptisch und gewährt erste Hilfe bei Verbrennungen, Schnittwunden und Wespenstichen.

Zubereitung
Um das Gel aus den Blättern zu gewinnen, schneiden Sie mit dem Messer eines der äußeren Blätter ab und bewahren es im Kühlschrank

flach liegend auf. Die Schnittfläche ist mit Zellophanpapier vor dem Austrocknen zu schützen. Gekühlt hält sich das abgeschnittene Blatt sechs Wochen frisch. Ganz nach Bedarf wird nun das Gel portionsweise herausgelöst. Bei Verstopfung sollten Sie ein- bis dreimal täglich nach den Mahlzeiten eine erbsengroße Portion einnehmen.

Sonstige Verwendung
Das Gel der Blätter ist auch in der Kosmetik unentbehrlich. Es wirkt erfrischend, adstringierend und glättet unliebsame Fältchen.

Aufbewahrung
Wer das Gel länger haltbar machen möchte, friert es portionsweise im Eiswürfelbehälter ein.

Gärtnertipp
Beim Kauf der Aloe ist darauf zu achten, dass die Pflanze mindestens 30 cm hoch ist und ihre Blätter prall gefüllt sind. Damit es nicht zur gefürchteten Staunässe kommt, sollten Sie in jeden Blumentopf eine Drainageschicht aus Tonscherben oder Blähton geben.

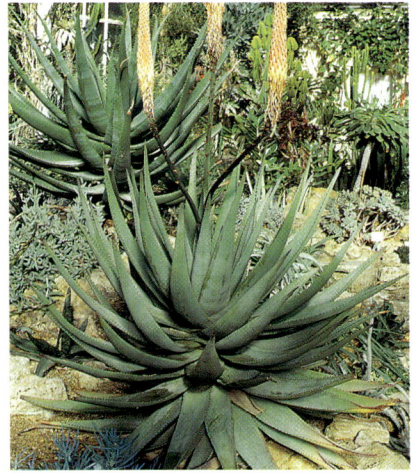

Aloe

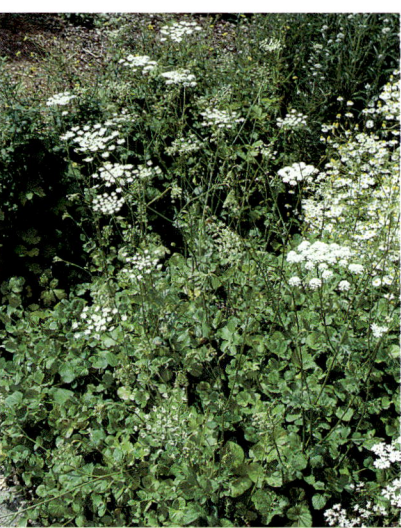

Anis

Anis
(Pimpinella anisum)

Erntezeit:	Spätsommer/ früher Herbst
Familie:	Doldengewächs
Heimat:	Orient, östliche Mittelmeerländer

Die einjährige Pflanze hat eine dünne Wurzel und kann bis zu 50 cm hoch werden. Der Stiel ist gerillt und trägt verschiedene Blätter; die unten am Stängel sind lang gestielt und gelappt, während die oberen dicht am Stängel sitzen und fein gefiedert sind. Von Juli bis September schmückt sich die Pflanze mit großen weißen Blütendolden. Im Herbst entwickeln sich die heilkräftigen Samen. Der Geruch der Pflanze ist angenehm, kräftig und würzig. Anis war bereits bei den alten Ägyptern, Griechen und Römern als Arznei und Gewürz begehrt.

Standort
Die Pflanze steht gern sonnig, an einem warmen Standort und bevorzugt sandige Lehmböden.

Anzucht/Pflege
Frei wachsend kommt die Pflanze selten vor. Um Anis selbst anzubauen, sollte die Aussaat ab Mai an einem warmen, geschützten Platz erfolgen. Sie müssen die Pflanze nur mäßig gießen und düngen. Die Pflanze ist frostempfindlich.

Heilwirkung
Die Samen des Anis wirken verdauungsfördernd und blähungstreibend, die Haupteinsatzgebiete sind Appetitlosigkeit und Verdauungsschwäche. Aus gutem Grund wird daher in manchen Ländern vor dem Essen ein Anisaperitif serviert. Anistee wird außerdem bei Husten, Keuchhusten und Verschleimung der Atemwege verabreicht. Bei stillenden Müttern fördert er die Milchbildung. Mit der Muttermilch geht die beruhigende Wirkung des Anis auch auf den Säugling über.

Zubereitung
Tee: Übergießen Sie 1 Teelöffel getrockneten Anissamen mit 1 Tasse kochendem Wasser, lassen Sie ihn bedeckt 10 Minuten ziehen und seihen Sie ihn dann ab. Bei Husten sollte man zwei- bis dreimal täglich 1 Tasse mit Honig gesüßt gut warm trinken. Zur Linderung von Blähungen ist der Tee ungesüßt zu den Mahlzeiten schluckweise zu trinken.
Anislikör: 20 g Anissamen werden in einem Mörser fein gestoßen, in eine helle Flasche gefüllt und mit 1/2 l Apfel- oder Birnenschnaps übergossen. Der Ansatz sollte an einem warmen, sonnigen Ort 14 Tage ziehen, danach wird er durch ein Tuch gesiebt und nach Geschmack mit Zucker

nachgesüßt. Der Likör ist ein hervorragendes Mittel gegen Magenbeschwerden nach einem fettreichen, üppigen Mahl.

Aufbewahrung
Der getrocknene Anissamen wird in verschlossenen Gläsern aufbewahrt.

Küchentipp
Anis ist ein in der Küche vielfach verwendetes Gewürz. Beliebt ist er vor allem für die Weihnachtsbäckerei (Lebkuchen, Anisplätzchen, Anisbrot etc.).

Arnika
(Arnica montana)

Erntezeit:	Blüten Juni–August, Wurzel vor der Blüte oder im Herbst
Familie:	Korbblütler
Heimat:	Europa, vor allem in den Alpen

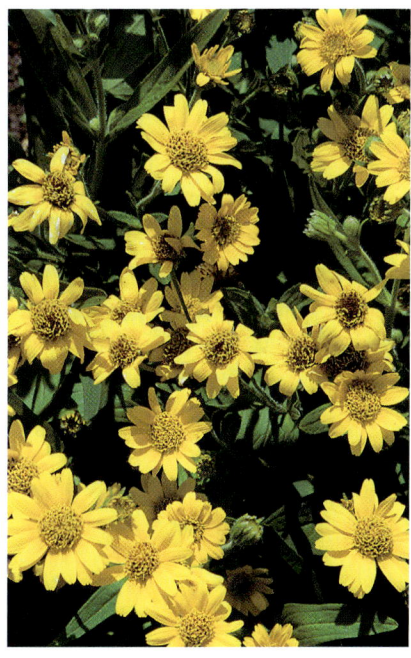

Arnika

Die hübsche, gelborange blühende Gebirgspflanze besteht aus einer am Boden sitzenden Blattrosette, aus der sich ein bis zu 60 cm hoher, beblätterter Stängel erhebt. An dessen Ende entfalten sich die leuchtenden Blüten aus einem grünen Hüllkelch. Die Pflanze duftet angenehm aromatisch.

Standort
Arnika gedeiht auf Almwiesen, kalkarmen sauren Moorböden und ungedüngten Bergwiesen des Alpenvorlands. Sie finden die Pflanze auch auf sandigen oder torfigen Wiesen.

Anzucht/Pflege
Der Anbau der unter Naturschutz stehenden Pflanze ist schwierig und erfordert großes gärtnerisches Geschick. Arnika reagiert sehr empfindlich auf trockenes und warmes Klima und darf keinesfalls gedüngt werden.

Heilwirkung
Heilkräftig sind sowohl die Blüten als auch die Wurzeln der Pflanze. Die darin enthaltenen Wirkstoffe sind ätherisches Öl, Bitter- und Gerbstoffe, Harze und flüchtiges Alkaloid; die Blüten enthalten außerdem Fettsäuren, Parafin, Insulin, Ameisen- und Gallussäure. Umschläge mit Arnikaaufgüssen sind überaus wirksam bei der Wundbehandlung, etwa bei Fingernagelvereiterungen, infizierten Wunden, Furunkeln, Abszessen und Venenentzündungen, überdies nicht minder wirksam bei Knochenbrüchen, Quetschungen und Verstauchungen. Als Tee verabreicht regt Arnika das Nervensystem, den Kreislauf und die Verdauung an. Arnikaextrakte sind daher in vielen Herz- und Kreislaufpräparaten enthalten. Schon Goethe soll sein flatterndes Herz mit Arnikatropfen gestärkt haben. Die innerliche Anwendung darf jedoch keinesfalls ohne ärztliche Verordnung vorgenommen werden, da eine zu hohe Dosierung leicht Herz, Nerven und Kreislauf schädigen kann.

Zubereitung
Da die Pflanze unter Naturschutz steht, darf sie nicht gesammelt werden. Arnikatinktur, die Sie für Umschläge benötigen, können Sie in der Apotheke kaufen. Durch den hohen Gehalt an ätherischen Ölen muss die Tinktur mit zwei Teilen abgekochtem, kaltem Wasser verdünnt werden. Sonst besteht die Gefahr einer Hautentzündung. Empfehlenswert ist es außerdem, die Hautpartie vor der Anwendung mit einem fetten Öl einzureiben.

Sonstige Verwendung
Arnikageist und Arnikaschnaps gelten als vorzügliche Einreibemittel gegen Grippe und allerlei Beschwerden der Wechseljahre.

Augentrost
(Euphrasia rostkoviana)

Erntezeit:	Juli–September
Familie:	Braunwurzgewächs
Heimat:	Europa

Augentrost, im Volksmund auch Milchdieb genannt, ist ein Halbschmarotzer. Mit ihren Saugwurzeln klammert sich die Pflanze an die Gräser der Umgebung und entzieht diesen Wasser und Nährstoffe. Die einjährige Pflanze wird etwa 10–15 cm hoch, weist einen fein behaarten

Baldrian

Stängel auf, der mit gegenständig angeordneten, scharf gezähnten Blättern besetzt ist. Die blassvioletten Rachenblüten sind auf der Unterlippe mit kleinen gelben Flecken gekennzeichnet.

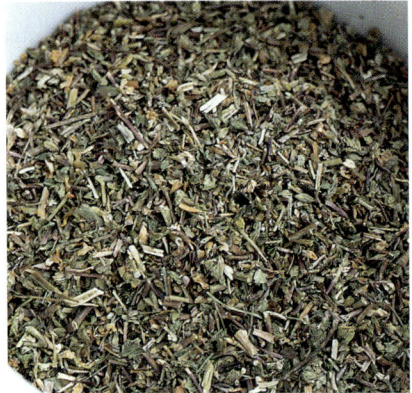

Getrockneter Augentrost

 Standort
Augentrost bevorzugt halbtrockene Standorte und gedeiht auf Wiesen, an Wegrändern, auf grasbewachsenen Abhängen und Heiden.

 Anzucht/Pflege
Augentrost ist für den Anbau im eigenen Garten nur bedingt geeignet.

 Heilwirkung
Die in der Pflanze enthaltenen Hauptwirkstoffe sind Glykoside, ätherische Öle und Gerbstoff, außerden Harze, Zucker, Euhrastansäure und aromatische Substanzen. Die schon der antiken Medizin bekannte Heilpflanze, von der das blühende Kraut gesammelt wird, hilft bei Augenleiden. Die Pflanze bringt Linderung bei Augenentzündungen und Augenschwäche. Umschläge mit Augentrost sind besonders wirksam bei Gerstenkorn. Als Tee verabreicht hat sich Augentrost auch bei Husten und Heiserkeit bewährt.

 Zubereitung
Heiltee: Überbrühen Sie dazu 2–3 g der fein zerschnittenen Droge mit 1/2 l kochendem Wasser; 5–10 Minuten ziehen lassen, dann abseihen. Je nach Bedarf trinken Sie bis zu 3 Tassen täglich. Zur äußerlichen Anwendung legen Sie ein mit Tee getränktes Tuch auf die Augen.

 Aufbewahrung
Bewahren Sie das zur Blütezeit gesammelte, im Schatten getrocknete Kraut in verschlossenen Gläsern auf.

Baldrian
(Valeriana officinalis)

Erntezeit:	September/Oktober
Familie:	Baldriangewächs
Heimat:	Europa, Asien

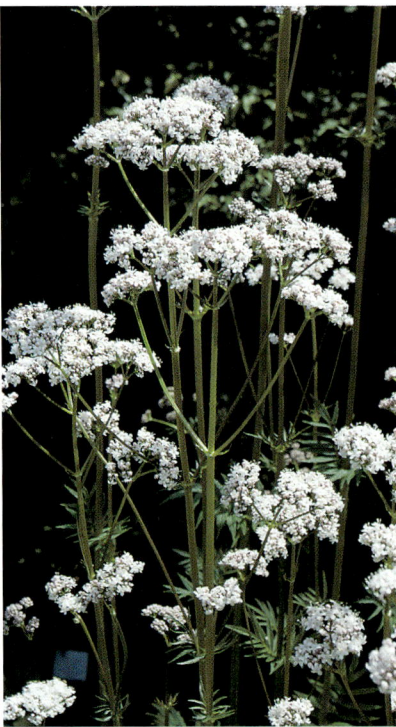

Baldrian

Die bis zu 1 m hohe, kräftige Staude hat einen nahezu kahlen röhrenförmigen, leicht gefurchten Stängel. Dieser ist mit gegenständigen, gefiederten, ziemlich schmalen Blättern besetzt. Von Juni bis August erscheinen rosa, manchmal weiße, fünfblättrige, doldenförmige Blüten. Die heilkräftige Wurzel verzweigt sich mehrfach, bildet viele Nebenwurzeln und weist einen unangenehmen Geruch auf. Baldriankulturen ähneln Kartoffelfeldern.

 Standort
Baldrian kommt im Gebirge und in der Ebene vor. Er gedeiht auf feuchten Wiesen, in Gebüschen, oft auch an Gräben, Bächen und Waldrändern.

 Anzucht/Pflege
Baldrian lässt sich auch im Garten kultivieren. Die Pflanze liebt feuchte, humose Böden. Die Anzucht erfolgt durch Aussaat im Mai.

 Heilwirkung
Für Heilzwecke wird der Wurzelstock ausgegraben, der ätherische Öle, Valpotriate und Alkaloide enthält. Diese sind für die beruhigende Wirkung der Pflanze verantwortlich. Baldrian wird mit Erfolg bei Schlaflosigkeit, nervösem Herzklopfen, Angstzuständen, nervös bedingten Magen- und Darmbeschwerden verabreicht. Für nervöse, unruhige Kinder mit Neigung zu Darmkoliken kann eine Baldrian-Teekur hilfreich sein. Baldrian wirkt darüber hinaus auch bei Kopfschmerzen, Wechseljahrsbeschwerden und Wetterfühligkeit. Eine regelmäßige Einnahme von Badrian kann Kopfschmerzen oder allergische Hautreaktionen hervorrufen. Deshalb soll die Einnahme von Baldrian nur 2–3 Wochen am Stück erfolgen.

Zubereitung
Beruhigungstee: Von der zerstoßenen getrockneten Baldrianwurzel nehmen Sie 1 Teelöffel und übergießen diesen mit 1 Tasse kalten Wasser. Anschließend zum Kochen bringen, nach dem Kochen 10 Minuten ziehen lassen und abseihen. In kleinen Schlucken bis zu 3 Tassen täglich trinken.
Abendtrunk: 1 Teelöffel der pulverisierten Baldrianwurzel jeden zweiten Abend in einem Glas süßen Weins getrunken verhilft zu einem gesunden Schlaf.

Sonstige Verwendung
Füllen Sie ein Nackenkissen mit getrockneten Pflanzenteilen (Baldriankraut und zerkleinerte Wurzel). Die beruhigende entspannende Wirkung der Pflanze kann so das Einschlafen erleichtern.

Aufbewahrung
Die sorgfältig gesäuberte Wurzel wird geteilt, bei etwa 40 °C getrocknet und verschlossen aufbewahrt. Während des Trockenvorgangs riecht die Pflanze unangenehm streng nach Moschus.

Gärtnertipp
Um Baldrian arzneilich zu nutzen, sollten Sie die Blühtriebe abschneiden, damit sich die Wurzeln gut entwickeln können.

Bärlapp
(Lydopodium clavatum)

Erntezeit:	August
Familie:	Bärlappgewächs
Heimat:	Osteuropa, China

Der unter Naturschutz stehende Bärlapp ist vierjährig. Die ausdauernde Pflanze ist blütenlos. Sie hat moosähnliche, 1–2 m lange, flach kriechende, beblätterte Stängel. Diese enden mit den gabelförmigen Fruchtähren. In den dachziegelartig angeordneten Blättchen der Fruchtähren sitzen die Sporenbehälter mit den Sporen.

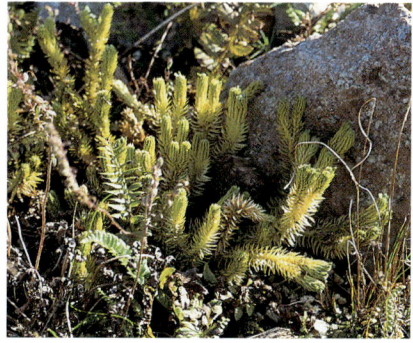
Bärlapp

Standort
Die Pflanze bevorzugt kieselhaltige Erde, gedeiht auf sauren, feuchten Böden im Wald und auf der Heide.

Anzucht/Pflege
Der Anbau im eigenen Garten erfolgt durch Aussaat der Samen, den Sie im gut sortierten Pflanzenhandel bekommen.

Heilwirkung
Bärlapp enthält u. a. Alkaloide, geringe Mengen an Flavonoiden, organische Säuren und Triterpene. Heilkräftig sind die Bärlappsamen bzw. Sporen. Sie wirken wassertreibend und werden als Tee bei Nieren- und Blasenleiden eingesetzt. Heilerfolge werden auch bei Furunkeln, Fußgeschwüren, chronischem Ohrensausen, Nasenbluten und Kopfschmerzen erzielt. Äußerlich werden die Sporen zum Pudern rissiger Haut, bei Wundsein von Säuglingen und bei Hautausschlägen verwendet.

Zubereitung
Tee: Für die Teezubereitung werden 1,5 g der fein zerkleinerten Droge mit 1 Tasse kochend heißem Wasser überbrüht; 5–10 Minuten ziehen lassen, abseihen und dreimal täglich 1 Tasse trinken. Von längerem Gebrauch ist aufgrund der toxischen Alkaloide abzuraten.

Aufbewahrung
Den Samen der unter Naturschutz stehenden Pflanze bekommen Sie in der Apotheke; Sie müssen ihn dunkel, kühl und luftdicht verschlossen aufbewahren.

Bärlauch
(Allium ursinum)

Erntezeit:	Blätter April–Juni, Zwiebeln Spätsommer/ Herbst
Familie:	Liliengewächs
Heimat:	Indien

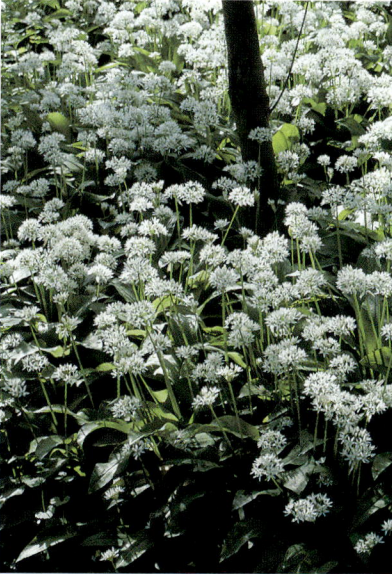
Bärlauch

Basilikum

Bärlauch ist eine mehrjährige Pflanze, hat hellgrüne, breit lanzettliche, spitze Blätter und wird bis zu 30 cm hoch. Durch den unverkennbaren Geruch nach Knoblauch sind die Blätter des Bärlauchs gut von jenen des giftigen Maiglöckchens zu unterscheiden. Von Mai bis Juni erscheint auf einem langen, kantigen Stängel eine Scheindolde mit kleinen sechsblättrigen, weißen, purpurnen oder rosa Blüten.

 Standort
Die Pflanze bevorzugt feuchte Wälder, Auen und Bachläufe, sie gedeiht auf humusreichen, tiefgründigen Böden.

 Anzucht/Pflege
Die Vermehrung erfolgt durch die in den Kapselfrüchten enthaltenen Samen, die sich meist selbst aussäen.

 Heilwirkung
Bärlauch ist reich an Heil- und Wirkstoffen. Zu Heilzwecken verwendet werden Wurzeln und Blätter, die ätherische Öle und wertvolle Mineralsalze enthalten. Bärlauch ist ein sehr wirksamer „Entschlacker". Die intensiv nach Knoblauch riechende Pflanze reinigt Magen, Darm und Blut. Eine Frühjahrskur mit Bärlauch trägt wesentlich zur Besserung chronischer Hautleiden bei. Bärlauch wirkt überdies besänftigend auf Galle und Leber, beugt der Arterienverkalkung vor und reguliert, ganz ohne Nebenwirkungen, zu hohen Blutdruck. Es kann allerdings vorkommen, dass Patienten mit empfindlichem Magen Bärlauch nicht vertragen.

 Zubereitung
Mit Bärlauch können Sie eine Entschlackungskur durchführen, indem Sie eine ganze Woche lang immer eine Mahlzeit durch ein Bärlauchgericht bereichern. Die schmackhaften Blätter des Bärlauch lassen sich wie Blattgemüse oder Salat zubereiten. Bärlauch kann auch wie Suppengrün in der Küche Verwendung finden oder mit Quark zu einem wohl schmeckenden Brotaufstrich verarbeitet werden.

 Aufbewahrung
Weder die Blätter noch die Zwiebeln können getrocknet werden, da sie sonst ihre Heilkräfte verlieren.

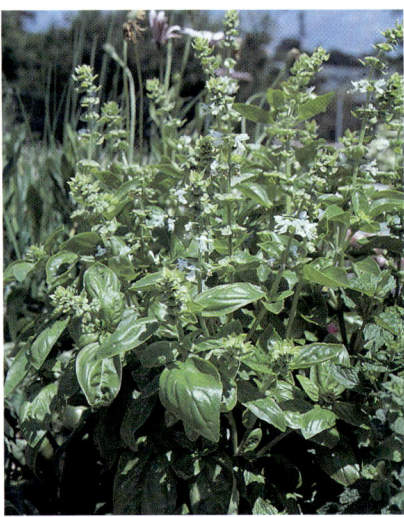

Basilikum

Basilikum
(Ocimum basilicum)

Erntezeit:	Juni/August
Familie:	Lippenblütler
Heimat:	Südasien

Das einjährige Würzkraut ist eine recht buschig wachsende Pflanze, die bis zu 40 cm hoch werden kann. Die kurz gestielten Blätter sind eiförmig. Von Juni bis September erscheinen ährenartige Blüten. Im Volksmund wird die Pflanze auch Königskraut, Königsbalsam, Josefskräutlein, Basilienkraut, Hirnkraut oder Pfefferkraut genannt. Verschiedene Kulturformen werden auf dem Markt angeboten, sie unterscheiden sich in Blattfarbe, Größe, Aroma, Wachstumsart und Ansprüchen. Grundsätzlich sind grünblättrige Sorten robuster und keimen in der Regel auch besser.

 Standort
Die subtropische Pflanze liebt die Wärme und sollte sonnig und windgeschützt stehen. Auf dem Balkon ist die Südost- oder Westlage optimal. Der Anbau neben Tomaten oder auch Paprika begünstigt das Wachstum. Die idealen Bodenbedingungen sind sortenabhängig entweder trocken oder etwas feuchter: Ocimum basilicum ‚Minimum', eine grünblättrige Zwergform mit buschigem Wuchs, möchte etwas feuchter stehen, während Ocimum basilicum ‚Purpuracens' mit tiefroten glänzenden Blättern trockner gehalten werden sollte.

 Anzucht/Pflege
Die Aussaat erfolgt Ende Mai, vorzugsweise in einen sandig-lehmigen Boden. Basilikum kann auch als Jungpflanze gekauft werden. Das beliebte Küchenkraut liebt nährstoffreiche, gut durchlüftete Böden und sollte nur mäßig gegossen werden. Im Herbst sollte die Pflanze ganz zurückgeschnitten werden. Wenn Sie die Basilikumpflanze vor dem Wintereinbruch mit Tannenreisig vor Frost schützen, können Sie das Küchenkraut in milden Gegenden auch im Garten überwintern. Im Balkonkasten hingegen erfriert die Pflanze immer, sie muss dann im

Frühjahr aufs Neue ausgesät werden. Es empfiehlt sich daher, Basilikum im Topf auf der Küchenfensterbank, im Wintergarten oder Gewächshaus zu überwintern.

Heilwirkung

Das bereits in der Antike bekannte Gewürz wird seit altersher für allerlei Leiden empfohlen. Sein Haupteinsatzgebiet sind Appetitlosigkeit, Blähungen und Völlegefühl. Basilikum beruhigt den Magen und ist bei Magenkrämpfen sowie zur Förderung der Magentätigkeit zu empfehlen. Darüber hinaus bringt es Linderung bei Migräne, Schlaflosigkeit und Nervosität. Sein Hauptwirkstoff ist ätherisches Öl.

Zubereitung

Teeaufguß: 1–2 gehäufte Teelöffel Basilikumblätter werden mit 1 Tasse kochendem Wasser übergossen, 10 Minuten ziehen lassen, anschließend durchsieben. 1–2 Tassen täglich trinken.

Sonstige Verwendung

Des angenehmen Duftes wegen wird Basilikum gern zur Herstellung von Parfums verwendet. Seine aromatischen Öle sind überdies Bestandteil von vielen Kräuterlikören.

Aufbewahrung

Das Trocknen der Basilikumblätter ist nicht empfehlenswert, da hierbei sehr viel vom Aroma verloren geht. Basilikumblätter können stattdessen portionsweise eingefroren werden.

Küchentipp

Es gibt unzählige Gerichte, die ohne Basilikum kaum denkbar sind, etwa Salate, Gemüsegerichte und nicht zuletzt viele italienische Nudelgerichte. Aber auch zu Fleisch, Hackbraten, Geflügel und Eierspeisen wird dieses Universalgewürz gerne benutzt.

Gärtnertipp

Pflanzen Sie das Basilikum neben Tomaten oder Paprika, dies begünstigt sein Wachstum. Hingegen sollte die Pflanze nicht in die Nähe von Minze gepflanzt werden, da sie sonst Blattläuse bekommen kann.

Beifuß

(Artemisia vulgaris)

Erntezeit:	Juli–September
Familie:	Korbblütler
Heimat:	Europa, Asien

Die auch Besenkraut, Jungfernkraut, Sonnwendkraut oder Weiberkraut genannte Staude erreicht eine Höhe von 1,5 m, wächst buschig und weist verschiedenartig gefiederte Blätter auf. Auf der Oberseite sind diese dunkelgrün, unterseitig weiß bis graufilzig behaart. Von Juli bis September trägt die Pflanze rote oder gelbe Blütenköpfe, die filzig behaart sind. Beifuß riecht würzig und schmeckt aromatisch scharf, ist aber sehr bitter.

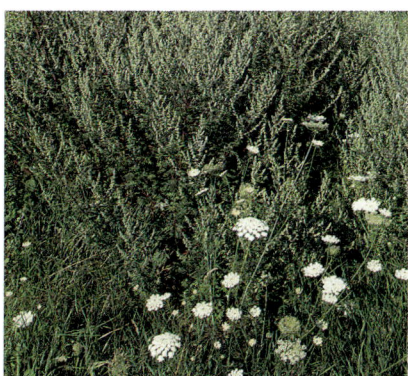

Beifuß

Standort

Die anspruchslose Pflanze wächst auf jedem Boden, sie gedeiht sowohl in der Sonne als auch im Halbschatten.

Anzucht/Pflege

Die Aussaat erfolgt im März und April. Auf Kräuter spezialisierte Gärtnereien bieten auch Jungpflanzen an. Beifuß lässt sich im Herbst durch Teilung des Wurzelstocks vermehren. Die völlig anspruchslose Pflanze benötigt keinerlei Pflege.

Heilwirkung

Die für Heilzwecke verwendeten Blätter und Blüten der Beifußpflanze enthalten ätherische Öle (Thujon, Cinol), Gerb- und Bitterstoffe. Diese werden zumeist als Tee verabreicht und wirken schlaffördernd, krampflösend und antiseptisch. Darüber hinaus aktiviert die Droge die Saftsekretion im Magen, regt die Verdauung an und macht Fett besser verdaulich. Der Saft der Heilpflanze wird auch zur Behandlung offener Beine oder bei infizierten Haut- und Unterschenkelgeschwüren verwendet.

Zubereitung

Teeaufguß: Übergießen Sie 1 Teelöffel des zerkleinerten Beifuß mit 1 Tasse kochendem Wasser, lassen Sie die Mischung 8–10 Minuten ziehen und sieben Sie sie ab. Der Tee sollte nur über kurze Zeit hinweg und keinesfalls während der Schwangerschaft getrunken werden.

Sonstige Verwendung

Beifuß gilt auch als probates Mittel gegen müde Beine. 1–3 frische Blätter direkt unter die Fußsohle gelegt soll der Ermüdung vorbeugen.

Beinwell

Aufbewahrung

Blüten wie Blätter lassen sich trocknen oder einfrieren. Trocknen Sie die Blüten jedoch getrennt von den Blättern.

Sammeltipp

Ernten Sie die Blüten vor dem Aufblühen, wenn sie noch geschlossen sind.

Küchentipp

Beifuß eignet sich auch zum Würzen von Pilzgerichten, Gänse- und Entenbraten. Die schwer bekömmlichen Gerichte werden dadurch leichter verdaulich. Wichtig: Beifuß muss immer gekocht werden, damit sich die giftigen Thujonstoffe verflüchtigen.

Gärtnertipp

Aufgrund der enormen Wuchskraft des Beifuß sollten nur wenige Exemplare im Garten angepflanzt werden.

Beinwell

(Symphytum officinale)

Erntezeit:	Wurzeln im Frühjahr und Herbst, Blätter das ganze Jahr über
Familie:	Raublattgewächs
Heimat:	Mitteleuropa

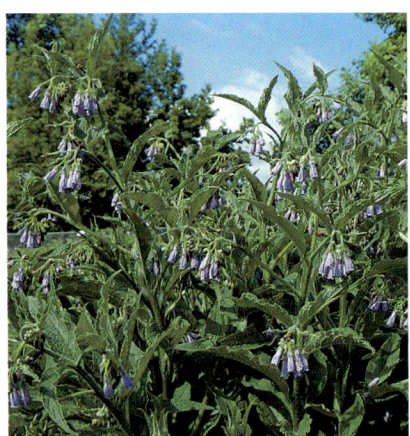

Beinwell

Beinwell ist eine robuste Staude, die bis zu 1,50 m hoch werden kann. Die Pflanze hat eine auffallend lange Pfahlwurzel, die außen schwarz und innen weiß und fleischig ist. Die Stängel sind verästelt und mit lanzettförmigen Blättern besetzt, die bis zu 25 cm lang sein können. Alle grünen Pflanzenteile sind rauhaarig und borstig. Die 1–2 cm langen Blüten erscheinen von Mai bis September. Sie können weiß bis gelblich, purpurrot oder rotviolett sein.

Standort

Beinwell gedeiht auf feuchten Wiesen, an Bachufern, an Waldrändern und Gräben. Die Pflanze wächst vorzugsweise an schattigen Stellen.

Anzucht/Pflege

Im Frühjahr wird auf einem zuvor gelockerten, biologisch gedüngten Boden im Abstand von 50 cm gepflanzt. Besorgen Sie sich die Pflanzen in einer gut sortierten Gärtnerei. Der winterharte Beinwell kann bis zu 30 Jahre alt werden und ist dank seiner tiefen Wurzeln kaum auszurotten. Besonders gut gedeiht die Pflanze in einem sehr feuchten Garten.

Heilwirkung

Bereits im Mittelalter wurde die Pflanze, auch unter dem Namen Beinheil, Beinwurz oder Schwarzwurz bekannt, zur Heilung von Knochen bei Brüchen, Verstauchungen und Verrenkungen eingesetzt. Beinwell, von dem vor allem die Wurzel arzneilich verwendet wird, wirkt aber auch entzündungshemmend bei Venenentzündungen und offenen Beinen, blutstillend bei Wunden und wird überdies bei Magen- und Darmgeschwüren eingesetzt. Besonders wertvoll ist der in der Pflanze enthaltene Wirkstoff

Allantonin. Diesem Stoff wird die Zellneubildung zugeschrieben. Allantonin löst das Wundsekret auf und fördert die Granulation. Das ebenfalls in den Wurzeln enthaltene Cholin stärkt den Kreislauf, die Gefäße werden erweitert und die Durchblutung verbessert. Weitere Inhaltsstoffe sind Schleim, Gerbstoff, Harz, Zucker und Gummi. Beinwelltinktur gilt auch als hervorragendes Mittel bei Paradontose. Mit dem Saft aus der frischen Pflanze können auch Warzen beseitigt werden. Beinwell ist besonders zu empfehlen bei hartnäckigem Fußpilz. In der Regel führt ein tägliches Eincremen mit der Beinwellsalbe rasch zum gewünschten Erfolg. Unterstützt werden kann die Behandlung durch das Baden in einem Beinwell-Blattauszug.

Zubereitung

Beinwelltee: Geben Sie 2 Teelöffel getrocknete Wurzel auf 1 Tasse kochendes Wasser; 15 Minuten ziehen lassen, dann abseihen. Der Tee lässt sich auch mit jungen grünen Blättern herstellen. Dazu geben Sie in 1 l Wasser 2 Esslöffel getrocknete, zerkleinerte Blätter. Über Nacht stehen lassen, den Tee abseihen und den feuchten Teesatz mit 1/4 l Wasser aufkochen, 10 Minuten ziehen lassen, abseihen und beide Flüssigkeiten zusammenschütten.
Fußbad: Für ein Fußbad sollte die für den Tee angegebene Blattmenge ungefähr verdoppelt werden.
Salbe: Für die Beinwellsalbe werden 250 g frisch gesammelte, gesäuberte, klein geschnittene Wurzeln im Mixer püriert und mit 250 g reinem Schweinefett kurz angebraten. Das Ganze bleibt über Nacht

stehen, wird am nächsten Tag nochmals angewärmt und durch ein Tuch gepresst. Die Salbe kann nur in Glas- oder Porzellangefäßen und im Kühlschrank aufbewahrt werden. Die Haltbarkeitsdauer beträgt drei Monate.

Beinwelltinktur: 150 g frische, gesäuberte und grob zerkleinerte Wurzeln werden im Mixer püriert und anschließend mit einem Liter 30- bis 40%igen Kornbranntwein übergossen, wobei die Wurzeln mit dem Alkohol stets bedeckt sein müssen. Für 14 Tage bleibt die verschlossene Flasche in einem warmen Raum stehen, dabei sollte der Inhalt mehrmals täglich geschüttelt werden. Danach ist die Tinktur gebrauchsfertig.

Sonstige Verwendung

Aus den zarten Blättern lässt sich ein wohl schmeckendes Wildgemüse zubereiten, sofern sie im Frühjahr geerntet werden.

Aufbewahrung

Die Blätter werden getrocknet und in geschlossenen Behältern aufbewahrt. Die Wurzel wird stets frisch verwendet.

Sammeltipp

Die Wurzel, die stets frisch verarbeitet werden soll, kann das ganze Jahr über geschnitten werden.

Benediktenkraut
(Cnicus benedictus)

Erntezeit:	Mai–Juli
Familie:	Korbblütler
Heimat:	Mittelmeerraum

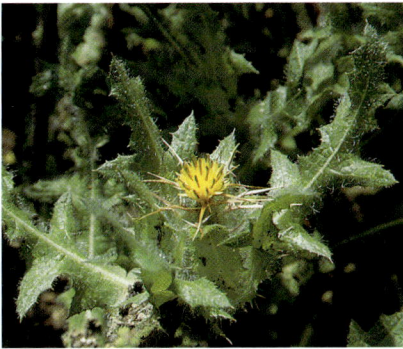
Benediktenkraut

Die einjährige Pflanze wird im Volksmund auch Heildistel genannt. Das distelähnliche Kraut wird 40–50 cm hoch. Es trägt lanzettförmige, grob gezähnte, dornige, dunkelgrüne Blätter. Stängel wie Blätter sind behaart. Die gelben Blüten am Stängelende stecken zum Teil in einem stacheligen, spinnwebenartig behaarten Hüllkelch. Das Benediktenkraut hat eine dicke Pfahlwurzel.

Standort

Die Pflanze gedeiht in der Sonne und im Halbschatten und bevorzugt nährstoffreiche Böden.

Anzucht/Pflege

Die Aussaat erfolgt ab April. Wählen Sie dafür einen sonnigen Platz in Ihrem Garten. Während der Wachstumsperiode im Mai und Juli sollten Sie die Pflanze düngen.

Heilwirkung

Die wichtigsten Inhaltsstoffe des Benediktenkrauts sind ätherische Öle, Bitterstoffe und Gerbstoffe. Empfehlenswert ist die Pflanze bei Körperschwäche bedingt durch Erkrankung oder aufgrund fortgeschrittenen Alters. Die Pflanze ist außerdem wie alle Disteln ein gutes Mittel gegen Fieber. Das frische ebenso wie das getrocknete Kraut wirkt stoffwechsel- und verdauunganregend. Ein Sitzbad im Teeaufguss der Benediktendistel hat sich bei Hämorrhoiden bewährt. Das Heilbad wirkt auch reinigend bei Wunden und stillt die Blutungen. Bei der Verabreichung des Benediktenkrauts ist allerdings Vorsicht geboten; eine zu hohe Dosis kann zum Erbrechen führen. Aus diesem Grund wird das Kraut auch bei Vergiftungen verabreicht, um den Magen schnell und auf natürliche Weise zu entleeren.

Zubereitung

Tee: Für die Teezubereitung wird pro Tasse Wasser 1 Teelöffel frisches oder getrocknetes Kraut benötigt. Aufkochen und abgedeckt 3 Minuten ziehen lassen. Die Tagesmenge beträgt 1–2 Tassen, der Tee sollte stets frisch zubereitet und warm getrunken werden. Der Teeaufguss kann auch sehr gut als Badezusatz verwendet werden.

Aufbewahrung

Das Kraut wird getrocknet und in Behältern luftdicht verschlossen aufbewahrt.

Sammeltipp

Das Kraut kann kurz vor oder während der Blüte gesammelt werden.

Bertram
(Anacyclus pyrethrum)

Erntezeit:	Herbst
Familie:	Korbblütler
Heimat:	Mittelmeerraum, Nordafrika

Die krautige, gedrungene Rosettenstaude erreicht eine Höhe von etwa

30–45 cm. Von Mai bis August schmückt sie sich mit margeritenähnlichen Blüten. In geschlossenem Zustand sind die Körbchenblüten rosafarben, erst beim Öffnen werden sie weiß. Die Blätter sind graugrün und fein gefiedert.

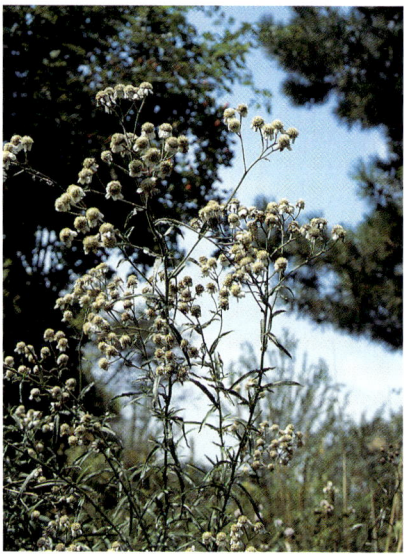

Bertram

Standort
Bertram braucht volle Sonne und gedeiht auf trockenem, sandigem, gut durchlässigem Boden.

Anzucht/Pflege
Die Vermehrung erfolgt im Herbst durch Aussaat oder im Frühjahr durch Stecklinge. Gedüngt wird alle 14 Tage mit einem Dünger für Blütenpflanzen. Die Pflanze braucht zum guten Gedeihen einen durchlässigen Boden.

Heilwirkung
Von der Pflanze wird die Wurzel arzneilich verwendet. Die wichtigsten Inhaltsstoffe sind ätherische Öle, Inulin, Harzstoffe, Anacylin, Pyrethrin und Gerbstoffe. Das Wurzelpulver des Bertram stärkt das Immunsystem, regt die Verdauungssäfte an, wirkt schleimlösend, blutreinigend und verbessert das Allgemeinbefinden.

Zubereitung
Wurzelpulver: Die Wurzel wird pulverisiert und als Universalgewürz in Suppen, Gemüse, Fleisch- und Fischgerichten mitgekocht oder eingestreut. Täglich sollten Sie 1–3 Messerspitzen des Pulvers mit der Nahrung zu sich nehmen.

Aufbewahrung
Das Wurzelpulver sollte in gut verschließbaren Glasgefäßen aufbewahrt werden.

Küchentipp
Bertram passt als Würzmittel auch gut zu Salaten.

Gärtnertipp
Die anspruchslose Pflanze eignet sich besonders zur Bepflanzung von Steingärten.

(Sarothamnus scoparius)

Erntezeit:	März/April oder Oktober
Familie:	Schmetterlingsblütler
Heimat:	Europa

Der je nach Standort 60–200 cm hoch wachsende Strauch weist grüne, gerillte, rutenförmige Zweige mit kleinen dreizähligen Blättern auf. Die Pflanze blüht von Mai bis Juni leuchtend gelb.

Standort
Besenginster steht gern sonnig und wächst vorwiegend in der Heide und in lichten Nadelwäldern auf sandigen Böden.

Anzucht/Pflege
Besenginster kann das ganze Jahr über gepflanzt werden. Die anspruchslose Pflanze liebt die Sonne und gedeiht auf sandigem, nährstoffarmem Boden.

Heilwirkung
In der Medizin wird Besenginsterkraut gegen Kreislaufstörungen, etwa bei zu niedrigem Blutdruck eingesetzt. Bekannt ist auch die harntreibende Wirkung der Pflanze. Die Pflanze wird zumeist als Tee verabreicht. Die wichtigsten Inhaltsstoffe sind Chinolizidinalkaloide (Spartein, Lupanin) und 20 weitere Alkaloide, Flavonoide, Isoflaone, Cumarine und ätherisches Öl. Schwangere und Bluthochdruck-Patienten sollten den Tee nicht trinken.

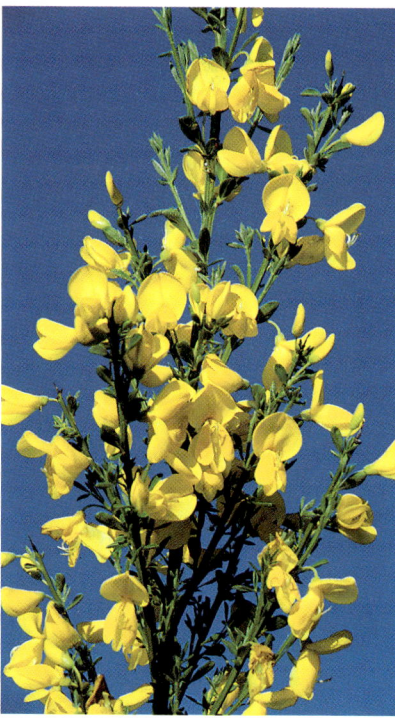

Besenginster

Zubereitung
Tee: Für den Teeaufguss nehmen Sie 1 Teelöffel getrocknete Blätter pro Tasse Wasser.

Die Droge wird mit kochendem Wasser überbrüht; 10 Minuten ziehen lassen, abseihen und warm trinken.

Sonstige Verwendung

Die klassische Nutzung, Besen aus den Ruten der Zweige zu binden, gab der Pflanze den Namen. Getrocknete, noch nicht erblühte Triebe eignen sich auch als Färbemittel.

Aufbewahrung

Das im März/April oder Oktober gesammelte Kraut wird in der Sonne getrocknet und anschließend in einem luftdicht verschließbaren Gefäß aufbewahrt.

Bibernelle

(Pimpinella saxifraga)

Erntezeit:	Oktober
Familie:	Doldengewächs
Heimat:	Europa

Die Pflanze wird je nach Standort 30–50 cm hoch, ihr fein gerillter Stängel trägt nur im unteren Bereich verzweigte Blätter. Die Pflanze blüht im Mai/Juni und zeigt dann weiße oder auch rötliche 6- bis 12-strahlige Doldenblüten. Der Wurzelstock, der heilkräftigste Pflanzenteil, verbreitet einen scharfen, bockigen Geruch. Vermutlich wegen des unangenehm riechenden Wurzelstocks galt die Bibernelle im Mittelalter als wirksames Mittel gegen Pest und Cholera.

Standort

Die Heilpflanze gedeiht an Waldrändern, auf Weiden und Moorwiesen und bevorzugt lehmig-feuchte, nährstoffreiche Böden.

Anzucht/Pflege

Die Aussaat erfolgt im März oder April. Die anspruchslose Pflanze braucht auch im Garten keine besondere Pflege. Besonders gut gedeiht sie an einem sonnigen Standort.

Heilwirkung

Die Wurzel der Bibernelle enthält ätherisches Öl, Saponin und Gerbstoffe. Als Tee verabreicht ist die Bibernelle für ihre harntreibende Wirkung bekannt und gilt als gutes Blutreinigungsmittel. Sie wirkt überdies schleimlösend und auswurffördernd und wird daher bei Heiserkeit, Erkältungskrankheiten, Kehlkopfkatarrh und Husten empfohlen. Eine Spülung mit Bibernelletee unterstützt die Heilung von Geschwüren am Zahnfleisch. Die Pflanze ist auch Bestandteil mancher Zahnpasten und Mundwässer.

Zubereitung

Tee: Für den bewährten Haustee werden 2 Teelöffel zerkleinerte Wurzel mit 1/4 l heißem Wasser überbrüht. 10 Minuten ziehen lassen, abseihen und täglich 2–3 Tassen trinken. Zum Gurgeln lassen Sie den Tee abkühlen, bis die Flüssigkeit eine angenehme Temperatur erreicht hat.
Kaltauszug: Setzen Sie 2 Esslöffel zerkleinerte Wurzeln in 1/2 l kalten Wasser an. 10 Stunden stehen lassen, abseihen und nach Bedarf mit Honig süßen. Von dem Kaltauszug sollten bis zu 2 Tassen pro Tag getrunken werden.
Tinktur: Lassen Sie die zerkleinerte Wurzel für 4–6 Wochen in einem geschlossenen Glasgefäß mit Alkohol bedeckt bei Zimmertemperatur ruhen. Die Tinktur kann anschließend stark verdünnt als Gurgelwasser gebraucht

oder in heißem Wasser als Tee getrunken werden. Unverdünnt wird sie zur äußerlichen Behandlung eitriger Wunden verwendet.

Aufbewahrung

Die getrocknete Wurzel sollten Sie in trockenen Räumen hängend oder auf Krepppapier liegend aufbewahren.

Küchentipp

Frische Bibernelleblätter eignen sich gut als Gewürz für Suppen, Soßen, Mayonnaise und für die würzige Kräuterbutter. Als Wildgemüse sind die Blätter ebenfalls sehr schmackhaft. Auch in der Salsa verde, einer italienischen grünen Soße, ist Bibernelle enthalten.

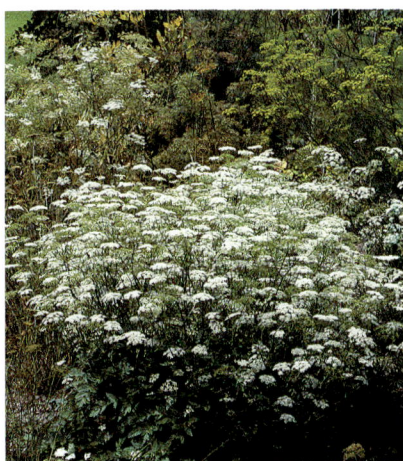

Bibernelle

Birke

(Betula alba)

Erntezeit:	Birkensaft erste Maihälfte, Rinde März–Mai, Blätter Mai–Juli
Familie:	Birkengewächs
Heimat:	Europa mit Ausnahme der Mittelmeerländer

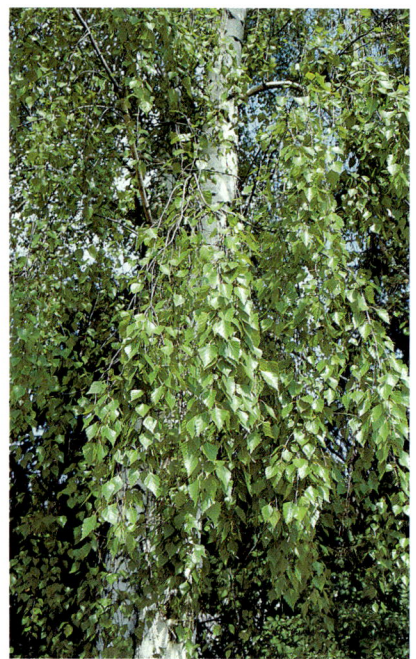

Birke

Birken können bis zu 25 m hoch werden und fallen durch ihre weiße Rinde auf, die sich meist in waagrechten Streifen abschälen lässt. Die Blätter sind fast dreieckig und an den Rändern gesägt. In der Botanik unterscheidet man die „warzige" von der „weichhaarigen" Birke. Die Blätter der „warzigen" Birke sind glatt, die der „weichhaarigen" hingegen fein behaart. In der Heilwirkung sind beide Arten gleichwertig.

Standort
Birken stellen an Boden und Klima keine großen Ansprüche, auch gegen Frost oder Trockenheit sind sie weitgehend unempfindlich. Birken bevorzugen feuchte Standorte und sind daher überwiegend in Mooren, Sümpfen und auf der Heide anzutreffen.

Anzucht/Pflege
Ein kleines Bäumchen aus der Baumschule, das Sie im Herbst pflanzen und kräftig angießen, entwickelt sich meist in wenigen Jahren zu einem stattlichen Baum. Birken bevorzugen saure, nährstoffarme, sandige Böden, gedeihen besonders gut an sonnigen Stellen und bedürfen keiner speziellen Pflege.

Heilwirkung
Von der Birke werden nicht nur die Blätter, die einen hohen Gerbstoffgehalt, außerdem Saponin, Bitterstoffe, Harz, Vitamin C, ätherisches Öl und Mineralstoffe (Kaliumsalz und Kalzium) aufweisen, arzneilich verwendet, sondern auch die Rinde, die Birkenrindenöl, Betulinsäure und Betularesinsäure enthält, und der Birkensaft. Dieser gilt als haarwuchsförderndes und haarkräftigendes Mittel. Äußerlich angewendet bewirkt er eine Gesundung des Haarbodens und der Haarausfall geht zurück. Die regelmäßige Einnahme von frischem Birkensaft wirkt blutreinigend und behebt Vitamin-C-Mangel. Birkenblätter besitzen eine stark harntreibende Wirkung. Hauptanwendungsgebiet sind Nieren- und Blasenentzündungen, die durch Trinken von Birkenblättertee gelindert werden. Auch bei Gicht, Rheuma und Wassersucht, außerdem bei Hautkrankheiten wie Schuppen, Hautentzündungen und Ekzemen ist Birkenblättertee indiziert.

Zubereitung
Birkenblättertee: Für den Teeaufguss brauchen Sie 2 Esslöffel geschnittene Blätter, diese werden mit 1 l kochendem Wasser aufgegossen. 15 Minuten abgedeckt ziehen lassen, abseihen und in kleinen Schlucken trinken, je nach Bedarf bis zu 3 Tassen täglich.
Birkensaft: Die Gewinnung des Birkensafts erfolgt durch Anritzen des Baumstamms; dies sollte allerdings nur von einem Fachmann durchgeführt werden, da bei unsachgemäßem Vorgehen der Baum verletzt werden könnte.

Sonstige Verwendung
Birkenblättertee eignet sich auch als Badezusatz, eine Anwendung ist bei chronischen Hautleiden sehr empfehlenswert.

Aufbewahrung
Um den Birkensaft vor der Gärung zu schützen, sollten Sie in jede Flasche 4–6 Gewürznelken geben. Die Birkenblätter lassen sich an der Luft oder im Backofen bei etwa 40 °C trocknen, sie müssen gut verschlossen aufbewahrt werden.

Küchentipp
Frische Birkenblätter eignen sich auch als Zusatz für schmackhafte Frühlingssalate.

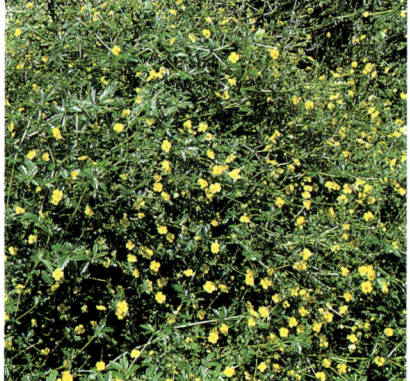

Blutwurz

Blutwurz
(Potentilla erecta)

Erntezeit:	Frühjahr
Familie:	Rosengewächs
Heimat:	Europa, Westasien

Das Rosengewächs ist auch unter den Namen Tormentilla und Birkwurz bekannt. Die mehrjährige Pflanze wird 20–50 cm hoch und wächst aufrecht oder liegend. Die Blutwurz hat einen kräftigen, innen rotgefärbten Wurzelstock, der für Heilzwecke verwendet wird; sie blüht von Mai bis August mit gelben, lang gestielten Kronblättern. Die recht harten Rhizomstücke der Wurzel sind außen schwarzbraun mit weißen Wurzelnarben. Die Schnittstellen der Wurzel sind dunkelrotbraun. Der Geruch der Wurzel ist sehr schwach und kaum wahrnehmbar.

Standort
Die Heide- und Wiesenpflanze finden Sie in lichten Wäldern, auf Wiesen und in Mooren. Sie bevorzugt feuchte, halbschattig bis schattige Standorte und humose, magere, meist saure Böden.

Anzucht/Pflege
Die Pflanze ist für den Anbau im eigenen Garten nur bedingt geeignet.

Heilwirkung
Durch ihren hohen Gerbstoffgehalt, den ätherischen Ölen und Harzen wirkt die Blutwurz adstringierend. Daher gilt sie, innerlich eingenommen, als probates Mittel bei Durchfall sowie Magen- und Darmkatarrh. Äußerlich wird die Blutwurz bei Schleimhautentzündungen im Mund- und Rachenraum zum Gurgeln, Spülen und als Tinktur zum Pinseln verwendet. Hilfreich ist eine Blutwurztinktur auch bei Zahnfleischbluten.

Zubereitung
Tee: Für den Tee setzen Sie 1 Esslöffel fein geschnittene oder grob pulverisierte, getrocknete Wurzeln mit 2 Tassen kaltem Wasser an und lassen es 15–20 Minuten lang köcheln. Nach kurzem Ziehen durch ein Teesieb geben. Der Teeaufguss kann auch zum Gurgeln und Spülen verwendet werden.

Sonstige Verwendung
Blutwurz ist in homöopathischen Präparaten, die zum Stillen von Blutungen Verwendung finden, enthalten.

Aufbewahrung
Die absolut trockenen Wurzelstücke müssen luftdicht in lichtundurchlässigen, gut verschließbaren Gefäßen aufbewahrt werden.

Sammeltipp
Man erntet die Wurzeln am besten mit einer Krallenhacke. Die Wurzelstücke sollten bei Temperaturen bis zu 40 °C getrocknet werden.

Bockshornklee
(Trigonella foenum-graecum)

Erntezeit:	Juni/Juli
Familie:	Schmetterlingsblütler
Heimat:	Mittelmeerraum

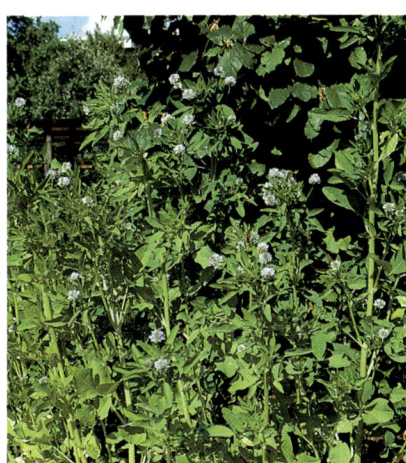
Bockshornklee

Die Pflanze ist einjährig; die lange Pfahlwurzel reicht tief in den Boden, aus ihr wächst ein 30–60 cm hoher Stängel. Die Blätter sind dreizählig; die Blattstiele sind behaart und verdicken sich nach oben. Von Juni bis Juli erscheinen gelblich weiße Schmetterlingsblüten. Die Samen sind unregelmäßig gerundet, von einer schrägen Furche durchzogen, meist rötlich bzw. hellbraun und sehr hart.

Standort
Bockshornklee wird als Heil- und Futterpflanze kulturmäßig angebaut. Vereinzelt ist die Pflanze auch auf Wiesen, Rainen und Äckern zu finden, sie gedeiht bevorzugt in geschützten Lagen auf kalkhaltigen Ackerböden.

Anzucht/Pflege
Die Aussaat erfolgt im April. Wählen Sie dafür eine sonnige, windgeschützte Stelle in Ihrem Garten. Der Boden sollte leicht kalkhaltig sein.

Heilwirkung
Heilkräftig sind die Samen, sie riechen stark und schmecken würzig und bitter. Die wichtigsten Inhaltsstoffe sind Eiweiß, Schleimstoffe, das ungiftige Alkaloid, Trigonellin, Cholin und ätherisches Öl. Als Tee genossen befreit Bockshornklee die Brust von zähem Schleim, wirkt appetitanregend, reinigt das Blut, steigert die Abwehrkräfte und senkt den Blutzuckerspiegel.

Zubereitung
Tee: Für den Tee wird der Samen kalt angesetzt. Sie sollten den Ansatz einige Stunden ziehen lassen, bevor Sie das Ganze kurz aufkochen, sofort durchsieben und mit Honig süßen. 2–3 Tassen sollten Sie davon schluckweise über den Tag verteilt trinken.

Sonstige Verwendung

Äußerlich angewendet soll der zerstoßene Samen bei Haarschwund Erfolg bringen. Dazu wird der pulvrige Samen mit warmem Olivenöl verrührt. Der Brei muss gründlich in die Kopfhaut einmassiert werden. Der fein zerstoßene Samen, mit Rosenöl vermengt, gilt überdies als Schönheitsmittel für die Haut, auch beseitigt die Mischung Hautunreinheiten.

Aufbewahrung

Der pulverisierte Samen muss in einem geschlossenen Gefäß dunkel und gut verschlossen aufbewahrt werden.

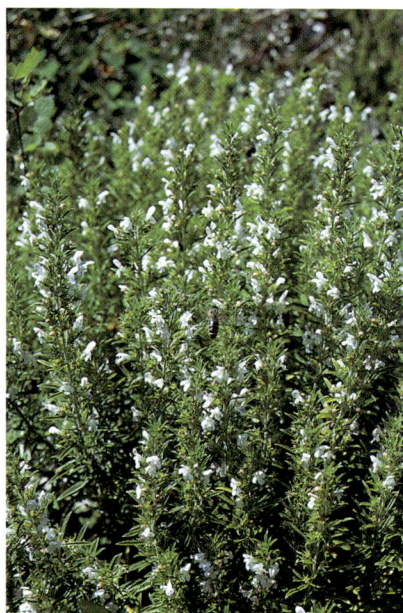

Bohnenkraut

Bohnenkraut
(Satureja hortensis)

Erntezeit:	Juni/Juli
Familie:	Lippenblütler
Heimat:	Mittelmeerraum, Iran

Das im Volksmund auch Sommer- oder Winterbohnenkraut, Wein-, Aal- oder Wurstkraut genannte Bohnenkraut ist einjährig und sollte je nach Bedarf immer wieder neu ausgesät werden. Die Pflanze hat schmale, längliche, dunkelgrüne, leicht behaarte Blättchen mit Öldrüsen. Von Juli bis Oktober blüht das Bohnenkraut mit kleinen weißen bzw. blaßrosa oder lilafarbenen Blüten.

Standort

Bohnenkraut bevorzugt einen sonnigen Standort, ist windverträglich und gedeiht auf gut durchlässigen, eher trockenen, mageren Böden. Die Pflanze wächst überall da, wo etwas mehr Platz zur Verfügung steht.

Anzucht/Pflege

Bohnenkraut können Sie entweder auf der Fensterbank vorkultivieren oder Sie kaufen die anspruchslose Staude in einer Staudengärtnerei und pflanzen Sie ab Mitte Mai an einen sonnigen und trockenen Platz ins Freie. Die Pflanze mag es gern warm und sollte nicht gedüngt werden.

Heilwirkung

Bohnenkraut fördert die Verdauung, wirkt appetitanregend, verhindert Blähungen und ist sehr effizient bei Durchfall. Wichtigste Inhaltsstoffe sind ätherische Öle, Gerbstoffe, Bitterstoffe, Sitosterin sowie Urolsäure. Bohnenkrauttee wird auch zur Bekämpfung von Gicht und Rheuma empfohlen oder als Gurgelmittel bei Entzündungen im Mundbereich eingesetzt. Das Heilkraut gilt darüber hinaus als Aphrodisiakum.

Zubereitung

Tee: Für die Teezubereitung geben Sie eine kleine Hand voll getrocknetes oder frisches Bohnenkraut in 1 l kochendes Wasser, lassen das Ganze 5 Minuten ziehen und süßen nach Bedarf mit Honig nach.

Sonstige Verwendung

Bohnenkraut ist nicht nur Heilpflanze, sondern auch ein wohlschmeckendes Gewürz und passt zu fetten Braten, Bratkartoffeln und nicht zuletzt natürlich zu Bohnen. Auch als Wurstgewürz findet es gern Verwendung. Es entfaltet sein volles Aroma erst, wenn ein Teil des Krauts mitgekocht wird.

Aufbewahrung

Nach dem Ernten wird das Kraut gebündelt. Es soll dann an einem Faden hängend im Schatten trocknen.

Sammeltipp

Die Ernte erfolgt unmittelbar vor der Blüte; schneiden Sie das Bohnenkraut dicht über der Wurzel ab.

Borretsch
(Borago officinalis)

Erntezeit:	Mai–Oktober
Familie:	Raublattgewächs
Heimat:	Nordafrika, Europa

Die Heilpflanze erreicht eine Höhe von 30–50 cm, hat einen fleischigen, runden Stängel und länglich-ovale grüne Blätter, die wie der Stängel mit rauen Haaren besetzt sind. Die winterharte Staude trägt von Mai bis August tiefblaue, sternförmige, nickende Blüten, die in doldenartigen Rispen wachsen. Das Gurkenkraut, wie Borretsch im Volksmund genannt wird, riecht kaum, schmeckt jedoch nach Gurken und Zwiebeln.

Standort

Borretsch bevorzugt gut durchlässige Böden und sonnige bis halbsonnige Standorte. Die Pflanze braucht zum guten Gedeihen einen nährstoffreichen Untergrund.

Anzucht/Pflege

Borretsch lässt sich leicht im eigenen Garten kultivieren. Dazu wird ab April der Samen ausgebracht. Im Herbst sät sich die Pflanze auch selbst aus. Borretsch ist genügsam und anspruchslos und braucht keine spezielle Pflege.

Heilwirkung

Für medizinische Zwecke werden das blühende Kraut und die Blätter verwendet. In ihnen enthalten sind Gerbstoffe, Mineralien, Saponin und Flavonoide. Borretsch, als Tee verabreicht oder als Würzbeigabe, hilft bei nervösem Herzklopfen, wirkt schweiß- und harntreibend sowie entzündungswidrig. In der Diätküche wird Borretsch für Leber-, Galle- und Nierenkranke verwendet, ebenfalls zur Verköstigung von Herzkranken.

Zubereitung

Tee: Für die Zubereitung eine Hand voll getrockneter oder frischer Blätter und Blüten in 1 l kochendes Wasser geben, 5 Minuten ziehen lassen. Von dem Tee sollten Sie täglich 3–4 Tassen trinken.

Sonstige Verwendung

In der Küche wird Borretsch vor allem für Salate und Suppen verwendet. Die Pflanze ist insbesondere eine schmackhafte Würzbeigabe zu Kartoffelsuppe, Weiß- und Rotkraut, Wirsing, Rohkost und Quark.

Aufbewahrung

Bewahren Sie die getrockneten Blüten und Blätter in gut verschließbaren, dunklen Gläsern auf.

Küchentipp

Die tiefblauen, essbaren Blüten des Borretsch sind eine sehr hübsche Dekoration für Salate, Obstsalat oder Süßspeisen.

Gärtnertipp

Die jungen Borretschpflänzchen wachsen besser, wenn sie großzügig ausgedünnt werden.

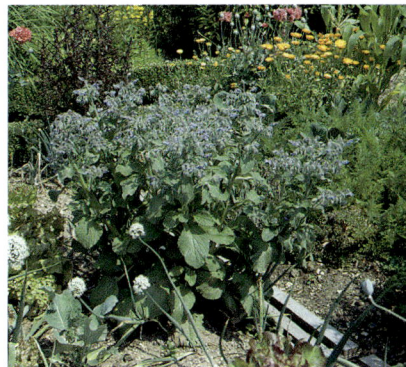

Borretsch

Brennnessel

(Urtica dioica und Urtica urens)

Erntezeit:	April/ Mai vor der Blüte
Familie:	Nesselgewächs
Heimat:	Europa, Mittelmeergebiet, Asien, Nordamerika

In der Botanik wird zwischen der bis zu 1,5 m großen mehrjährigen Brennnessel (Urtica dioica) und der kleinen einjährigen (Urtica urens) unterschieden, die nur 60 cm hoch wird. Beide Arten haben behaarte Stängel und mit spröden Brennhaaren besetzte Blätter, die am Rand grob gesägt sind. Ab Juli erscheinen lange gelbe Blütenrispen mit gelbgrünen Staubbeuteln. Im Volksmund ist die Brennnessel auch unter den Namen Donnernessel, Saunessel, Hanfnessel, Eselskraut oder Gichtkraut bekannt.

Standort

Die völlig anspruchslose Pflanze wächst auf jedem Boden, in der Sonne wie im Schatten. Man trifft sie überall am Weges- und Waldrand an. Besonders gut gedeiht sie auf stickstoffreichen Böden.

Anzucht/Pflege

Die gemeinhin als Unkraut geltende Brennnesselpflanze muss in der Regel nicht eigens angebaut werden; sie wächst überall dort, wo man sie lässt. Die Vermehrung erfolgt durch Aussaat im September oder durch Teilung des Wurzelstocks.

Heilkwirkung

Für medizinische Zwecke wird die ganze Pflanze verwendet. Deren Hauptwirkstoffe sind Ameisensäure, Gerbstoffe, Chlorophyll und Eisen. Brennnesseltee und -saft zeigen eine reinigende und harntreibende Wirkung. Einsatzgebiete sind Gicht, Rheuma, Blaseninfektion, Erkältungen und Beschwerden im Magen-Darm-Bereich. Tee und Saft helfen, Schlacken auszuscheiden, und wirken überdies adstringierend bei Durchfall. Auch bei Asthma und Bronchitis bringen Brennnessel Linderung. Für eine Kur mit frischen Brennnesselblättern kommen nur die ersten, jungen, zarten Triebe der Monate April und Mai in Betracht. Getrocknetes Blattpulver zur Blutreinigung und Anregung des Stoffwechsels kann den Speisen hingegen

Brombeere

das ganze Jahr über zugefügt werden. Sobald die Pflanze blüht, wird sie als Heilmittel wertlos.

Zubereitung

Brennnesseltee: Geben Sie 2 Teelöffel getrocknetes Brennnesselkraut in eine große Tasse. Übergießen Sie es mit 1/4 l kochendem Wasser. 15 Minuten ziehen lassen, abseihen und in kleinen Schlucken trinken, je nach Bedarf 3–4 Tassen täglich.

Brennnesselsaft: Den wertvollen, frischen Brennnesselsaft gewinnt man am einfachsten mithilfe des elektrischen Entsafters.

Sonstige Verwendung

Bei Haarausfall soll das Trinken von 1 1/2 Liter Brennnesseltee pro Tag Wunder wirken. Haarspülungen mit dem Extrakt von ausgekochten Brennnesselwurzeln sind ideal zur Kräftigung des Haars und sollen das Haarwachstum ebenfalls anregen.

Aufbewahrung

Die Blätter werden durch Trocknen konserviert. Frischen Brennnesselsaft können Sie durch Zugabe von Alkohol, Olivenöl oder Essig haltbar machen. Wenn Sie Essig verwenden, müssen Sie diesen zunächst abkochen, dann über die frisch gepflückten, gewaschenen und in einem Glas aufgeschichteten Brennnesselblätter geben und das Glas sofort verschließen.

Sammeltipp

Die jungen, frischen Brennnesseltriebe sollten mit Handschuhen geerntet werden.

Küchentipp

Gemüsegerichten und auch Fleischspeisen können Sie 1–2 Teelöffel frische oder getrocknete Brennnesselblätter zusetzen und mitkochen. Besonders gesund und auch schmackhaft ist im Frühjahr ein aus frischen Brennnesseltrieben zubereiteter Spinat.

Gärtnertipp

Vorsicht: Die mehrjährige große Brennnessel bildet verästelte Wurzeln und wuchert stark im Garten.

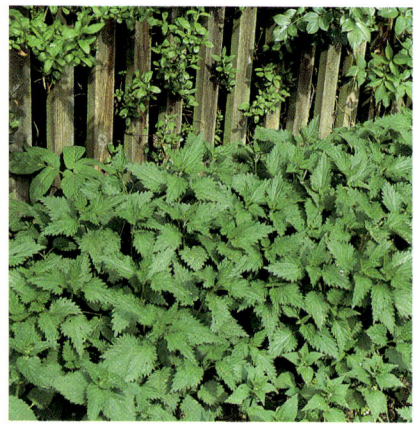

Brennnessel

Brombeere

(Rubus fruticosus)

Erntezeit:	Früchte August–Oktober, Blätter Mai/Juni
Familie:	Rosengewächs
Heimat:	Europa, Amerika

Der Brombeerstrauch wird bis zu 3 m hoch, er besteht aus mehreren überhängende stachligen Trieben. Die 3- bis 5-zähligen, handförmig gefiederten Blätter sind wechselständig angeordnet. Die Pflanze blüht von Mai bis Oktober. Die Blüten sind zart rosa und reifen zu blauschwarzen Früchten. Das Pflücken der Brombeeren ist recht mühsam, weil an ihren Ranken überall Stacheln sitzen. Seit einigen Jahren gibt es für den Hobbygärtner im Handel auch stachellose Sorten, deren Früchte allerdings weniger aromatisch schmecken und geringere Heilkräfte besitzen.

Standort

Zu finden ist der Brombeerstrauch an Waldrändern und an breiten lichten Waldwegen. Er bevorzugt einen sonnigen oder halbschattigen Standort in windgeschützter Lage und gedeiht auf lehmigen, feuchten, nährstoffreichen Böden.

Anzucht/Pflege

Die beste Zeit zum Pflanzen eines Brombeerstrauchs ist das Frühjahr (März/April). Rankende Sorten brauchen ein festes Spalier. Werden mehrere Sträucher gepflanzt, sollten sie im Abstand von 2,5–3 m stehen.

Heilwirkung

In der Naturheilkunde spielt die wohl schmeckende Frucht eine eher nebensächliche Rolle, obwohl die Beeren sehr vitaminreich sind und die reife Beere abführend, die grüne leicht stopfend wirkt. Wichtige Heilkräfte werden hingegen den Blättern zugeschrieben. Diese enthalten Gerbstoffe, Vitamin C, organische Säuren, Flavonoide, Arbutin, Hydrochinon und Spuren von ätherischen Ölen. Tee aus Brombeerblättern wirkt schleimlösend, entzündungshemmend und leicht stopfend und findet vor allem bei Erkrankungen des Magen-Darm-Bereichs Anwendung. Er hilft bei Sodbrennen, Völlegefühl und Durchfall. Äußerlich werden die Blätter als Abkochung bei Entzündungen im Mund- und Rachenbereich und bei Hautausschlägen verwendet.

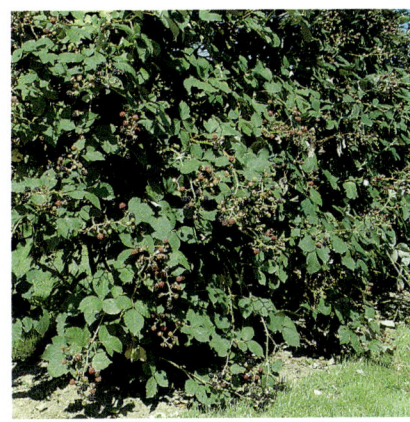

Brombeere

Zubereitung
Tee: Für den Tee können sowohl frische wie auch getrocknete Blätter verwendet werden. Übergießen Sie 2 Teelöffel Blätter mit 1/4 l kochendem Wasser, lassen Sie den Tee 15 Minuten ziehen und seihen Sie ihn dann ab. Trinken Sie je nach Bedarf bis zu 2 Tassen täglich.

Sonstige Verwendung
Das Zerkauen von frischen grünen Brombeerblättern kräftigt das Zahnfleisch.

Aufbewahrung
Die getrockneten Blätter werden in Dosen oder Gläsern aufbewahrt. Die Früchte können Sie durch Tiefgefrieren, in Form von Marmelade, Gelee oder Saft bzw. duch Alkohol konservieren.

Sammeltipp
Brombeerblätter müssen immer stielfrei gesammelt und zur Konservierung im Schatten getrocknet werden.

Küchentipp
Da Brombeeren große Mengen an leicht verdaulichem Fruchtzucker enthalten, sind sie bei weitem nicht so süß wie Himbeeren und für Diabetiker bestens geeignet.

Gärtnertipp
Reichliche Ernte setzt den richtigen Schnitt voraus. Dabei ist zu berücksichtigen, dass Brombeeren ihre Früchte stets an den Trieben des Vorjahrs bilden. Nach der Ernte müssen Sie deshalb alle Triebe, die Früchte getragen haben, dicht über dem Boden wegschneiden.

Dill
(Anethum graveolens)

Erntezeit:	Juli–September
Familie:	Doldenblütler
Heimat:	Mittelmeer, Vorderasien, Indien

Der Dill wird im Volksmund auch Gurkenkraut, Kümmerlingskraut oder Dillfenchel genannt. Das im Mittelmeerraum beheimatete und bereits im alten Ägypten als Heil- und Würzpflanze kultivierte Gewächs ist einjährig. Charakteristische Merkmale sind der bläuliche, bis zu 1,20 m lange, feingerillte Stängel mit feingefiederten Blättchen und die großen Blütendolden, die kleine, grünlich gelbe, stark duftende Blüten tragen. Aus diesen entwickelt sich später der länglich-ovale, schmale Samen.

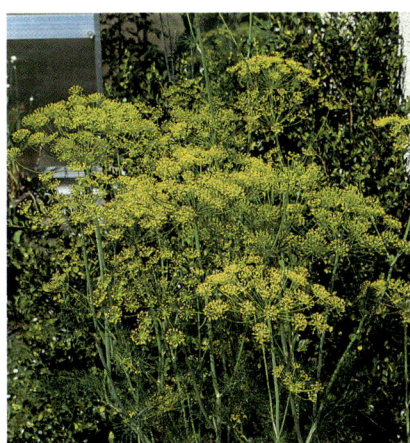
Dill

Standort
Die Pflanze gedeiht auf lockerem, humosem Boden, der stets feucht sein sollte. Dill braucht viel Sonne, aber möglichst wenig Wind.

Anzucht/Pflege
Ab April bis Juni kann Dill im Freien im Abstand von jeweils 4–6 Wochen immer wieder ausgesät werden. Die Samen werden in Reihen mit 25–30 cm Abstand nur leicht in die Erde gedrückt. Dieser Abstand ist nötig, damit die Pflanzen reifen und Samen bilden können. Wollen Sie nur die Blätter verwenden, dann genügt ein Abstand von 10 cm. Achten Sie darauf, dass die Aussaat nie trocken wird und die Pflanzen regelmäßig bewässert werden. Der dünne Spross kann eine Höhe von fast 1 m erreichen.

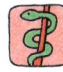
Heilwirkung
Hauptwirkstoffe des Dills sind ätherische Öle, Cumarinderivate, Proteine, Bitterstoffe, Vitamine und Mineralien. Dill hat eine verdauungsfördernde, appetitanregend, harntreibende und antibakterielle Wirkung. Er hilft bei Blähungen und Schlaflosigkeit und regt bei stillenden Müttern die Milchbildung an. Die Pflanze hat ähnliche Eigenschaften wie Fenchel und Anis. Dillsamen werden als Tee zubereitet, die Dillblätter finden als Küchengewürz Verwendung.

Zubereitung
Dillaufguss: Auf 1 gehäuften Teelöffel Dillsamen wird 1 Tasse kochendes Wasser gegossen. Zugedeckt 10 Minuten ziehen lassen, dann abgießen und jeweils 1 Tasse des Teeaufgusses nach den Mahlzeiten trinken.

Sonstige Verwendung

Dillblüten-Sträuße binden unangenehme Gerüche. Ein Bündel Dillblüten, zu einem Strauß gebunden, ist ein natürlicher Luftreiniger für Toilette, Küche und Raucherzimmer und zugleich attraktiver Blickfang.

Aufbewahrung

Der Dillsamen wird trocken in Gläsern aufbewahrt. Getrocknete Dillblätter verlieren schnell ihr Aroma; daher ist das Einfrieren frischer Blätter in kleinen Portionen vorzuziehen.

Sammeltipp

Die zarten Triebspitzen des Dill, die Blütendolden und Körner sollten möglichst in den Morgenstunden geerntet werden; dann haben sie das beste Aroma, auch fallen weniger Samen ab.

Küchentipp

Dillspitzen sollten in der Küche aufgrund des intensiven Aromas nur sparsam Verwendung finden. Fein dosiert gibt es den Speisen jedoch eine aromatisch-dezente Note. Geschätzt wird das Gewürz vor allem zu Saucen, Fisch und Gemüsegerichten, außerdem beim Einmachen von sauren Gurken. Dill sollte niemals mitgekocht werden, ausgenommen bei der Zubereitung von Dillsauce.

Gärtnertipp

Wer die Samen an der Pflanze ausreifen lässt, erhält meist kräftigere Pflanzen als jene, die aus gekauftem Saatgut heranwachsen. Übrigens wirkt Dill auch sehr attraktiv, wenn er einzeln in Blumenrabatten ausgesät wird. Dill gedeiht außerdem besonders gut in der Nähe von Gurkenpflanzen.

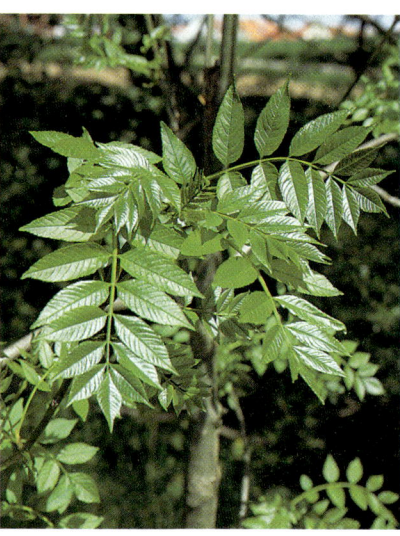

Eberesche

Eberesche

(Sorbus aucuparia)

Ernte:	August/September
Familie:	Rosengewächs
Heimat:	Europa

Der Strauch bzw. Baum, der eine Höhe bis zu 15 m erreichen kann, weist eine glatte Borke und ovale, scharf gezähnte Blätter auf. Im Mai oder Juni erscheinen die weißen, kräftig duftenden Blütentrauben. Im Spätsommer schmückt sich die Eberesche mit ihren weithin leuchtenden roten Beeren.

Standort

In der Natur findet man den Baum bzw. Strauch an sonnigen Plätzen, etwa an Straßengräben, Wegen und in lichten Laub- und Nadelwäldern.

Anzucht/Pflege

Für die heutigen, meist kleinen Hausgärten ist die Anzucht oft nicht möglich, da der ausladende Baum oder Strauch zu groß ist.

Heilwirkung

Für die Heilkunde kommen nur die Beeren mit ihrem hohen Vitamin-C-Gehalt in Betracht. Sie sind ein wirkungsvolles Mittel gegen Heiserkeit. Damit sich der zähe, hartnäckige Schleim von den Stimmbändern löst, sollten Sie mit dem bitteren, abgekochten Sud der Eberesche gurgeln. Roh dürfen die sauren Beeren allerdings nicht verzehrt werden, denn sie enthalten Blausäure, die erst durch den Kochvorgang zerstört wird.

Zubereitung

Extrakt: In 1 l Wasser werden 2 Hand voll frische oder 1 Hand voll getrocknete Beeren 1 Stunde lang gekocht und danach abgeseiht. Der Extrakt wird zum Gurgeln verwendet (dreimal täglich).

Sonstige Verwendung

Die frisch geernteten Früchte können auch zu Saft oder Gelee weiterverarbeitet werden.

Aufbewahrung

Die Beeren werden entweder getrocknet oder zu Saft verarbeitet.

Ehrenpreis

(Veronica officinalis)

Erntezeit:	Mai–September
Familie:	Braunwurzgewächs
Heimat:	Europa, Asien, Nordafrika

Die winterharte Staude trägt von Mai bis September kleine blaue Blütentrauben. Die zierliche Pflanze wird kaum 30 cm hoch. Aus dem kriechenden Wurzelstock treiben leicht verholzte, behaarte Stängel. Die Blätter sind kurz gestielt, verkehrt eiförmig, graugrün und weichhaarig. Das blühende Kraut hat einen balsamischen Geruch.

Standort
Ehrenpreis bevorzugt Sonne bis Halbschatten und wächst auf trockenen, stickstofffreichen Böden am lichten Waldrand, in Straßengräben und auf der Heide.

Anzucht/Pflege
Die Vermehrung erfolgt durch Teilung der Mutterpflanze oder Stecklinge im Frühjahr. Zum guten Gedeihen sollten Sie die Pflanze alle 14 Tage düngen und feucht halten.

Heilwirkung
An Wirkstoffen enthält die Pflanze Gerbstoff, Bitterstoff, ätherisches Öl, Glukosid und Aucubin. Ehrenpreis ist ein Wundkraut, das den gesamten Organismus günstig beeinflusst. Zum Auswaschen von Wunden wird der Teeaufguss sehr geschätzt. Innerlich angewendet wirkt der Tee blutreinigend und ist überdies ein wirksames Magenmittel. Das bei älteren Menschen häufig auftretende, lästige Hautjucken kann mit einer Teekur ebenfalls erfolgreich bekämpft werden. Sehr zu empfehlen ist auch der frische Saft der blühenden Pflanze; teelöffelweise eingenommen unterstützt er die Heilung von Ekzemen und Hautleiden aller Art.

Zubereitung
Ehrenpreistee: Für die Teezubereitung sollten Sie pro Tasse kochendes Wasser nur 1/2 Teelöffel Ehrenpreis verwenden, da der Tee sonst zu bitter schmeckt; täglich 2 Tassen.

Saft: Zur Herstellung des frischen Safts verwenden Sie am besten einen Entsafter. Der Saft wird teelöffelweise zwei- bis dreimal täglich eingenommen.

Aufbewahrung
Das geerntete blühende Kraut wird im Schatten einzeln ausgelegt und getrocknet. Erst nach dem völligen Abtrocknen darf die Pflanze zerkleinert werden.

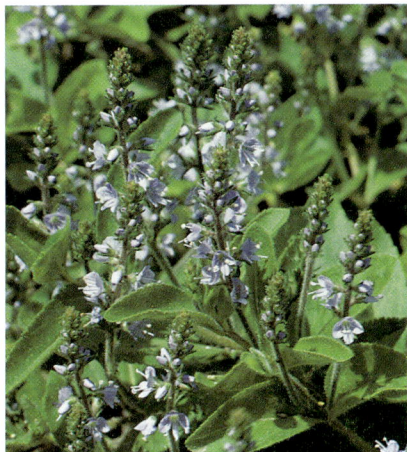

Ehrenpreis

Eibisch

(Althaea officinalis)

Erntezeit:	Blüten und Blätter Juli/August, Wurzel Oktober
Familie:	Malvengewächs
Heimat:	Mittel- und Osteuropa, Balkan

Eibisch kann eine Höhe von über 1 m erreichen. Die Pflanze ist über und über mit kleinen weichen Härchen bedeckt. Ihre Blätter sind herzförmig, im Juli erscheinen weiß-violette Blüten. Die Wurzel ist gelblich weiß, fingerdick und reicht tief in den Boden.

Standort
Die Heilpflanze bevorzugt einen sonnigen Standort und gedeiht besonders gut auf humusreichen, tiefgründigen, feuchten Böden.

Anzucht/Pflege
Die Aussaat des Samens erfolgt im März/April auf salzhaltigen Böden. Erntereif sind die ausgesäten Pflanzen erst im zweiten Jahr. Schneller und einfacher kommen Sie ans Ziel, wenn Sie Jungpflanzen setzen. Diese können Sie bereits im ersten Jahr zu Heilzwecken verwenden.

Heilwirkung
Blätter, Blüten und Wurzel der schon seit über 2000 Jahren für ihre Heilwirkung bekannten Pflanze sind heilkräftig, wobei die Wurzel am gehaltvollsten ist. Eibisch besitzt aufgrund seines hohen Schleimgehalts reizmindernde Eigenschaften. Sein Einsatz – zumeist in Form von Tee – ist angezeigt bei Luftröhrenentzündung, Entzündungen im Rachen und Reizhusten. Auch auf Entzündungen der Mageschleimhaut kann Eibisch günstig wirken.

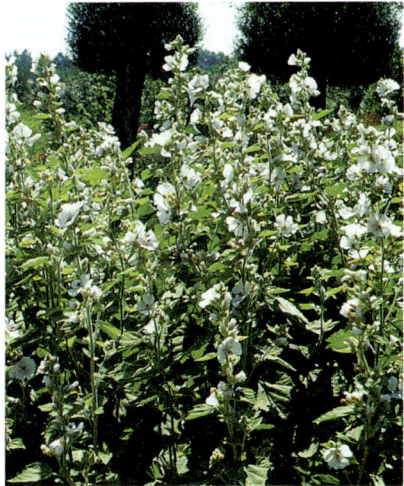

Eibisch

Zubereitung

Eibischblättertee: Für die Teezubereitung nehmen Sie 1 Hand voll getrocknete Eibischblüten und überbrühen diese mit 1 l kochendem Wasser. Zugedeckt 5 Minuten ziehen lassen und täglich 2–3 Tassen davon trinken.

Eibischwurzel-Kaltansatz: Da die Wurzel nicht gekocht oder überbrüht werden darf, müssen Sie einen Kaltansatz zubereiten. Dazu setzen Sie 1 Esslöffel der zerkleinerten Wurzel in 1/4 l kaltem Wasser an. 10 Stunden ziehen lassen, nach dem Abseihen nach Wunsch zum Trinken oder Gurgeln erwärmen.

Aufbewahrung

Die Blüten und Blätter werden bei klarem, trockenem Wetter gesammelt und luftig auf Stellagen im Schatten getrocknet. Die im Spätherbst geernteten, bis zu 50 cm langen Wurzeln werden zunächst geschält und sofort bei 40 °C im Backofen getrocknet. Ungeschält können Wurzeln auch im Keller eingelagert werden.

Sammeltipp

Die Blüten dürfen beim Sammeln nicht feucht sein, sonst werden sie schwarz und verderben.

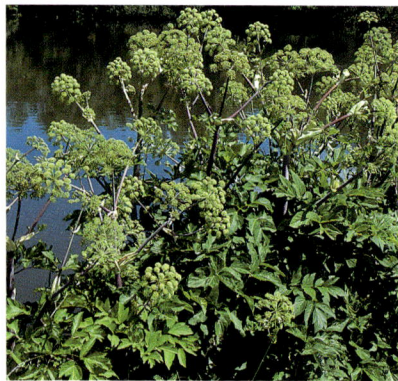

Engelwurz

Engelwurz

(Angelica archangelica)

Erntezeit:	September/Oktober
Familie:	Doldengewächs
Heimat:	Nordeuropa

Die meist zweijährige Staude weist im ersten Jahr eine rübenförmige Wurzel und stängelloses Kraut mit langen Blättern auf. Erst im zweiten Jahr entwickelt sich ein dicker Wurzelstock, innen leicht gelblich, im Sommer butterweich mit würzigem Geschmack. Der bis zu 2 m hohe Stängel ist fein gerillt und oben ästig verzweigt. Unten ist er mit gefiederten, ungleich gesägten Blättern besetzt. Die Blüten haben eine grünlich gelbe Farbe und stehen in großen, halbkugeligen Dolden. Nach der Blüte im Juni/August stirbt die Pflanze ab.

Standort

Die Pflanze wächst in lichten Wäldern, Schluchten, an Fluss- und Bachläufen, in Gebüschen, Hecken und an nassen Felsen. Sie bevorzugt tiefgründige, nährstoffreiche, feuchte Böden und gedeiht an sonnigen bis halbschattigen Standorten.

Anzucht/Pflege

Engelwurz ist eine anspruchslose Heilpflanze, die Sie sehr gut im eigenen Garten anbauen können. Als Aussäzeit empfiehlt sich Frühjahr oder Herbst. Zum guten Gedeihen sollten Sie die Pflanzen feucht halten.

Heilwirkung

Die Heilpflanze enthält ätherisches Öl, Angelikasäure, Cumarine, Bitterstoff und Gerbstoff. Ein Tee aus den Wurzeln der Engelwurzpflanze lindert Beschwerden des Verdauungsapparats wie Verstopfung oder Blähungen und hilft bei Erkrankungen der Atmungsorgane wie Husten, Erkältung oder Heiserkeit. Die Wurzel wirkt überdies blutreinigend, schweißtreibend und unterstützt die Herztätigkeit. Der frische Presssaft der Blätter beschleunigt die Wundheilung.

Zubereitung

Heiltee: Für die Teezubereitung brauchen Sie 1 Teelöffel der zerstoßenen Wurzel, die in 1 l Wasser über Nacht eingeweicht wird. Am nächsten Tag 15 Minuten lang kochen lassen, mit Honig süßen und in kleinen Schlucken über den Tag verteilt trinken.

Sonstige Verwendung

Das aus den Wurzeln destillierte ätherische Angelikaöl ist aufgrund seines würzigen Geschmacks häufig Bestandteil von Kräuterschnäpsen.

Aufbewahrung

Lassen Sie die zuvor sorgfältig gereinigten Wurzeln an der Sonne trocknen und bewahren Sie sie in Dosen oder Gläsern auf. Der aus den Blättern gewonnene, frisch gepresste Saft kann einige Tage im Kühlschrank aufbewahrt werden.

Enzian

(Gentiana lutea)

Erntezeit:	Frühjahr oder Herbst
Familie:	Enziangewächs
Heimat:	Europa, Kleinasien

Die für Heilzwecke verwendete Enzianart ist der gelbe Enzian. Dieser gilt als eine der ältesten Heilpflanzen der Geschichte. Die bis zu 1,5 m hohe, stattliche Staude hat gegenständige, elliptische Blätter; die gelben Blüten sind in Quirlen angeordnet. Meist dauert es bis zu 10 Jahre, bis der gelbe Enzian zum Blühen kommt. Die Pflanze weist eine kräftige, bis zu 4 kg schwere Wurzel auf, der die Staude ihren Ruf als Heilpflanze verdankt.

Standort

Der unter Naturschutz stehende gelbe Enzian wächst auf Bergwiesen und Almen, vorzugsweise auf Kalk-, Gneis- oder Granitböden. Die typische Gebirgspflanze verträgt keinen gejauchten Boden.

Anzucht/Pflege

Der gelbe Enzian gedeiht auch in tiefgründigen Gartenböden erstaunlich gut. Vor der Pflanzung der Staude im Frühjahr oder Herbst sollte der Boden tiefgründig gelockert werden.

Heilwirkung

Aufgrund seines hohen Bitterstoffgehalts wirkt Enzian appetit- und verdauungsfördernd. Auch bei Durchfall ist die Verwendung von Enzian angezeigt. Die fieberdämmende Kraft, für die der Enzian seit altersher gepriesen wird, ist auch von der modernen Wissenschaft bestätigt worden. Patienten mit Magen- und Darmgeschwüren und zu hohem Blutdruck sollten auf Enzian verzichten. Enzian wird zumeist als Tee verabreicht.

Zubereitung

Enziantee: Überbrühen Sie 1 g pulverisierte Enzianwurzel mit 1/4 l siedendem Wasser; 15 Minuten zugedeckt ziehen lassen, danach abseihen. Der Enziantee sollte jeweils 1/4 Stunde vor den Mahlzeiten mäßig warm getrunken werden.

Sonstige Verwendung

Fast schon ein Klassiker ist der Enzianschnaps, der bereits seit dem 16. Jahrhundert gebrannt und geschätzt wird. Auch viele Liköre enthalten Enzianextrakte.

Aufbewahrung

Die getrockneten, zerkleinerten Wurzeln, die auch in der Apotheke erhältlich sind, werden in Gläsern oder Dosen aufbewahrt.

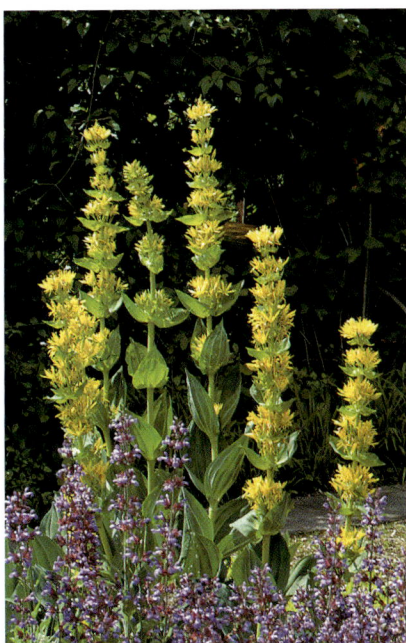
Enzian

Erdrauch
(Fumaria officinalis)

Erntezeit:	Mai–August
Familie:	Mohngewächs
Heimat:	Mittel- und Südeuropa, Nordafrika

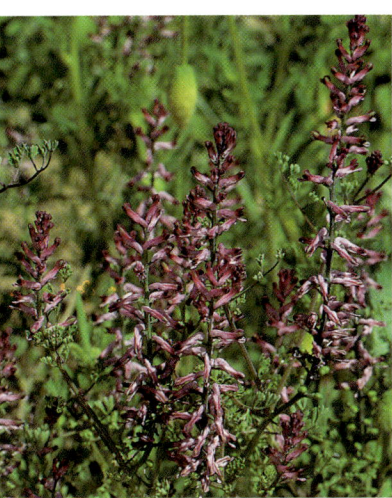
Erdrauch

Die zierliche Pflanze wird nur etwa 30 cm hoch, hat dünne verästelte Stängel mit doppelt gefiederten Blättern. Seine rosafarbenen bis purpurroten Blüten stehen in dicken Trauben. Die Frucht sieht aus wie eine kleine Nuss.

Standort

Erdrauch ist häufig an Wegrändern, Schutthalden, Äckern, mitunter auch in Weinbergen und Gärten anzutreffen. Die heilwirksame Pflanze bevorzugt einen sonnigen Platz und lehmige Böden.

Anzucht/Pflege

Erdrauch siedelt sich häufig von selbst in Gärten an, da diese zu seinem natürlichen Standort gehören, er bedarf keiner besonderen Pflege.

Heilwirkung

Für Heilzwecke findet das ganze Kraut mit Ausnahme der Wurzel Verwendung. Seine Hauptwirkstoffe sind Alkaloide (Fumarin), Bitterstoffe und Harz. Erdrauch, als Tee verabreicht, wirkt bei Erkrankungen der Gallenwege und wird bei Gallenblasen-, Gallengangserkrankungen und Gallensteinen eingesetzt. Auch

Estragon

bei Hämorrhoiden, Verdauungsstörungen und zur Blutreinigung kommt das Mohngewächs zum Einsatz. Überdies ist die Teeanwendung auch bei Ekzemen und chronischen Hautkrankheiten erfolgreich. Vorsicht: Bei einer Überdosis kann es zu Haut- und Schleimhautschäden kommen.

Zubereitung
Erdrauchtee: Für den heilwirksamen Tee brauchen Sie 1 Teelöffel Erdrauch, der mit 1/4 l kochendem Wasser übergossen wird. 10 Minuten ziehen lassen, abseihen und bei Bedarf täglich 3 Tassen davon trinken.

Sonstige Verwendung
Im Frühjahr können Sie frische Erdrauchblätter grünen Salaten beifügen. Diese sind nicht nur schmackhaft, sondern überdies sehr gesund.

Aufbewahrung
Frisch geschnittene Pflanzentriebe lassen sich im Gemüsefach des Kühlschrankes 3–5 Tage aufbewahren.

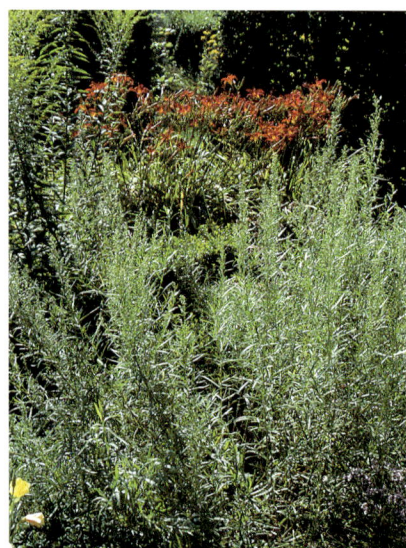

Estragon

Estragon
(Artemisia dracunculus)

Erntezeit:	August
Familie:	Korbblütler
Heimat:	Zentralasien

Die im Volksmund auch Schlangenkraut, Dragonbeifuß, Kaisersalat oder Eierkraut genannte Pflanze erreicht eine Höhe von 50–120 cm. Die aromatisch duftende Staude trägt schmale, lanzettförmige Blätter. Von August bis Oktober erscheinen unscheinbare, weißlich grüne Blüten. Man unterscheidet zwei Sorten: russischen und französischen Estragon. Ersterer ist robuster, aber weniger würzkräftig. Der französische hingegen ist kälteempfindlich, hat aber ein feineres Aroma, mit einem süßlichen Nachgeschmack. Blätter und Triebe des Estragons gehören zu den „Fines Herbes", den feinen Kräutern der französischen Küche.

Standort
Das Kraut bevorzugt einen warmen, windgeschützten Standort in der Sonne oder im Halbschatten. Bei nahrhaftem, lockerem Boden wächst Estragon problemlos.

Anzucht/Pflege
Die Vermehrung des Estragons erfolgt durch Pflanzenteilung. Estragon braucht viel Feuchtigkeit. Die mehrjährige Staude sollte im Winter mit Stroh oder trockenen Kiefernnadeln bedeckt werden.

Heilwirkung
Estragon zählt zu den Magenkräutern, in Gewürzform oder als Tee verabreicht, regt er Appetit und Speichelfluss an, stimuliert die Verdauung und beseitigt Blähungen. Die Pflanze enthält ätherisches Öl, Gerb- und Bitterstoff. Die Pflanze gilt überdies als harntreibend.

Zubereitung
Tee: Für den Tee, der aus Blättern und Zweigspitzen zubereitet wird, nehmen Sie 1 Teelöffel des zerkleinerten Krauts, überbrühen es mit 1 Tasse kochendem Wasser, lassen das Ganze 10 Minuten ziehen und seihen es dann ab. Der Tee sollte heiß getrunken werden.

Sonstige Verwendung
Als Gewürz sollte Estragon möglichst frisch verwendet werden. Besonders geeignet ist er als Würzmittel für Saucen, Suppen, Salate, Ragouts, Fisch, Kräuterbutter, Marinaden und Eierspeisen. Da er sehr intensiv im Geschmack ist, sollte er sparsam dosiert werden. Unentbehrlich ist er auch beim Einlegen von Gurken.

Aufbewahrung
Estragon lässt sich trocknen und einfrieren. Zum Trocknen wird die ganze Pflanze abgeschnitten, gebündelt und an einem schattig-trockenen Platz aufgehängt.

Sammeltipp
Für Heilzwecke sollte die Pflanze möglichst vor der Blüte geerntet werden.

Küchentipp
Mit Estragonessig lassen sich köstliche Salate zubereiten. Zur Herstellung des Essigs sollten Sie frische Blätter vom Stängel zupfen, waschen, abtropfen und zwischen Krepppapier trocknen lassen und in ein Einmachglas schichten. Mit kochendem Weinessig übergießen, das Einmachglas verschließen und eine Woche

an einem dunklen Ort ziehen lassen. In trockene Flaschen filtrieren und luftdicht verschließen.

Gärtnertipp
Wenn Sie die Pflanze im Frühjahr bis auf 15 cm zurückschneiden, treibt der Estragon wieder besser aus.

Fenchel
(Foeniculum vulgare)

Erntezeit:	September–Oktober
Familie:	Doldengewächs
Heimat:	Mittelmeerländer

Der Fenchel ist eine sehr alte Kulturpflanze, die bereits der römische Schriftsteller Plinius beschrieben hat. Fenchelpflanzen werden 1–2 m hoch. Die Wurzel ist spindelförmig und fleischig, der Stängel rund und gerillt; er verästelt sich nach oben. Lange Blattscheiden decken die zahlreichen, fein zerteilten Blätter. Die kleinen Blüten, die sich im Juli zeigen, sind goldgelb gefärbt. Die Samenkörner sind graugelb und längsgestreift.

Standort
Fenchel gedeiht in sonnig-geschützter Lage auf nährstoffreichen, kalkhaltigen, sandigen Lehmböden.

Anzucht/Pflege
Die Aussaat erfolgt ab April; sechs Wochen später müssen Sie die Jungpflanzen „verziehen", d. h. mit 40 cm Abstand setzen. Durch den großen Abstand wird die erforderliche Hackarbeit erleichtert. Fenchel sollte zum guten Gedeihen alle 8 Tage gedüngt und reichlich mit Wasser versorgt werden.

Heilwirkung
Das im Fenchel enthaltene, natürliche Wirkstoffgemisch von ätherischen Ölen, Anethel und Fenchon wirkt beruhigend, schmerzlindernd und verdauungsfördernd. Fenchel besitzt überdies schleimlösende und auswurffördernde Wirkung. Hauptanwendungsgebiete sind Appetitlosigkeit, Magen- und Darmbeschwerden, Husten, Bronchialkatarrh und Asthma. Fenchel wird zur arzneilichen Verwendung vor allem in Form von Tee verabreicht.

Zubereitung
Fencheltee: Für den Tee brauchen Sie 1 Teelöffel Fenchelsamen; dazu geben Sie 1/4 l Wasser, kurz aufkochen, 5 Minuten ziehen lassen, danach abseihen. Es empfiehlt sich, täglich 1–2 Tassen davon zu trinken.

Sonstige Verwendung
Gesichtsdampfbäder oder Umschläge mit Fencheltee sind ein Labsal für müde, abgespannte Haut, verbessern die Durchblutung und verleihen mehr Spannkraft.

Aufbewahrung
Wurzel und Kraut müssen frisch verwendet werden. Der Fenchelsamen lässt sich trocknen und kann dann in einem geschlossenen Gefäß aufbewahrt werden.

Sammeltipp
Die Fenchelknolle sollte unbedingt vor der Samenreife geerntet werden.

Küchentipp
Frische Fenchelzweige sind nicht nur gesund, sondern eignen sich, vor dem Servieren über einen Salat gestreut, als hübsche Garnierung.

Gärtnertipp
Damit die hohen Pflanzen etwa bei Wind nicht umkippen, sollten Sie sie aufbinden.

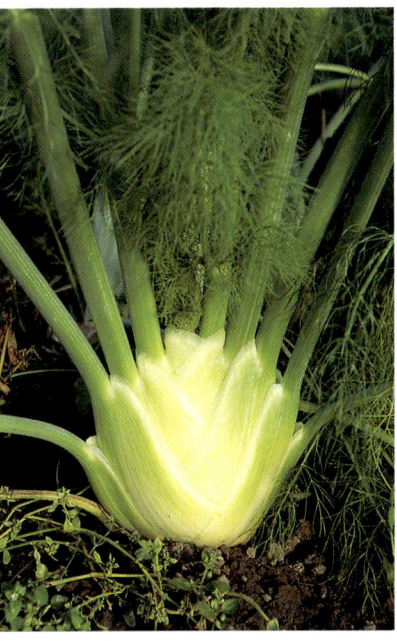

Fenchel

Fieberklee
(Menyanthes trifoliata)

Erntezeit:	Mai–Juli
Familie:	Bitterkleegewächs
Heimat:	Europa, arktische Gebiete

Die anmutige Sumpfpflanze hat auch noch andere Namen wie etwa Bitterklee und Dreiblatt. Sie schmückt sich von Mai bis Juni mit weißrötlichen, trichterförmigen Blüten, die traubenartig angeordnet sind. Die mehrjährige Staude wird bis zu 30 cm hoch. Ihre Blätter, die für Heilzwecke Verwendung finden, sind glatt, lang gestielt und verkehrt eiförmig angeordnet. Der Fieberklee zählt zu den geschützten Pflanzen und darf der Natur nicht entnommen werden.

Frauenmantel

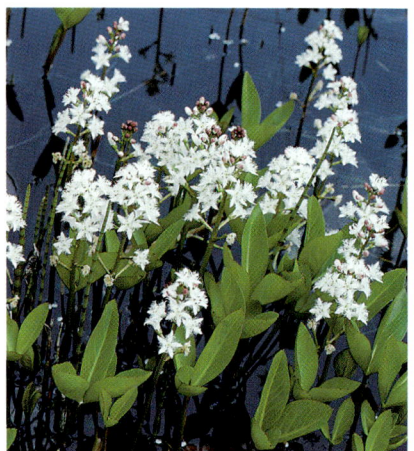

Fieberklee

Standort
Die Pflanze wächst vorzugsweise an feuchten Teich-, Fluss- und Seerändern, in Sumpfgebieten und an nassen Wiesengräben. Der Standort kann entweder sonnig oder halbschattig sein.

Anzucht/Pflege
Die Vermehrung erfolt durch Rhizomteilung im zeitigen Frühjahr oder durch Aussaat. Achten Sie auf einen ausreichenden Pflanzabstand von 30 – 40 cm. Der Boden muss sauer und humusreich sein. Ansonsten stellt die Pflanze keine besonderen Pflegeansprüche.

Heilwirkung
Inhaltsstoffe der arzneilich verwendeten Blätter sind Menyanthin, Cholesterin sowie Mineralsalze. Diese beeinflussen die Absonderung von Säften. Die Droge wird zur Anregung der Verdauungssaftsekretion eingesetzt und findet dabei als Tee insbesondere bei Appetitlosigkeit, Verdauungsstörungen und Gallenleiden Verwendung. Früher wurde die Pflanze – daher auch der Name – häufig bei Fieber, grippalen Infekten und Kopfschmerzen eingesetzt.

Zubereitung
Tee: Sowohl die frischen wie auch die getrockneten Blätter der Pflanze können als Tee zubereitet werden. Zu diesem Zweck wird 1 g der fein zerkleinerten Blätter mit 150 ml kochendem Wasser übergossen bzw. mit kaltem Wasser angesetzt und kurz aufgekocht. Sie sollten das Ganze 5–10 Minuten ziehen lassen, dann durch ein Sieb seihen. Es ist zu empfehlen, jeweils 1 Stunde vor den Mahlzeiten ungesüßt 1 Tasse zu trinken.

Sonstige Verwendung
Die Likörindustrie bedient sich des leicht bitteren Geschmacks der Pflanze zur Herstellung von verdauungsfördernden Magenbitter.

Aufbewahrung
Nach dem Trocknen an einem luftigen Ort werden die Blätter zwischen den Fingern zerrieben und sofort in luftdichte, verschließbare Gläser gefüllt.

Sammeltipp
Achten Sie beim Ernten darauf, die Blätter nicht zu reißen, sondern zu schneiden, da sonst der Wurzelstock beschädigt werden könnte. Außerdem muss ein Teil der Blätter an der Pflanze belassen werden, damit diese nicht abstirbt. Also nicht alle Blätter abernten.

Frauenmantel
(Alchemilla vulgaris)

Erntezeit:	Mai–August
Familie:	Rosengewächs
Heimat:	Europa, Asien

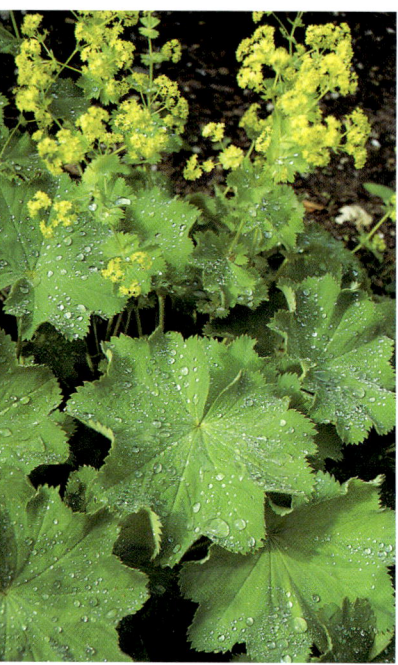

Frauenmantel

Die bis zu 30 cm hohe Pflanze hat einen behaarten Stängel und langstielige, sieben- bis neunlappige, gezähnte Blätter. Junge Blätter sind stark gefaltet. Die unscheinbaren Blüten sind grünlich gelb und zu Dolden angeordnet. Oft ist in der Blattmitte ein morgendlicher Tautropfen zu sehen. Der Name Alchemilla soll vom arabischen „alkemelych" kommen, was so viel wie „Himmlisches Wasser" bedeutet.

Standort
Frauenmantel gedeiht an feuchten Stellen in Gärten, Wiesen, an Wald- und Wegrändern, auf Weiden und besonders im Bergland. Die weit verbreitete Pflanze steht gerne sonnig oder halbschattig.

Anzucht/Pflege
Sie können Frauenmantel aus Samen ziehen oder als Jungpflanze in gut sortierten Pflanzenhandlungen kaufen. Wählen Sie einen sonnigen bis halbschattigen Platz in Ihrem Garten und halten Sie die Pflanze gut feucht.

Heilwirkung

Heilende Wirkung haben vor allem der Gemeine und der Alpen-Frauenmantel. Die Pflanze enthält organische Säuren, Gerb- und Bitterstoffe sowie ätherische Öle, die sich überwiegend in den Blüten befinden und antibakteriell wirken. Die in den Blättern enthaltenen Flavonoide wirken harntreibend und krampflösend. Der Pflanze wird eine besondere Heilwirkung bei Frauenleiden zugeschrieben, sie wird bei Unterleibsbeschwerden und Menstruationsproblemen angewendet. Als Tee verabreicht wirkt Frauenmantel außerdem stärkend auf die Unterleibsmuskulatur und hilft bei Blutarmut und Durchfall. Äußerlich angewendet zeigt Frauenmantel auch hervorragenden Erfolg bei der Wundbehandlung.

Zubereitung

Frauenmanteltee: Auf 1/4 l kochendes Wasser geben Sie 1 Teelöffel getrocknete Blätter; 10 Minuten ziehen lassen. Trinken Sie davon täglich 3 Tassen.

Aufguss zur Wundbehandlung: 100 g blühendes Kraut wird mit 1 l Wasser 5 Minuten gekocht. Noch weitere 10 Minuten ziehen lassen, dann abseihen.

Sonstige Verwendung

Ein Kräuterbad mit Frauenmanteltee als Badezusatz bringt Entspannung und verschönert die Haut.

Aufbewahrung

Die zur Behandlung im Sommer während der Blüte gesammelten Blätter werden im Schatten getrocknet und in Dosen oder Gläsern aufbewahrt.

Küchentipp

Setzen Sie den Frauenmantel mit auf Ihren Speiseplan. Die jungen, frischen Blätter als Zugabe im Frühlingssalat sind nicht nur schmackhaft, sondern wirken überdies auch blutreinigend.

Gärtnertipp

Der anspruchslose Frauenmantel ist ein idealer Bodendecker, den Sie neben Rosenstöcke pflanzen sollten. Die gefalteten, stark behaarten Blätter beschatten den Boden und schützen so die Rosen vor Trockenheit und Unkraut. Die Rosen wiederum spenden Schatten für die Feuchtigkeit liebende Pflanze.

Gänseblümchen

(Bellis Perennis)

Erntezeit:	März–November
Familie:	Korbblütler
Heimat:	Europa

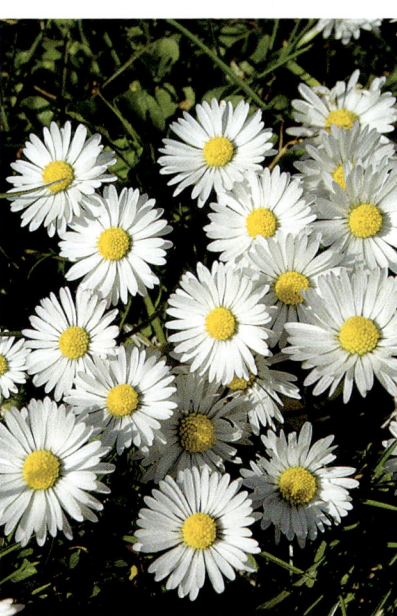

Gänseblümchen

Das zierliche Gänseblümchen blüht von März bis November. Die Pflanze wächst knapp über dem Boden als Rosette mit länglich-ovalen Blättern, aus deren Mitte sich der 3–12 cm lange Blütenstängel erhebt. Gekrönt wird er von weiß- bis rosafarbenen Blütenblättern, die eine gelbe Blütenscheibe umgeben.

Standort

Die anspruchslose Pflanze ist vorzugsweise auf lehmigen Böden am Wegesrand, an Waldlichtungen, auf Wiesen, Auen und Rasenflächen zu finden.

Anzucht/Pflege

Das Gänseblümchen, das sich selbst aussät, ist eine lichthungrige Pflanze, die im Garten durch Rasenmähen gefördert wird.

Heilwirkung

An Wirkstoffen enthält das Gänseblümchen Saponine, Gerbstoffe und organische Säuren, außerdem Schleim, ätherisches Öl und Bitterstoffe. Gänseblümchentee wirkt blutreinigend, stoffwechselanregend und beruhigt den Husten. Umschläge mit teegetränkten Tüchern eignen sich zudem zur Behandlung von Akne und bei Gliederschmerzen.

Zubereitung

Gänseblümchentee: 2 Teelöffel des blühenden Krauts werden mit einem 1/4 l kochendem Wasser überbrüht. Lassen Sie das Ganze 10 Minuten ziehen, seihen Sie es ab und trinken Sie zweimal täglich 1 Tasse davon.

Sonstige Verwendung

Für eine Entschlackungskur im Frühling, die vor allem auch das Hautbild verbessert, ist das Gänseblümchen in

Gänsefingerkraut

Form von frisch gepresstem Saft, der mit Wasser im Verhältnis 1:1 verdünnt wird, zu empfehlen.

Aufbewahrung
Zu arzneilichen Zwecken werden nur frische Blätter und Blütenknospen verwendet.

Küchentipp
Als Zugabe zu Salaten, Suppen und Gemüsen, etwa Spinat, werden junge Blätter und kaum geöffnete Blütenstände verwendet.

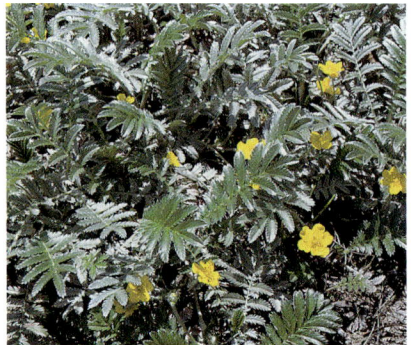

Gänsefingerkraut

Gänsefingerkraut
(Potentilla anserina)

Erntezeit:	Juni–August
Familie:	Rosengewächs
Heimat:	Europa, Nordwestafrika, Nordasien

Die auch unter dem Namen Krampfkraut bekannte Pflanze wird bis zu 20 cm hoch und hat grundständige, tief gezähnte, dunkelgrüne, 1–3 cm lange Fiederblättchen, die auf ihrer Unterseite silbrig weiß behaart sind. Vergleichbar mit der Erdbeere bildet die Pflanze lange Ausläufer, die an ihren Knoten Wurzeln schlagen. Die goldgelben Blüten mit den fünf ovalen Kronenblättern stehen einzeln an langen blattlosen Stielen.

Standort
Das Gänsefingerkraut wuchert an Wegrändern und bildet auf Wiesen zum Teil große Teppiche. Die ausdauernde Pflanze bevorzugt feuchte Böden.

Anzucht/Pflege
Für die Anzucht im eigenen Garten ist es am besten, ein Exemplar der stark wuchernden Pflanze auszugraben und an einer feuchten Stelle im Garten einzusetzen.

Heilwirkung
Arzneiliche Verwendung finden das blühende Kraut und der Wurzelstock. Die Pflanze enthält Gerbstoffe, Bitterstoffe, Flavonoide und Mineralien. Wie der volkstümliche Name Krampfkraut bereits andeutet, findet die Pflanze bei Krampfzuständen Einsatz. Der aus Gänsefingerkraut zubereitete Tee zeigt eine beruhigende und entspannende Wirkung. Heilerfolge werden bei Durchfall, Magen- und Darmkatarrh, Koliken und Übersäuerung des Magens erzielt. Das Trinken von Gänsefingerkraut-Tee hat sich auch bei schmerzhaften Regelstörungen bewährt. Als Gurgelmittel bringt die Pflanze überdies Linderung bei Zahnschmerzen und Entzündungen im Mund- und Rachenraum.

Zubereitung
Tee: Für den Tee können Sie sowohl die Wurzel als auch das Kraut verwenden. Überbrühen Sie 1 gehäuften Teelöffel mit 1/4 Liter kochendem Wasser; 15 Minuten ziehen lassen, danach durchsieben und trinken. Den Teeaufguss können Sie zusätzlich noch mit Kamille aromatisch verändern. Bei den erwähnten Beschwerden sollten Sie mehrmals täglich zwischen den Mahlzeiten 1 Tasse frisch zubereiteten Teeaufguss trinken.
Lösung: Bei Zahnschmerzen oder Entzündungen im Mund- und Rachenraum werden 2 Teelöffel der zerkleinerten Wurzel mit Milch aufgekocht. Mit dieser Lösung wird nur gespült, sie sollte nicht getrunken werden.

Aufbewahrung
Für den Tee können Sie die Pflanzenteile und Wurzeln frisch oder getrocknet verwenden. Wenn Sie das Material trocknen, sollte dies im Schatten, unter Luftzug und öfterem Umwenden geschehen. Es ist darauf zu achten, dass die Pflanzenteile vor Licht und Trockenheit geschützt aufbewahrt werden.

Sammeltipp
Schneiden Sie zur Zeit der Vollblüte die gesamten Grünteile ab. Achten Sie darauf, dass das Sammelgut nicht verstaubt oder von Krankheiten befallen ist.

Geißfuß
(Aegopodium podagraria)

Erntezeit:	Wurzel im Frühjahr, Blätter Mai–Oktober
Familie:	Doldengewächs
Heimat:	Europa

Die winterharte, meist wuchernde Pflanze erreicht eine Höhe von etwa 50–100 cm. Die dunkelgrünen Blätter sind zweifach gefiedert und fein gesägt. Im Sommer trägt die Staude weiße Blütendolden. Geißfuß bildet lange unterirdische Ausläufer. Die Pflanze wird meist für lästiges Unkraut gehalten.

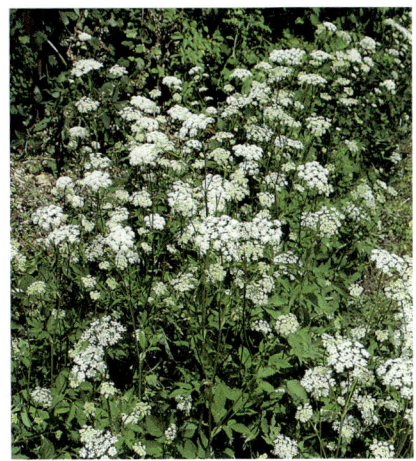

Geißfuß

Standort
Geißfuß wächst bevorzugt in feuchten Auen, Wäldern und am Flussufer.

Anzucht/Pflege
Die Pflanze sät sich selbst aus und bedarf keiner speziellen Pflege.

Heilwirkung
Der Geißfuß ist ein bekanntes Gichtkraut. Schon die alten Griechen kannten die heilenden Kräfte der Geißfußblätter und -wurzel. Meist wird die Pflanze als Badezusatz verwendet. Frische, junge Blätter, zu einem Salat bereitet, reinigen Magen und Darm, helfen gegen Verstopfung, vertreiben Würmer und verringern die schädliche Harnsäure. Junger zerquetschter Geißfuß heilt Schürfwunden und lindert Insektenstiche, sobald er direkt auf die Stelle aufgebracht wird. Vorsicht vor Verwechslungen mit der gefährlichen Herkulesstaude.

Zubereitung
Badezusatz: Für Fuß-, Sitz- oder Vollbäder werden 2 Hand voll der frischen, klein geschnittenen Blätter oder Wurzeln des Geißfuß mit 2 l kochendem Wasser überbrüht, abgeseiht und dem Badewasser hinzugefügt.

Sonstige Verwendung
Rheumatikern sind frische Geißfußblätter als Schuheinlage zu empfehlen.

Aufbewahrung
Die Blätter und Wurzeln des Geißfuß werden getrocknet und in Dosen oder Gläsern aufbewahrt.

Goldrute
(Solidago virgaurea)

Ernte:	Juli–Oktober
Familie:	Korbblütler
Heimat:	Europa

Die im Volksmund auch Wund- und Waldkraut genannte Pflanze wird 50–100 cm hoch. Der runde, nach oben verzweigte Stängel trägt im unteren Bereich eiförmige, gestielte, gegenständige Blätter. Die Blätter, die weiter oben am Stängel sitzen, sind lanzettförmig. Von Juli bis Oktober blüht die Staude goldgelb, die Blüten wachsen in engständigen Rispen.

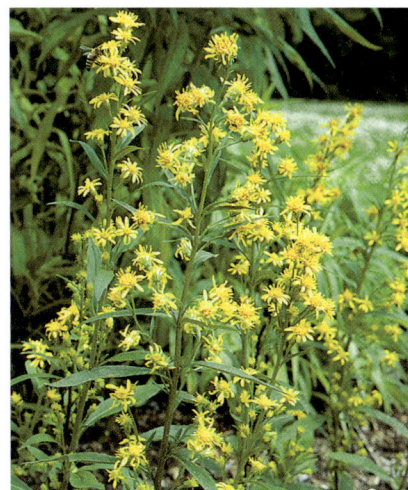

Goldrute

Standort
Die Pflanze wächst an Feldwegen, Rainen, Gebüschen, Waldrändern, in den Dünen, an Felsen und in trockenen Waldlichtungen. Am besten gedeiht die Pflanze auf kargen, sandigen Böden an einem sonnigen oder halbschattigen Platz.

Anzucht/Pflege
Wegen ihrer Anspruchslosigkeit wird die Goldrute gern im Garten gepflanzt. Besorgen Sie sich Stecklinge aus der Gärtnerei oder von Nachbarn. Die Aussaat ist dagegen nicht empfehlenswert. Beim Pflanzen sollten Sie etwas Kompost ins Pflanzloch geben. Ansonsten gedeiht die anspruchslose Staude in normaler Gartenerde und bedarf kaum der Pflege.

Heilwirkung
Hauptwirkstoffe der Goldrute sind Saponine, Flavonoide, Bitter- und Gerbstoffe. Diese wirken günstig auf Entzündungen im Bereich der Nieren und des Darms. Die Goldrute hat überdies blutreinigende, krampfstillende und harntreibende Eigenschaften. Die Verabreichung von Goldrutentee ist bei Husten, Asthma, Blasenkatarrh, Durchfall, Wassersucht und Gicht angesagt. Äußerlich wird die Goldrute zur Behandlung schwer heilender Wunden eingesetzt, außerdem bei Hautausschlägen und lockeren Zähnen.

Zubereitung
Tee: 30 g Blütenrispen werden in 1 l Wasser 5 Minuten lang gekocht, danach muss der Tee 5 Minuten zugedeckt ziehen. Sie sollten täglich 3 Tassen trinken. Wenn Sie den Tee zur Mundspülung

oder als Gurgelwasser verwenden wollen, nehmen Sie 50 g Blütenrispen.

Aufbewahrung

Der obere blühende Teil der Pflanze wird gebündelt und an einem schattigen Ort hängend getrocknet. Das Trockengut sollten Sie in verschlossenen Gläsern aufbewahren.

Gärtnertipp

Düngen sollten Sie die Pflanze im Frühjahr mit einem Dünger speziell für Blühpflanzen. An heißen Sommertagen sollten Sie gießen, damit die Blüte nicht zu dürftig ausfällt.

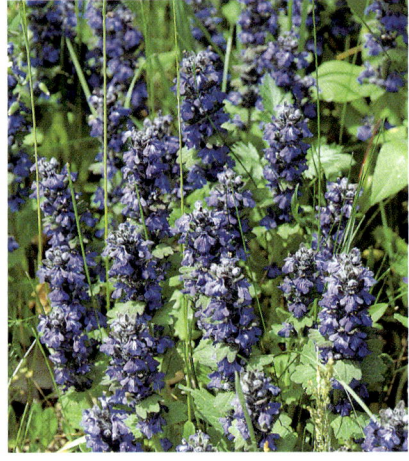

Gundelrebe

Gundelrebe

(Glechoma hederacea)

Erntezeit:	April–Juli
Familie:	Lippenblütler
Heimat:	Europa

Das aromatisch duftende Kraut ist eine ausdauernde Pflanze mit langen kriechenden, fein behaarten Stängeln, die die Fähigkeit besitzen, an den Knotenpunkten zu wurzeln.

Die langgestielten Blätter der Gundelrebe sind nierenförmig, im oberen Teil der Pflanze teilweise herzförmig. Ihre im März erscheinenden Lippenblüten sind blau mit rötlichem Schimmer und dunklen Flecken auf der Unterlippe. Die Blütezeit reicht bis Juni.

Standort

Die Gundelrebe finden Sie auf feuchten Wiesen, am Waldesrand, neben Hecken und auf Obstwiesen. Sie bevorzugt feuchte Böden.

Anzucht/Pflege

Zum Anbau holen Sie sich am besten eine wild wachsende Pflanze in Ihren Garten. Achten Sie darauf, die Gundelrebe gut feucht zu halten.

Heilwirkung

Mit Heil- und Wirkstoffen ist die Gundelrebe reich bedacht worden. Sie besitzt einen hohen Gehalt an Gerb- und Bitterstoffen, organische Säuren wie Essigsäure, Weinsäure und Fettsäure, außerdem einen hohen Anteil an salpetersaurem Kali und Kieselsäure. Die Pflanze gilt als ausgezeichnetes Mittel bei Beschwerden der Luftwege, Bronchitis, Hals- und Rachenkatarrh, bei Brustbeschwerden und Bronchialasthma. Ihre Inhaltsstoffe wirken entzündungshemmend, schmerzlindernd und schleimlösend. Aus der Pflanze lässt sich Tee herstellen oder frischer Pflanzensaft auspressen; dieser wirkt heilend bei Entzündungen der Schleimhäute.

Zubereitung

Tee: Für den Tee brauchen Sie 1 Teelöffel Kraut auf 1 Tasse kochendes Wasser. Das Ganze 10 Minuten ziehen lassen und täglich davon 2–3 Tassen trinken.

Pflanzensaft: Diesen gewinnen Sie am einfachsten mit einem Entsafter.

Sonstige Verwendung

Die Blätter der Gundelrebe können wie Spinat zubereitet werden. Sie erhalten nicht nur ein schmackhaftes Gemüse, überdies kommt Ihnen die blutreinigende Wirkung zugute.

Aufbewahrung

Das Trocknen sollte in ganz dünnen Lagen, an einem schattigen Platz im Freien erfolgen. Das Trockengut bewahren Sie in Dosen oder Gläsern auf.

Sammeltipp

Sammeln Sie das blühende Kraut, Blätter und Blüten jeweils getrennt.

Küchentipp

In einigen Gegenden wird der Samen der Gundelrebe wie Anis in Kleinbackwaren verarbeitet. Klein gehackt verleiht er dem Gebäck einen aromatischen Geschmack.

Heckenrose

(Rosa canina)

Erntezeit:	Blätter und Knospen Mai, Früchte (Hagebutten) September
Familie:	Rosengewächs
Heimat:	Europa, Nordwestafrika, Mittel- und Westasien, Nordamerika

Die wild wachsende Heckenrose, bekannt auch als Hagebutte oder Hundsrose, ist ein 80 cm bis zu 4 m hoher, dorniger Busch mit hübschen weißlich rosa Blüten und leuchtend orangeroten Scheinfrüchten, den Hagebutten. Erst im zweiten Jahr beginnen sich die Zweige stärker zu verzweigen und überzuhängen. Mit der Zeit entstehen undurchdringbare Hecken, in denen gerne Vögel nisten.

Standort
Die Heckenrose bevorzugt einen sonnigen Standort und wächst an Waldrändern, an Hecken, im Gebüsch und an Straßenböschungen. Sie braucht einen nahrhaften, nicht zu trockenen Boden.

Anzucht/Pflege
Um eine Heckenrose im Garten anzupflanzen, wählen Sie einen sonnigen Standort und besorgen einen Strauch in der Baumschule. Die beste Pflanzzeit ist Oktober oder November. Gutes Angießen ist wichtig. Vermehren lässt sich die Heckerose durch Ausläufer, diese werden im Frühjahr abgetrennt; sie sollten in den ersten Wochen nicht der prallen Sonne ausgesetzt und reichlich gegossen werden. Die Heckenrose braucht später weder gedüngt noch gegossen zu werden.

Heilwirkung
Die Früchte der Heckenrose sind ein hochwertiger Vitamin-C-Träger. Des Weiteren enthält die Hagebutte Vitamin E, K, B1 und B2, außerdem Karotin, Mineralstoffe, Fruchtsäuren und Flavonoide. Der Genuss von Hagebutten, etwa als Tee, beseitigt Frühjahrsmüdigkeit, hilft gegen bleiches Aussehen und Magensäuremangel und wirkt blutreinigend. Die Inhaltsstoffe haben einen guten Einfluss auf die Verdauungsorgane, die enthaltenen Fruchtsäuren besitzen harnfördernde Eigenschaften, ohne die Nieren zu reizen. In der Heilkunde wird die Hagebutte auch wegen ihrer Wirkung bei Keuchhusten und Durchfall gelobt. Durch den hohen Vitamin-C-Gehalt werden überdies die Abwehrkräfte gestärkt und Infektionen vorgebeugt.

Zubereitung
Tee: Die Hagebutten werden der Länge nach aufgeschnitten, entkernt und getrocknet. Die beim Aufschneiden gewonnenen Kerne werden durch Abspülen von den Härchen befreit und dann ebenfalls gut getrocknet. Zur Teezubereitung eignen sich die Kerne, die kernfreien Hagebutten und die frisch gesammelten, ganzen Früchte gleichermaßen. Für die Teezubereitung mit Hagebuttenkernen beträgt die Kochzeit 5–10 Minuten. Den höchsten Vitamin-C-Gehalt im Tee erhalten Sie, wenn Sie 1 gehäuften Teelöffel kernfreier Hagebutten mit 1 großen Tasse Wasser kalt ansetzen und 5 Minuten leicht köcheln lassen. Der wohl schmeckende Tee kann täglich getrunken werden.

Sonstige Verwendung
Aus den Früchten der Heckenrose lässt sich die wohl schmeckende Hagebuttenmarmelade herstellen. 1 Esslöffel des leckeren Brotaufstrichs genügt, um den Tagesbedarf an Vitamin C zu decken.

Aufbewahrung
Die getrockneten reifen Früchte können in Papiertüten aufbewahrt werden.

Sammeltipp
Bei der Ernte der Hagebutten ist daran zu denken, dass der erste Frost die Früchte erst richtig reif macht. Der beste Erntezeitpunkt ist Ende Oktober, Anfang November.

Küchentipp
Sofern die Früchte noch zu hart sind, um sie zu Marmelade oder Mark zu verarbeiten, können Sie sie für einen Tag in das Gefrierfach des Kühlschranks legen.

Gärtnertipp
Die Sträucher bilden weit reichende Wurzelausläufer, die nur schwer aus dem Garten wieder zu entfernen sind. Heckenrosen sind daher für kleinere Grundstücke eher ungeeignet.

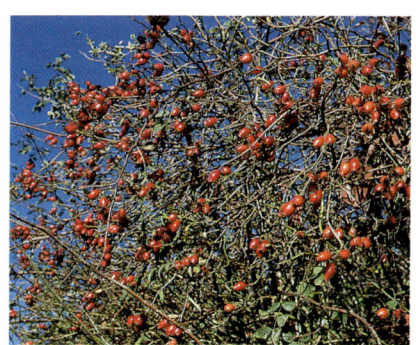
Hagebutten

Heidekraut
(Calluna vulgaris)

Ernte:	Juli/August
Familie:	Heidekrautgewächs
Heimat:	Europa, Sibirien, Kleinasien

Der kleine, niedrige Strauch ist äußerst anspruchslos. Die Pflanze ist weder gegen Kälte oder Wärme noch gegen Trockenheit oder Nässe empfindlich. Das Heidekraut hat reich verzweigte verholzte Stängel und trägt immergrüne, nadelförmige Blätter mit purpurroten, rosa oder weißen Blüten. Es gibt rund 500 verschiedene Heidekrautarten.

Heidelbeere

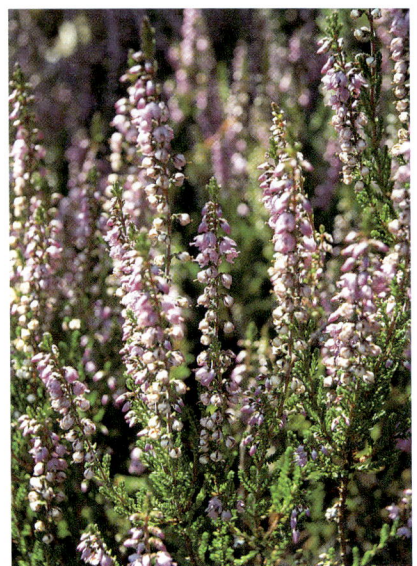

Heidekraut

Standort
Der kleine Strauch wächst auf der Heide, auf Almen oder auch an Waldlichtungen. Er bevorzugt einen sonnigen bis halbschattigen Standort. Kultiviertes Heidekraut gedeiht nicht nur im Garten, sondern auch im Balkonkasten oder Kübelgefäß.

Anzucht/Pflege
Die Pflanzung erfolgt im Frühjahr oder im Herbst. Als Substrat sollten Sie saure Moorbeeterde verwenden. Denn das Heidekraut bevorzugt einen leicht sauren, sandigen Boden. Arbeiten Sie dafür reichlich Torf oder Moorbeeterde ins Beet ein. Der Pflanzenabstand sollte mindestens 25 cm betragen. Das Heidekraut ist feucht zu halten und regelmäßig mit organischem Dünger zu düngen. Auch im Winter muss das Heidekraut an frostfreien Tagen gegossen werden.

Heilwirkung
Das Heidekraut ist vor allem bekannt für seine heilende Wirkung bei Entzündungen der Harnwege. Seine Hauptwirkstoffe sind Arbutin, Gerbstoff, Kiesel- und Zitronensäure, Fumarsäure und Flavone. Der Tee der blühenden Pflanze wirkt schweiß- und harntreibend. Er gilt auch als wirksames Rheumamittel. Teeumschläge können für die Behandlung von Hautausschlägen aller Art sehr hilfreich sein.

Zubereitung
Tee: 4 Teelöffel blühendes Kraut werden mit 1/4 l kochendem Wasser überbrüht. Der Tee sollte zugedeckt 3 Minuten ziehen. Diese Teemenge wird über den Tag verteilt getrunken.

Sonstige Verwendung
Ein Absud des blühenden Krauts ist bei rheumatischen Beschwerden als Zusatz zum Badewasser empfehlenswert.

Aufbewahrung
Das blühende Kraut wird getrocknet und in verschlossenen Behältern aufbewahrt.

Gärtnertipp
Nach der Blüte sollten Sie die Pflanze um 5 cm zurückschneiden.

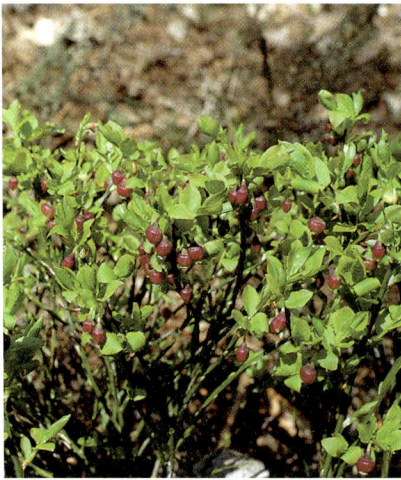

Heidelbeere

Heidelbeere
(Vaccinium myrtillus)

Erntezeit:	Früchte Juni–September, Blätter im Juli vor der Fruchtreife
Familie:	Heidegewächs
Heimat:	Nord- und Mitteleuropa, Nordamerika

Die Heidelbeere trägt viele Namen, sie wird auch Bickbeere, Blaubeere, Heilbeere, Moosbeere, Schwarzbeere oder Waldbeere genannt. Die Heidelbeere ist ein sommergrüner Strauch von 15–40 cm Höhe. Die Pflanze wächst meist im Wald in großen, dichten Flächen. Sie trägt kurz gestielte, glatte, glänzende, eiförmige Blätter mit feingesägtem Rand. Von April bis Juni blüht die Heidelbeere mit grünlich weißen Blüten. Die ab Juni erscheinenden erbsengroßen Beeren sind graublau bis schwarz. Die frisch geernteten Früchte schmecken säuerlich-süß, getrocknete eher etwas herb. Die Kulturheidelbeere hingegen ist gut doppelt so groß und äußerlich etwas heller. Von den Kulturheidelbeeren gibt es verschiedene Sorten. Für den Anbau im eigenen Garten empfehlenswert ist etwa die Sorte REKA, die sich durch einen starken aufrechten Wuchs mit geringen Bodenansprüchen auszeichnet und 170–200 cm hoch wird. Die aromatischen Früchte werden etwa 15 mm groß. In den ersten Jahren ist der Ertrag noch etwas geringer, aber ab dem fünften Jahr können Sie mit einem Ernteertrag von 8–10 kg rechnen. Auch die Sorte NUI ist empfehlenswert, die mit 120–180 cm knapp mannshoch wird, wobei die Beeren immerhin 21mm Größe erreichen können und einen aparten, frischen, säuerlichen Geschmack aufweisen. Die Sorte PURU trägt etwas kleinere, leuchtend hellblaue Früchte mit ebenfalls ausgezeichnetem Aroma.

Standort

In der freien Natur wachsen Heidelbeeren auf feuchten, leicht sauren Böden. Sie gedeihen an sonnigen, aber auch halbschattigen Standorten, z. B. in Wäldern, auf der Heide und auf Berghängen. Kulturheidelbeeren brauchen Sonne, ideal sind humose Sandböden, wie sie z. B. in Norddeutschland vorkommen. Entscheidend für das Ernteergebnis wie für das Aroma ist ein sonniger Standort und die richtige Bodenvorbereitung.

Anzucht/Pflege

Die Vermehrung erfolgt im Frühjahr durch Aussaat oder halbreife Stecklinge, möglichst unter Glas. Einfacher ist die Teilung der unterirdischen Ausläufer (Wurzeltriebe). Die beste Pflanzzeit für Kulturheidelbeersträucher ist ebenfalls das Frühjahr. Drei- bis vierjährige Containerpflanzen können Sie hingegen das ganze Jahr über pflanzen. Der Abstand sollte 150–200 cm betragen. Die Moorbeetpflanze braucht einen pH-Wert zwischen 4 und 5. Wenn Sie keinen sauren Boden haben, ist es ratsam, ein Pflanzloch von etwa einem Quadratmeter 40–50 cm tief auszuheben und den Boden auszutauschen. Da Kulturheidelbeeren kalkempfindlich sind, ist eine Erdmischung aus Walderde, Sand, vermoderten Holzabfällen und Torf ideal. Eine entsprechend vorgemischte Erde können Sie im Gartencenter kaufen. Auf Windschutz sollten Sie bei der Pflanzung ebenfalls achten. Nicht in Betracht kommen dafür flach wurzelnde Bäume wie Fichten oder Birken, die den Boden stark auslaugen. Zum erfolgreichen Start gehört ein spezieller Heidelbeerdünger. Er sollte gleich beim Pflanzen in die Erde mit eingearbeitet werden. Regelmäßiges Gießen darf nicht vergessen werden. Auch wenn die Pflanzarbeit etwas aufwendig ist, der Strauch wird Ihnen mindestens 20 Jahre lang große, süße Früchte bescheren. Bei Heidelbeersträuchern hat sich übrigens das Mulchen gut bewährt. Wie im Wald die Laubdecke den Boden um die Heidelbeersträucher herum vor dem Austrocknen schützt und ihn gleichzeitig locker hält, so sorgt eine Mulchschicht von 3–5 cm dafür, dass sich die Pflanzen besser entwickeln.

Heilwirkung

Ob nun Wild- oder Kulturheidelbeere – ihre Früchte sind ein bewährtes Mittel bei Magen- und Darmkrankheiten. Der Hauptwirkstoff der Heidelbeere ist Gerbstoff; außerdem sind Anthocyane, Flavonoide, Fruchtsäuren, Invertzucker und Pektine enthalten. Aufgrund des Gehalts an Gerbstoffen wirkt die Beere vor allem auch in getrockneter Form durchfallhemmend. Getrocknete Heidelbeeren sollten daher in keiner Hausapotheke fehlen! Der Genuss frischer Heidelbeeren empfiehlt sich bei Hämorrhoiden, Magenkatarrhen und bei zu starker Gasbildung im Darm. Das Spülen und Trinken mit Heidelbeersaft hat sich auch bei Halserkrankungen und bei Entzündungen des Zahnfleischs bewährt. Bei Schnupfen haben sich mehrfach angewendete Nasenspülungen mit Heidelbeersaft als sehr heilsam erwiesen. Schließlich wird der Saft von Heidelbeerblättern, äußerlich angewendet, bei entzündeten Augen empfohlen. Heidelbeerwein, in Maßen getrunken, nämlich dreimal täglich ein Likörglas, ist eine Art Lebenselixir. Die Gärungs- und Fäulnisvorgänge im Darm werden durch den Heidelbeerwein rasch zur Ausheilung gebracht. Der naturbelassene Heidelbeerwein saugt die Zersetzungsprodukte und Giftstoffe des Darminhalts an und leitet sie ab. Der alkoholische Gehalt des Safts hemmt beachtlich die Weiterentwicklung der krankheitserregenden Keime und Bakterien. Gegen Haarausfall wird in der Volksheilkunde dreimal täglich das Einmassieren der Kopfhaut mit Heidelbeerblätter-Tee empfohlen.

Zubereitung

Tee aus Früchten: Für den Heidelbeertee werden 5–10 g Heidelbeerfrüchte zerdrückt und mit 1/4 Liter Wasser angesetzt. 10 Minuten kochen lassen, noch heiß abseihen und kalt trinken. Es empfiehlt sich, mehrmals täglich bis zum Abklingen der Durchfälle 1 Tasse frisch zubereiteten Tee kalt zu trinken.
Heidelbeerblätter-Tee: 1 Esslöffel getrockneter, zerkleinerter Blätter wird mit 1 Tasse kochend heißem Wasser übergossen. Der Aufguss muss 10 Minuten zugedeckt ziehen, bevor der Tee durchgesiebt und schluckweise getrunken wird. Täglich sollten davon 2–3 Tassen, über den Tag verteilt, getrunken werden. Dabei sollten Sie darauf achten, zu den Mahlzeiten etwa 1 Stunde Abstand zu halten. Trinken Sie also weder 1 Stunde vor noch nach der Mahlzeit den Heidelbeerblätter-Tee.

Wein: Für den Heidelbeerwein brauchen Sie 3–4 Hand voll Heidelbeeren in frischer oder getrockneter Form. Die Beeren werden mit einem Liter Kornbranntwein 2–3 Wochen angesetzt.

Sonstige Verwendung
Frischer Heidelbeersaft hat nicht nur ein köstlich-herbes Aroma, er beseitigt auch den oft unangenehmen Rauchermundgeruch.

Aufbewahrung
Ungewaschene Heidelbeeren halten im Kühlschrank bis zu einer Woche. Sie können auch so wie sie sind eingefroren werden. Auf einem großen Sieb oder Kuchenblech können Sie die Beeren im Freien von der Sonne geschützt trocknen. Heidelbeerblätter können hängend büschelweise oder einzeln, nachdem sie zuvor von Hand abgestreift worden sind, getrocknet werden.

Sammeltipp
Achten Sie darauf, die Blätter unbedingt vor der Fruchtreife zu sammeln, da der Heilstoff im Blatt, das Myrtillin, mit der Beerenreife verloren geht. Sie sind dann ohne nennenswerte Heilstoffe.

Gärtnertipp
Obwohl die meisten Kulturheidelbeeren sich selbst bestäuben, ist bei Fremdbefruchtung ein höherer Ertrag möglich. Deshalb ist es lohnend, gleich mehrere Sorten mit unterschiedlichen Erntezeiten zu pflanzen.

Küchentipp
In der Küche werden Heidelbeeren als klassischer Nachtisch im Blaubeer-Pie oder in Muffins verarbeitet. Beliebt ist

auch die Heidelbeermarmelade ebenso wie das Heidelbeerkompott. Als Sauce zubereitet, schmecken Heidelbeeren auch zu Wildgerichten. Außerdem schmecken frische Heidelbeeren hervorragend zu Speiseeis.

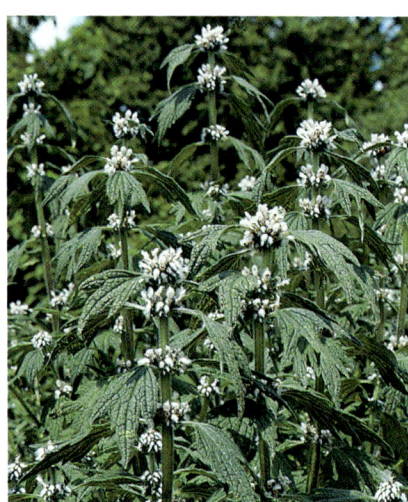

Herzgespann

(Leonurus cardiaca)

Erntezeit:	Juli–September
Familie:	Lippenblütler
Heimat:	Europa, Asien, Nordafrika

Bereits bei den Griechen war die herzstärkende Wirkung dieser Heilpflanze, die auch den volkstümlichen Namen Herzgold trägt, bekannt. Die aromatisch duftende, winterharte Staude schmückt sich von Juli bis September mit rosafarbenen Blüten. Die gestielten, leicht behaarten Blätter sind handförmig in 3–5 Lappen geteilt. In den Blattachseln des röhrenförmigen Stiels stehen die zahlreichen kleinen Blüten in Quirlen angeordnet. Die Pflanze wird etwa 80–120 cm hoch.

Standort
Die Pflanze bevorzugt sonnige bis halbschattige Standorte und wächst an Wegrändern, auf trockenen Weiden, Schuttplätzen und Brachland.

Anzucht/Pflege
Die Vermehrung dieses ausdauernden Krauts erfolgt im Frühjahr durch Aussaat oder Teilung. Die Pflanzen sollten später im Abstand von 30–40 cm gepflanzt werden. Der Standort sollte sonnig bis halbschattig sein und der Boden gut durchlässig.

Heilwirkung
Von der Pflanze wird der gesamte oberirdische Sproß einschließlich der grundständigen Blätter arzneilich verwendet. Entscheidende Inhaltsstoffe sind der Bitterstoff Leonurin, Gerbstoffe, Alkaloide und ätherisches Öl. Dem Herzgespann wird eine baldrianähnliche, beruhigende Wirkung zugeschrieben. Als Tee wird die Droge daher bei nervösen und funktionellen Herzbeschwerden, bei Angstzuständen, Blähungen und bei Beschwerden im Klimakterium verabreicht.

Zubereitung
Tee: Für den heißen Aufguss sollten Sie pro Tasse 1 Teelöffel der getrockneten, klein geschnittenen Droge nehmen. Der Tee sollte etwa 3 Minuten ziehen. Für einen guten Heilerfolg empfiehlt es sich, zweimal täglich 1 Tasse des Tees ungezuckert schluckweise vor den Mahlzeiten zu trinken.

Aufbewahrung
Das Heilkraut sollte hängend im Schatten getrocknet und vor Feuchtigkeit geschützt aufbewahrt werden.

Sammeltipp

Das ganze Kraut mit Blättern, Blüten und Stängel wird zur Blütezeit geerntet.

Gärtnertipp

Herzgespann eignet sich auch als Blattschmuckstaude für Mischkultur- oder Kräutergärten.

Heublumen

(Graminis flos, Flores Graminis)

Erntezeit:	Mai–August
Familie:	Unterschiedliche Familien
Heimat:	Mitteleuropa

Unter Heublumen versteht man nicht eine bestimmte Pflanze, sondern all jene Blütenteile, Samen, kleinere Blatt- und Stängelstücke, die bei der Heuernte anfallen und mit dem Heu zusammen getrocknet werden. Vor dem arzneilichen Gebrauch werden sie durch mehrfaches Sieben von groben Stängelteilen, feinem Staub, Sand und Erde befreit. Zum Schluss bleibt ein überwiegend aus getrockneten Blüten bestehendes Produkt übrig. Typische Bestandteile der Heublumenmischung sind etwa Wiesenschwingel, Quecke, Lorch, Butterblumen, Margeriten, Trespe, Wiesenknöterich, kleiner Wiesenkopf sowie Schafgarbe.

Standort

Heublumen gedeihen auf sonnigen Wiesen.

Anzucht/Pflege

Da man im eigenen Garten kaum eine derartige Vielfalt an Wiesenpflanzen anzubauen vermag, wie sie in der freien Natur vorkommt, erübrigt sich der Selbstanbau.

Heilwirkung

Die Inhaltsstoffe schwanken je nach Zusammensetzung, die Heilwirkung beruht auf den in den unterschiedlichen Pflanzen enthaltenen Flavonoiden, den Pflanzensäuren, dem Zucker, der Stärke und den Proteinen. In Spuren sind meist auch Gerbstoffe und ätherische Öle vorhanden. Heublumen werden in Form von Bädern oder als Heublumensäcke zur Linderung von rheumatischen Schmerzen und bei Erkältungserkrankungen empfohlen. Heublumensäcke kommen auch bei Hautleiden, Magen-, Darm-, Blasen- und Nierenleiden zum Einsatz. Wenn Sie unter Heuschnupfen leiden, sollten Sie bei der Anwendung vorsichtig sein, es kann zu heftigen allergischen Reaktionen kommen.

Zubereitung

Bad: Für ein Heublumenbad brauchen Sie 50 g getrocknete Grasblüten; diese werden mit 1 l kochendem Wasser übergossen. Das Ganze sollten Sie noch 1 Minute kochen lassen, durchsieben und mit 20 l heißem Wasser verdünnen.

Heublumensack: Diese müssen nicht mehr selbst hergestellt werden, sondern sind in mehreren Größen fertig in der Apotheke erhältlich.

Sonstige Verwendung

Heublumen eignen sich auch sehr gut zur Füllung von Duftkissen bzw. Schlafkissen, etwa in Verbindung mit Kamille, Hopfen und Lavendel.

Aufbewahrung

Heublumen sollten hängend und luftig in einem Baumwoll- oder Leinenkissenbezug aufbewahrt werden.

Sammeltipp

Heublumenmischungen können Sie an Wiesenrändern und Gräben in freier Natur fernab vom Straßenverkehr sammeln. Sie sollten sofort mit Bast gebündelt, hängend getrocknet und anschließend luftdicht aufbewahrt werden.

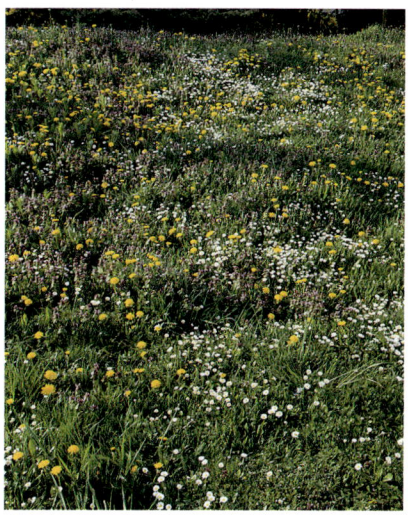

Heublumen

Himbeere

(Rubus idaeus)

Erntezeit:	Blätter und blühende Triebspitzen Mai/Juni, Beeren Juli/August
Familie:	Rosengewächs
Heimat:	Europa

Der stachelige Strauch erreicht eine Höhe von bis zu 2 m. Die gestielten Blätter sind drei- bis fünfzählig, gefiedert und an der Oberseite kahl; auf der Unterseite haben sie einen weißen filzigen Belag. Die Pflanze blüht von Mai bis Juni, die Blüten haben eine weiße Farbe. Die begehrten Beeren werden im Juli geerntet. Es gibt verschiedene Sorten, die hell- bis dunkelrote oder auch gelbe und fast schwarze Früchte hervorbringen.

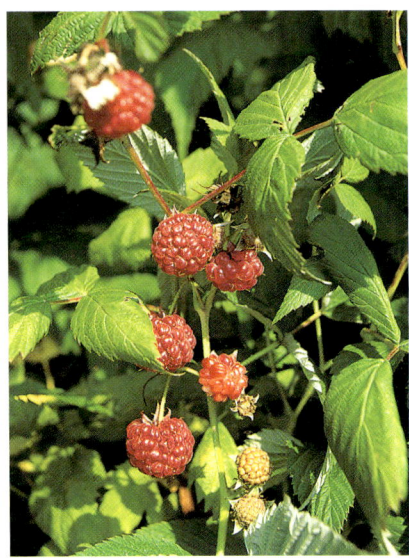

Himbeere

Standort
Die Pflanze bevorzugt einen sonnigen Standort und gedeiht besonders gut auf humosen Waldböden. In der freien Natur wachsen Himbeersträucher an Waldwegen, in Schneisen und zwischen lichten Schonungen. Im Garten bevorzugen Himbeeren warme, sonnige, windgeschützte Standorte.

Anzucht/Pflege
In Gärten wird die Himbeere wegen ihrer köstlichen Früchte gerne gezogen. Pflanzzeit ist für einmal tragende Sorten der Herbst, für zweimal tragende Sorten das Frühjahr. Der Boden muss vor dem Anpflanzen des Strauchs spatentief gelockert werden. Wenn Sie mehrere Sträucher pflanzen, müssen Sie auf ausreichende Abstände achten. Es wird so tief gepflanzt, dass die Wurzelknospen 5 cm hoch mit Erde bedeckt sind. Als Waldpflanze braucht die Himbeere einen sauren Boden mit einem pH-Wert von 5,5–6,5 sowie ganzjährige Bodenbedeckung mit Humus bildenden Stoffen wie Frischkompost, Grünabfällen oder Rindenhumus. Der Boden sollte stets locker, humusreich und unbedingt feucht sein.

Heilwirkung
Die wohl schmeckenden Früchte enthalten neben 60% Wasser Gerbstoffe, Pektin, Vitamin C sowie Spurenelemente, die Himbeerblätter Vitamin A und C, Gerbstoffe und organische Substanzen. Bei Fieber ist Himbeersaft, Himbeersirup oder Himbeeressig das ideale Getränk. Aus den Blättern lässt sich außerdem ein Tee zubereiten, der aufgrund seiner adstringierenden Wirkung bei Durchfall hilft und darüber hinaus entschlackend und entzündungshemmend wirkt.

Zubereitung
Himbeerblättertee: Geben Sie 2 Teelöffel Blätter in eine große Tasse und übergießen Sie diese mit 1/4 l kochendem Wasser. Den Tee 10 Minuten abgedeckt ziehen lassen, abseihen und in kleinen Schlucken, je nach Bedarf 2–3 Tassen täglich trinken. Ein wohl schmeckender Gesundheitstee für die ganze Familie besteht aus einer Mischung von Himbeer-, Erdbeer- und Brombeerblättern, Thymian, Rosmarin, Baldrian, Apfelschalen und Waldmeisterkraut. Kalt getrunken wirkt der Tee erfrischend, warm stärkt er Herz und Kreislauf, regt den Appetit an und steigert die Abwehrkräfte.

Sonstige Verwendung
Aus den Himbeeren lässt sich eine Packung herstellen, die glättend und nährend wirkt und für trockene, empfindliche Haut zu empfehlen ist. Zerdücken Sie dazu eine Hand voll Himbeeren und verühren Sie sie mit etwas gewöhnlicher Gesichtscreme, süßer Sahne und Bienenhonig zu einer streichfähigen Masse, die Sie auf das Gesicht auftragen.

Sammeltipp
Bereits beim Sammeln der Früchte sollten Sie darauf achten, dass die Beeren keine Maden enthalten.

Küchentipp
Himbeeren eignen sich für Marmeladen, Saft, Sirup, Essig, Likör, für den Rumtopf und die Bowle. Die Blätter der Himbeerstaude können als Zutat für Wildgemüse und Suppen verwendet werden.

Gärtnertipp
Die Himbeerruten müssen nach der Ernte sofort dicht am Boden abgeschnitten werden. Nach zehn Jahren ist der Boden himbeermüde, sodass die Fruchtentwicklung merklich nachlässt.

Hirtentäschel
(Capsella bursa)

Erntezeit:	Mai–September
Familie:	Kreuzblütler
Heimat:	Europa, Nordafrika

Die meist mehrjährige Pflanze erreicht eine Höhe von 40 cm, sie wächst aus einer spindelförmigen Wurzel. Das Hirtentäschel hat grundständige, gesägte Blätter, die eine Rosette bilden. Aus ihr erhebt sich der 30–40 cm hohe Stängel, der unscheinbare, weiße Blüten trägt. Den daraus entstehenden Früchten, einer kleinen herzförmigen Schote, verdankt die Pflanze ihren Namen.

Standort
Hirtentäschel gedeiht auf Wiesen, in Wäldern, Straßengräben, auf Weiden und Brachland. Die Pflanze liebt nährstoffreiche Böden und einen sonnigen Standort.

Anzucht/Pflege
Hirtentäschel lässt sich problemlos im Garten anbauen. Nach der Aussaat bedarf die anspruchslose Pflanze keiner besonderen Pflege.

Heilwirkung
Das blühende Kraut des Hirtentäschel, das arzneilich verwendet wird, weist viele wertvolle Heil- und Wirkstoffe auf, vor allem Cholin, Acetylcholin, Tyramin, Histamin, Gerbstoffe, Saponine, etwas ätherisches Öl und Vitamin C. Diese wirken gefäßverengend und blutstillend. Hirtentäschel wird entweder äußerlich angewendet, etwa bei stark blutenden Wunden durch Auflegen des zerdrückten Krauts, oder als Tee verabreicht, etwa nach dem Zahnziehen oder bei einer zu starken Periode.

Zubereitung
Tee: Nehmen Sie 2 Hand voll frisches oder getrocknetes Kraut pro Liter kochendem Wasser. Zugedeckt sollte diese Mischung eineinhalb Stunden ziehen. Sie sollten täglich 3–5 Tassen trinken.

Sonstige Verwendung
Im Frühjahr können Hirtentäschelblätter dem Salat zugefügt werden.

Aufbewahrung
Das gesammelte blühende Kraut wird im Schatten getrocknet, klein geschnitten und in dunklen Gläsern aufbewahrt.

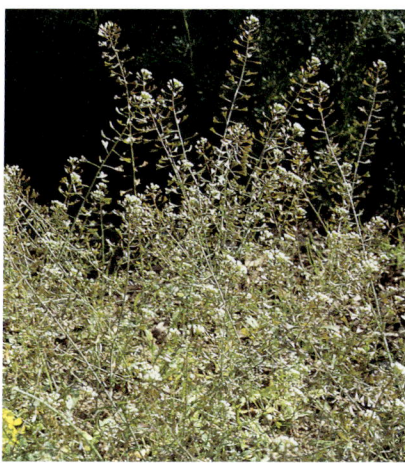
Hirtentäschel

Holunder
(Sambucus nigra)

Erntezeit:	Blätter ab April, Blüten Mai/Juni, Früchte Juli/August
Familie:	Geißblattgewächs
Heimat:	Europa, Asien, Nordamerika

Der bis zu 8 m hohe Holunderstrauch ist sehr wuchsfreudig. Die mittelgrünen gegenständigen Blätter sind unpaarig gefiedert und eiförmig. Die cremeweißen, duftenden Blüten erscheinen ab Juni und stehen in Trugdolden. Die kleinen runden Beerenfrüchte sind schwarzlila.

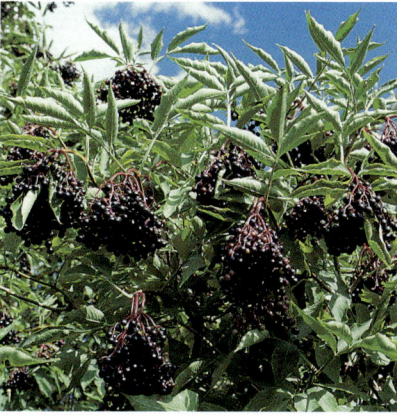
Holunder

Standort
Der schwarze Holunder wächst nur unterhalb von 1000 m Höhe. Die Pflanze ist schattenverträglich, kann aber auch sonnig stehen. Sie wächst an Wegrändern, in Wäldern und auf kahlen Flächen. Nasse Standorte verträgt die Pflanze nicht.

Anzucht/Pflege
Holunder gedeiht auch im Garten sehr gut und bedarf keiner besonderen Pflege. Wählen Sie einen halbschattigen Platz, und pflanzen Sie den kleinen Strauch, den Sie in der Baumschule bekommen, in humusreiche Erde und wässern Sie ihn gut. Zu üppig wachsende Zweige müssen im Herbst zurückgeschnitten werden.

Heilwirkung
Blätter, Blüten und Beeren des schwarzen Holunder haben heilende Wirkung bei vielen Erkrankungen. Blutreinigend und ideal für die Frühjahrskur sind die frisch getriebenen Blätter. Sie enthalten Sambunigrin, Amygdalin und Emulsin, das in Glykose, Bitteröl und Blausäure gespalten wird. Holunderblütentee, so heiß wie möglich getrunken, hilft bei Erkältungskrankheiten wie Husten, Schnupfen, Halsentzündung und Heiserkeit, außerdem bei Zahnschmerzen, Nervenschmerzen, Ohren- und Kopfschmerzen. Zur Gesundung trägt die schweißtreibende Wirkung bei. In den Blüten enthalten sind Glykoside, geringere Sambunigrinmengen als in den Blättern, ätherisches Öl, Flavonoide, Schleim, Gerbstoffe und Vitamin C. Die Blüten finden auch äußerlich Anwendung. Dämpfe von überbrühten

Holunderblüten erweichen und heilen Halsgeschwüre, sie helfen auch bei Ohrenleiden. Holunderblüten mit Kamille gemischt, in Säckchen abgefüllt und erwärmt auf die Wange gelegt lindern Zahnschmerzen. Eine Kur mit Holunderbeeren dient der Entwässerung des Gewebes. Die Beeren enthalten unter anderem Tyrosin, reichlich Vitamin A, B, und C, Gerbsäure, ätherisches Öl und Sambunigrin. Die getrockneten Holunderbeeren sind überdies ein gutes Mittel gegen Durchfall. Nur die schwarzen reifen Holunderbeeren sind zu verwenden, die unreifen Beeren enthalten Blausäure und sind giftig.

Zubereitung
Teeaufguss: Sie benötigen 2 Esslöffel getrocknete oder frische Holunderblüten, diese werden mit 1 Tasse kochendem Wasser überbrüht. 10 Minuten ziehen lassen, dann abseihen. Trinken Sie dreimal täglich 1–2 Tassen Tee. Der Tee darf nur in den vorgegebenen Mengen getrunken werden, sonst kann es zum Erbrechen kommen.

Sonstige Verwendung
Holunderblüten entfalten ihre heilkräftige Wirkung als kühlendes Blütenwasser, das bei Sonnenbrand auf die betroffenen Hautstellen aufgetragen wird. Auch in manchen Salben gegen Verbrennungen sind Holunderblüten enthalten.

Aufbewahrung
Getrocknete Blätter und Blüten werden in Dosen verschlossen aufbewahrt. Aus den Beeren wird mithilfe des Entsafters Saft hergestellt und in Flaschen abgefüllt.

Sammeltipp
Blüten und Beeren sollten Sie nach dem Sammeln gut ausschütteln, damit eventuelles Ungeziefer ausgeschüttelt wird.

Küchentipp
Aus den Holunderbeeren lässt sich köstliches Gelee, Konfitüre oder leckere Holunderbeerensuppe herstellen. Für Letztere brauchen Sie 2 Hände voll Holunderfrüchte, Zimt, Zitronenschale, Zucker, 1 Prise Salz, Speisestärke und einen Apfel. Früchte waschen, mit Zimt und der ungespritzten Zitronenschale in kochendes Wasser geben. Das Ganze durch ein Sieb passieren, den Saft mit Apfelstückchen, einer Prise Salz und Zucker aufkochen und mit Speisestärke binden. Köstlich sind auch mit Pfannkuchenteig umhüllte Holunderblüten, die im Ölbad schwimmend ausgebacken werden.

Gärtnertipp
In der biologischen Schädlingsbekämpfung spielt Holunder eine große Rolle. Ein kräftiger Tee, aus Holunderblättern bereitet, wirkt vorbeugend gegen Mehltau an Rosen und verschiedenen Schadinsekten.

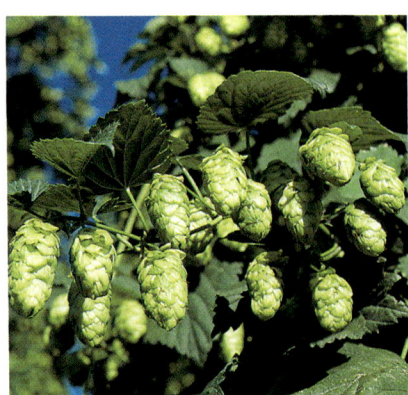

Hopfen

Hopfen
(Humulus lupulus)

Erntezeit:	August/September
Familie:	Hanfgewächs
Heimat:	Europa, Asien, Nordamerika

Der vor allem für die Herstellung von Bier bekannte Hopfen ist eine rechts drehende Schlingpflanze. Seine bis zu 6 m langen Stängel sind mit kleinen Klimmhaken besetzt und winden sich an anderen Gewächsen bzw. an Hopfenstangen empor. Seine Ranken und Blätter sind rau. Aus den weiblichen Blüten entwickeln sich die hellgrünen Fruchtzapfen.

Standort
Hopfen bevorzugt sonnige Plätze und gedeiht an Zäunen, Flußufern, Waldrändern und Gebüschen auf feuchten, humosen Böden. Die weiblichen Pflanzen werden zur Bierherstellung und für medizinische Zwecke kultiviert.

Anzucht/Pflege
Die Aussaat des Samens erfolgt im April. Hopfen braucht einen warmen, sonnigen Standort und einen fruchtbaren Boden.

Heilwirkung
Das aus dem Hopfenzapfen gewonnene Hopfenmehl, das Lupulin, enthält ätherisches Öl, Gerbstoffe, verschiedene Säuren, Cholin, Lupulit sowie Hopfenbittersäure. Die Pflanze wirkt beruhigend, antibiotisch, appetitanregend und kräftigt Magen und Darm. Empfehlenswert ist die Verabreichung von Tee bei Nervosität, Schlafstörungen, Blähungen, nervösen Darmleiden, Darmkrämpfen und

Wetterfühligkeit. Umschläge mit teegetränkten Tüchern helfen aufgrund des natürlichen Antibiotikums, das in der Pflanze enthalten ist, gegen Furunkel.

Zubereitung

Hopfentee: Überbrühen Sie 1–2 Teelöffel zerkleinerte Fruchtzapfen mit 1 Tasse kochendem Wasser. 10 Minuten ziehen lassen. Als Schlaftrunk sollte er vor dem Zubettgehen getrunken werden, ansonsten 1–3 Tassen über den Tag verteilt.

Sonstige Verwendung

Füllen Sie frische Hopfenblätter in ein Kopfkissen. Dieses wird Ihnen zu schnellem Schlaf verhelfen.

Aufbewahrung

Die Fruchtzapfen lassen sich an einem schattigen Ort gut trocknen. Das daraus gewonnene Hopfenmehl wird in dunklen Gefäßen aufbewahrt.

Sammeltipp

Achten Sie darauf, die weiblichen Früchte bei Reifebeginn zu sammeln, wenn sie noch nicht braun sind.

Küchentipp

Um das allgemeine Wohlbefinden zu steigern, sollten Sie im Frühling Hopfensprossen sammeln und damit Ihre Suppe würzen.

Huflattich

(Tussilago farfara)

Erntezeit:	Mai/Juni
Familie:	Korbblütler
Heimat:	Europa

Die bereits im zeitigen Frühjahr leuchtend gelb blühende Pflanze ist ein niedriges Kraut, das nur 20–30 cm hoch wird. Erst nach der Blütezeit treibt die Pflanze ihre herzförmigen Blätter, die auf der Unterseite mit einem weißen Haarfilz überzogen sind. Blüten und Blätter sind nie gleichzeitig zu sehen.

Standort

Huflattich wächst am Wegesrand, auf feuchten Äckern und Schuttplätzen. Er bevorzugt Lehm- und Kalkböden und einen sonnigen Standort.

Anzucht/Pflege

Oft findet sich der häufig als Unkraut bezeichnete Huflattich bereits im eigenen Garten. Wenn nicht, kann man ihn aus Samen ziehen. Wählen Sie für die Pflanze einen sonnigen Standort. Im Übrigen ist sie anspruchslos und bedarf keiner speziellen Pflege.

Heilwirkung

Huflattichblüten werden selten gesammelt, heilkräftiger sind die Blätter, sie enthalten Schleimstoffe, Flavonoide, Gerbstoffe, Insulin, Bitterstoffe und ätherisches Öl. Als Tee verabreicht ist Huflattich ein hervorragendes Mittel bei Erkältung der Atemwege, Heiserkeit und Brustverschleimung. Es wirkt schleimlösend, entzündungslindernd und hustenreizstillend. Sehr wirkungsvoll ist auch der frisch gepresste Saft der Blätter. Huflattich eignet sich auch für Inhalationen bei chronischer Bronchitis oder Atemnot infolge asthmatischer Beschwerden.

Zubereitung

Tee: Für den Tee werden 2 Teelöffel frische oder getrocknete Blätter mit einem 1/4 l Wasser zum Sieden gebracht, anschließend 10 Minuten ziehen lassen. Von dem abgeseihten Tee sollten Sie täglich 3 Tassen trinken. Je nach Geschmack kann man ihn mit Honig süßen.

Saft: Zur Herstellung des Safts verwenden Sie am besten einen Entsafter. Vom Saft sollten Sie dreimal täglich 1 Esslöffel einnehmen.

Sonstige Verwendung

Da die jungen Blätter einen hohen Vitamin-C-Gehalt aufweisen, kann man aus ihnen einen entschlackenden Frühjahrssalat zubereiten.

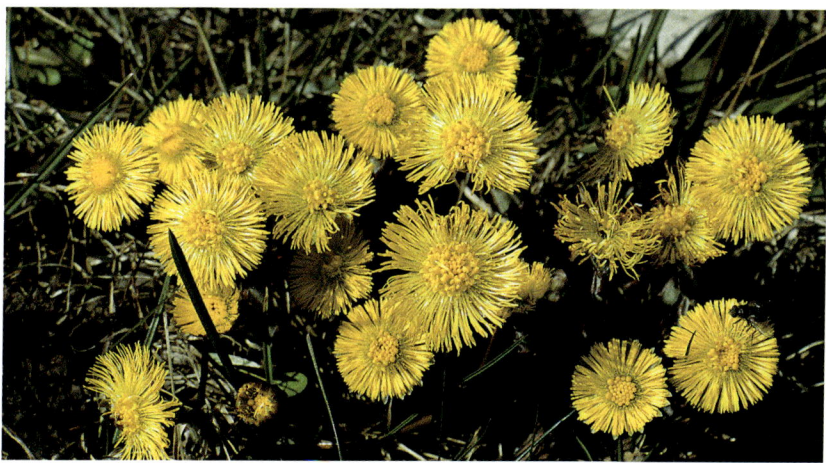

Huflattich

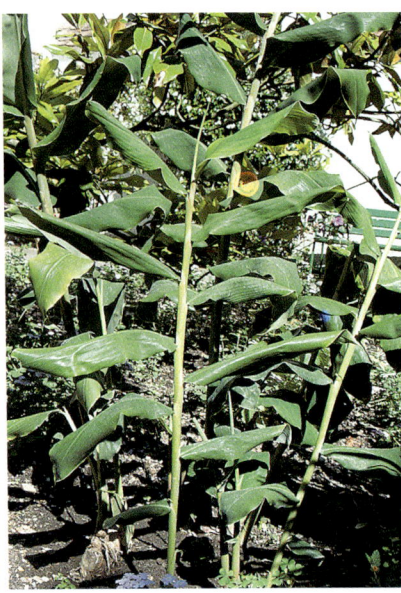

Ingwerwurzelstock

Ingwerwurzelstock

(Zingiberis rhizoma)

Erntezeit:	Februar/März
Familie:	Ingwergewächs
Heimat:	Asien, Afrika

Die exotische Pflanze hat eine süßlich duftende, scharf schmeckende Wurzelknolle mit einer gelblich grauen Oberfläche. Aus diesem knolligen Wurzelstock treiben 3–4 schilfartige Stängel, die meterhoch werden können und mit lanzettförmigen Blättern besetzt sind. Im Juni blüht die Pflanze, es erscheinen kleine gelbgrüne Blüten mit purpurfarbenen, gelbgefleckten und gestreiften Lippen.

Standort
Ingwer gedeiht in den hiesigen Breiten nur als Zimmerpflanze. Sie bevorzugt einen hellen, warmen Standort im Blumenfenster oder Wintergarten.

Anzucht/Pflege
Die Vermehrung erfolgt im Februar/März über den Wurzelstock. Sie brauchen dafür einen großen Blumentopf und ein Gemisch aus Moorbeet- und Lauberde. In den Sommermonaten muss der Ingwer gut feucht gehalten werden. Im Winter sollte die Pflanze nur gelegentlich gegossen werden.

Heilwirkung
Ingwer ist hierzulande hauptsächlich als Gewürz bekannt, wird aber in Indien seit Jahrtausenden auch als Heilpflanze genutzt. Arzneiliche Verwendung findet die frische oder getrocknete Wurzel, die neben Stärke ätherisches Öl und Scharfstoffe enthält. Ingwer ist ein probates Mittel bei Reisekrankheit, er fördert die Bildung von Speichel-, Magensaft- und Gallensekretion. Die Pflanze steigert überdies die Herzleistung und wirkt bei allgemeinen Verdauungsstörungen. Ingwer wird zumeist als Tee verabreicht.

Zubereitung
Tee: Für den Aufguss werden 2 g klein geschnittene, frische Ingwerwurzel mit 1 Tasse kochendem Wasser überbrüht; 5 Minuten ziehen lassen, danach abseihen.

Sonstige Verwendung
Ingwer findet als Würzmittel vielseitige Verwendung. Der brennende, würzig-scharfe Geschmack passt zu herzhaften, süßen und besonders süßsauren Speisen.

Aufbewahrung
Sie können die Wurzel 8 Wochen und länger in leicht feuchtem Sand aufbewahren. Wird der Wurzelstock offen in der Küche gelagert, trocknet er langsam ein und kann zerkleinert für Trockenaufgüsse verwendet werden.

Isländisches Moos

(Cetraria islandica)

Erntezeit:	April und Oktober
Familie:	Flechtengewächs
Heimat:	Mittel- und Nordeuropa, Island, Nordasien, Nordamerika

Die oliv- bis graugrüne, sparrig verzweigte Flechte wird kaum 10 cm hoch. Die bodendeckende Pflanze fühlt sich zwischen Heidekraut und Bergwachholder besonders wohl. Im Volksmund wird die Pflanze auch als Lungenmoos, Fiebermoos oder Rentierflechte bezeichnet.

Standort
Die Pflanze wächst auf Heideböden, in Nadel- und Gebirgswäldern zwischen Moosen und Gräsern. Sie bevorzugt leicht saure Böden.

Anzucht/Pflege
Isländisches Moos eignet sich nicht für den Anbau im eigenen Garten.

Heilwirkung
Isländisches Moos ist eine reizlindernde, hustenmindernde, schleimlösende und appetitanregende Heilpflanze. An Inhaltsstoffen weist sie Schleim, Bitterstoffe, Stärke, Kieselsäure und antibiotisch wirkende Substanzen auf. Verwendung findet die Pflanze bei Bronchial- und Lungenkatarrh, bei Magen- und Darmbeschwerden, etwa Stuhlträgheit oder Übelkeit. Sie wird zumeist als Tee verabreicht.

Zubereitung
Tee: In klein geschnittener Form wird die getrocknete Flechte zu Tee weiterverarbeitet. Zur Appetitanregung

sollten Sie 1 Esslöffel der Droge auf 2 Tassen Wasser rechnen. Kurz aufkochen und 10 Minuten ziehen lassen. Teeauszug: 1 Esslöffel getrocknetes Isländisches Moos wird 8 Stunden in kaltem Wasser eingeweicht, anschließend mit 1 Tasse kochendem Wasser überbrüht. Dann wird die gesamte Flüssigkeit abgegossen und erneut mit 1 l Wasser aufgefüllt. Das Ganze zum Kochen bringen und bis zur Hälfte einkochen. Der gewonnene Tee sollte den ganzen Tag über getrunken werden, er wirkt auswurffördernd und schleimlösend.

 ## Sonstige Verwendung
In seiner Heimat Island wird aus dem bewährten Nährkraut Brot gebacken. Die Pflanze enthält immerhin 70% Stärkemehl.

 ## Aufbewahrung
Die getrocknete Pflanze sollte vor Feuchtigkeit geschützt aufbewahrt werden.

 ## Sammeltipp
Im Frühjahr bzw. Herbst wird die ganze Pflanze geerntet. Man sammelt sie nur bei trockenem Wetter. Alte, bereits braune Flechten sind unbrauchbar.

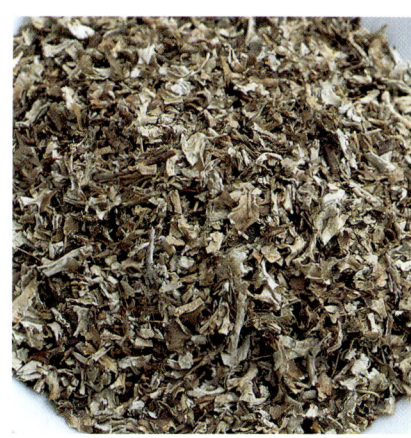

Getrocknetes Islandmoos

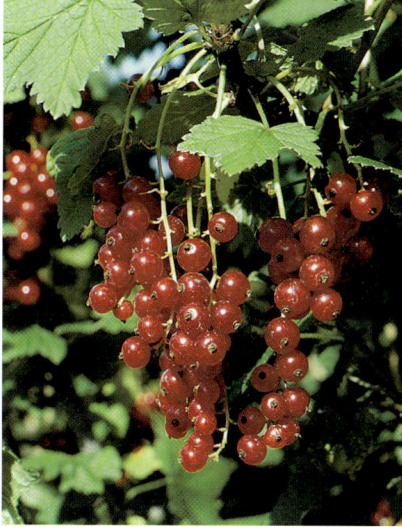

Johannisbeere

Johannisbeere

(Ribes nigrum)

Erntezeit:	Blätter Juni, Beeren Juli/August
Familie:	Steinbrechgewächs
Heimat:	Europa, Asien, Amerika

Der stachellose aufrechte Strauch hat einen intensiven Geruch, er kann bis zu 2 m hoch werden. Seine sattgrünen, drei- bis fünflappigen, grob gezähnten Blätter sind an der Unterseite mit kleinen Duftdrüsen versehen. Die Pflanze blüht weiß-grünlich. Die Beeren sind tiefschwarz und weisen Reste des vertrockneten Kelchs auf.

 ## Standort
Die Johannisbeere liebt einen feuchten Standort und nicht allzu viel Sonne. Sie wächst bevorzugt an Ufern und in Auenwäldern.

 ## Anzucht/Pflege
Die Johannisbeere gedeiht auch gut in Gärten. Pflanzen Sie einen kleinen Strauch, den Sie in der Baumschule

erstehen, an einen halbschattigen Standort. Schweren Böden sollten Sie Sand beimischen. Die Vermehrung erfolgt durch Anhäufeln. Sobald die Blätter fallen, wird der Strauch ganz oder teilweise bis auf 10 cm über dem Boden zurückgeschnitten. Im darauf folgenden Frühjahr bilden sich zahlreiche Jungtriebe, die Sie im Juni/Juli anhäufeln, damit sie Wurzeln schlagen. Im Herbst wird dann vorsichtig abgehäufelt. Durch Abriss gewinnen Sie die Jungpflanzen. Düngen sollten Sie mit einem Volldünger, im Februar/März zum ersten Mal, nach der Ernte ein weiteres Mal.

 ## Heilwirkung
Die wohl schmeckenden schwarzen Beeren enthalten Vitamin C, Pektin, Zucker, Apfelsäure, Zitronensäure und Farbstoff. Sie wirken blutreinigend, krampflösend, harntreibend und stopfend. Zu Sirup verarbeitet sind die Früchte bei Keuchhusten, Lungenentzündung, Nierenleiden, Kolikschmerzen und Durchfallerkrankungen zu empfehlen. Johannisbeersaft ist ein hervorragendes Mittel, um den Winter ohne Erkältungen durchzustehen. Die Blätter weisen an Wirkstoffen ätherisches Öl und Gerbstoffe auf. Als Aufguss oder Tee helfen sie bei Gicht, Rheuma, Magenkatarrh, Durchfall und Arterienverkalkung. Das Gurgeln mit Tee ist bei Entzündungen des Mund- und Rachenraums angesagt.

 ## Zubereitung
Tee: Für den wirkungsvollen Johannisblättertee brauchen Sie 1 Esslöffel getrocknete, zerkleinerte Blätter, die mit 1 Tasse Wasser überbrüht

werden. Lassen Sie das Ganze 5 Minuten ziehen, seihen Sie die Flüssigkeit ab und trinken Sie von dem Tee ungezuckert 2–3 Tassen täglich.

Sonstige Verwendung

Die Früchte lassen sich zu köstlichen Marmeladen verarbeiten, die nicht nur lecker schmecken, sondern auch wesentlich zu Ihrer Gesunderhaltung beitragen.

Aufbewahrung

Johannisbeerblätter müssen im Schatten getrocknet werden, damit die Wirkstoffe erhalten bleiben. Dann werden sie in Dosen oder Gläsern aufbewahrt.

Gärtnertipp

Schnittabfälle der Schwarzen Johannisbeere eignen sich geschreddert zum Mulchen.

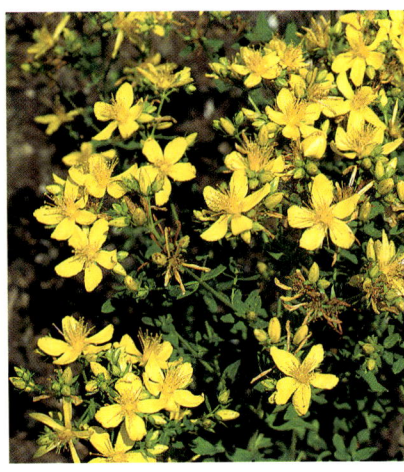

Johanniskraut

Johanniskraut

(Hypericum perforatum)

Erntezeit:	Juli/August
Familie:	Johanniskrautgewächs
Heimat:	Europa, Asien

Die im Volksmund auch Herrgottsblut, Elfenblut oder Frauenkraut genannte Pflanze hat gelbe bis goldgelbe Blüten, die wie ein Strauß in Scheindolden stehen. Auf den ganzrandigen, eiförmigen bis elliptischen Blättern wie auch auf den Kelchblättern befinden sich schwarze Drüsen. Beim Zerquetschen tritt aus diesen Drüsen ein blutroter Saft, der die Finger bei der Berührung blauviolett färbt.

Standort

Die weit verbreitete anspruchslose Pflanze gedeiht auf trockenen Böden in sonniger Lage, etwa an Felshängen, auf trockenen Wiesen und in lichten Wäldern.

Anzucht/Pflege

Johanniskraut lässt sich auch im Garten anbauen. Besorgen Sie sich eine Pflanze in der freien Natur oder in der Gärtnerei; diese siedeln Sie auf nährstoffarmem, trockenem Boden in sonniger Lage an. Johanniskraut ist eine beständige Pflanze, die keine spezielle Pflege und kein Düngen braucht.

Heilwirkung

Für medizinische Zwecke wird das blühende Kraut verwendet. Die Inhaltsstoffe sind Hypericin, Gerbstoffe, Bitterstoff, Kohlenhydrate, Harz, ätherisches Öl, Glykosid und Pektine. Johanniskraut ist vor allem als hervorragendes Nervenmittel bekannt. Morgens eine Tasse Johanniskrauttee bringt Stärkung für den Tag, abends eine Tasse Tee beruhigt und bewirkt einen erquickenden Schlaf. Johanniskraut hilft außerdem gegen Durchfall, Blutungen und Nierenleiden. Auch bei Leberstörungen und Gallenblasenentzündung ist der Tee sehr zu empfehlen. Nicht nur als Tee, sondern

auch als Öl hat sich Johanniskraut bewährt, das, äußerlich angewendet, bei schmerzenden Wunden, Verbrennungen und Hautgeschwüren Linderung bringt. Innerlich verabreicht hilft es bei Leibschmerzen, Koliken und Darmentzündung. Bei Gliederzittern und Rheumatismus ist die Johanniskrauttinktur zu empfehlen. Vorsicht: Die Verwendung von Johanniskraut macht empfindlich gegen Sonne.

Zubereitung

Tee: 3 Teelöffel Johanniskraut werden mit 1/4 l kochendem Wasser übergossen. 10 Minuten ziehen lassen und abseihen. Vom Tee können Sie bis zu 3 Tassen täglich trinken.
Öl: Zur Herstellung des Johanniskrautöls brauchen Sie 25 g frische Blüten und 1/2 l Ölivenöl; beides wird in einer verschlossenen Flasche für 14 Tage an einen sonnigen Platz gestellt, alte Blüten stets abseihen und mit neuen auffüllen, bis sich eine tiefrote Farbe zeigt. Dosieren Sie etwa 10–15 Tropfen auf 1 Teelöffel Wasser.
Tinktur: Dazu brauchen Sie 2 Hand voll frische Blüten, die in 1 l Branntwein 3 Wochen lang angesetzt werden.

Aufbewahrung

Das Johanniskrautöl und die Tinktur müssen lichtgeschützt, in einer dunkel getönten Flasche aufbewahrt werden. Das getrocknete Kraut verwahren Sie in Dosen oder Gläsern.

Gärtnertipp

Johanniskraut ist ein idealer Bodendecker. Die bescheidene Pflanze, die keine Ansprüche an den Boden stellt, eignet sich außerdem zur Begrünung kahler Flächen.

Kamille
(Matricaria chamomilla)

Erntezeit:	Juni–August
Familie:	Korbblütler
Heimat:	Europa

Schon im alten Ägypten galt die Kamille als wichtiges Heilmittel und wurde wegen ihres ätherischen Öls geschätzt. Die einjährige, bis zu 60 cm hohe Pflanze hat einen verzweigten Stängel, an dessen Enden die einzelnen Blütenköpfchen stehen. Die Blätter sind zart gefiedert, die kleinen, aromatisch duftenden Blüten ähneln denen des Gänseblümchens und bestehen aus einem Kranz weißer Zungenblüten, die den gelben Blütenboden umgeben. Es gibt nur wenige Heilpflanzen, die so bekannt und vielseitig verwendbar sind wie Kamille.

Standort
Die auf Wiesen, Feldern, Schutthalden oder in Straßengräben wachsende Kamille liebt es trocken und sonnig.

Anzucht/Pflege
Gesät wird im Frühjahr auf vorbereiteten, aufgelockerten Boden. Wichtig ist das Feuchthalten während der Keimphase. Da nur die Blütenköpfe die begehrten, wertvollen Inhaltsstoffe haben, brauchen Sie eine beträchtliche Anzahl an Pflanzen. Die einjährige Pflanze vermehrt sich durch Selbstaussaat; sie ist sehr anspruchslos und braucht keine besondere Pflege.

Heilwirkung
Die Pflanze enthält unter anderem ätherische Öle, Bitterstoffe, Glykoside, Schleimstoffe und Cumarinderivate.

Sie wirkt entzündungshemmend, krampfstillend, verdauungsfördernd und beruhigend. Das aromatische Öl der Kamille wird zur Besänftigung des Nervensystems eingesetzt. Altbewährt ist das Dampfbad mit Kamillenblüten zur Behandlung von Erkältungskrankheiten. Kamillentee wirkt beruhigend, hilft bei Verdauungsstörungen und lindert Magenschmerzen. Auf den Darm wirkt Kamillentee gärungswidrig, entgiftend und krampfstillend. Augenentzündungen können mit teegetränkten Kompressen behandelt werden. Auch als Mundspülung hat sich die Kamille bewährt, sie hilft etwa bei Zahnfleischentzündungen und Entzündungen im Mund- und Rachenraum. Heiße Kamillenbäder bringen Linderung bei Hautentzündungen und schmerzenden Wunden.

Zubereitung
Kamillentee: Überbrühen Sie 1 Teelöffel getrocknete Blüten oder 5 frische Blüten mit 1 Tassse kochendem Wasser. 10 Minuten ziehen lassen, dann abseihen. Davon mehrmals täglich 1–2 Tassen trinken. Vor dem Essen getrunken, wirkt der Kamillentee verdauungsfördernd, lindert Magenkrämpfe und fördert den Schlaf.
Dampfbad: Bei Schnupfen hilft das Inhalieren mit heißen Kamillendämpfen. Auf 1 l Wasser gibt man 1 Hand voll Blüten.
Kamillenbad: Für ein schmerzlinderndes Vollbad mit Kamille brauchen Sie 1 Pfund Blüten; diese werden in 5 l Wasser aufgekocht; lassen Sie die Mischung dann noch 10 Minuten ziehen, bevor Sie sie abseihen und dem Badewasser zusetzen.

Sonstige Verwendung
Blondem Haar gibt ein Kamillenaufguss den begehrten Glanz. Eine Spülung mit Kamille wirkt außerdem haarbodenstärkend. Auch zum Färben eignet sich die Kamille. Das getrocknete Kraut samt Blüten erzeugt einen hellgelben, intensiven Ton.

Aufbewahrung
Nach der Ernte wird die Kamille im Schatten auf Zeitungspapier getrocknet. Zur Lagerung müssen die Blüten unbedingt vor Licht geschützt in grünen oder braunen Gläsern, dicht verschlossen aufbewahrt werden.

Sammeltipp
Die Blüten sollten bei Sonne und trockenem Wetter geerntet werden.

Küchentipp
Kamillenhonig ist nicht nur ein köstlicher Brotaufstrich, sondern auch ein probates Heilmittel bei Verschleimung oder Bronchitis. So wird er hergestellt: Die getrockneten Kamillenblüten zu Pulver zerreiben und gut mit Waldhonig mischen. Nehmen Sie etwa drei Wochen lang morgens und abends jeweils einen Teelöffel ein.

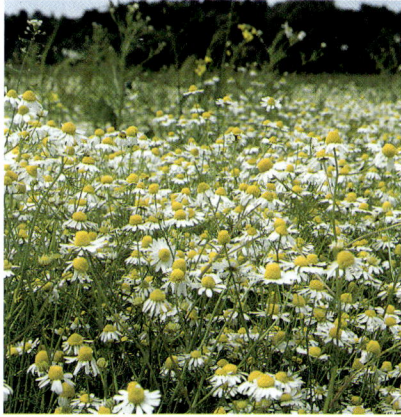

Kamille

Kapuzinerkresse

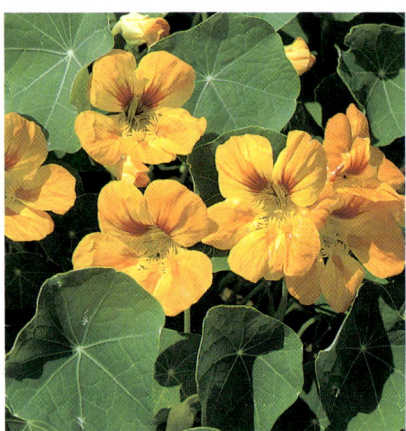

Kapuzinerkresse

Kapuzinerkresse
(Tropaeolum majus)

Erntezeit:	Blüte von Juni–Oktober, Blätter ab Mai
Familie:	Kapuzinerkresse-gewächs
Heimat:	Peru

Die rankende Kapuzinerkresse ist eine attraktive, einjährige Schlingpflanze, die bevorzugt an warmen, geschützten Standorten gedeiht. Die reich blühende Pflanze wächst schnell und üppig mit zierlicher Belaubung. Die Kapuzinerkresse berankt Außenwände und verwandelt unschöne Mauern in eine farbenfrohe Sommerhecke. Sie kann bis zu 2 m lange Triebe entwickeln, die 25–30 cm hohe Büsche bilden. Die Blütenfarben variieren zwischen Gelb, Orange, Lachsrosa, Rot bis Feuerrot. In reizvollem Kontrast dazu stehen die schildförmigen Blätter. Kapuzinerkresse zählt zu den wenigen Arzneipflanzen, die auch auf dem Balkon gezogen werden können.

Standort

Die Pflanze steht gerne warm sonnig und geschützt. Bei zu wenig Licht bildet die Pflanze viele Blätter, aber kaum Blüten. Kapuzinerkresse bevorzugt lehmig-sandige, magere Böden.

Anzucht/Pflege

Für den Anbau im Garten wird der Samen ab Ende April an Ort und Stelle ausgesät. Der üppige Blüher braucht eine lehmig-sandige Garten- oder Einheitserde. Ist der Boden zu nährstoffreich, dann bilden die Pflanzen vermehrt Blätter anstelle der erhofften Blüten. Die Pflanze verlangt nach einer reichlichen Wasserversorgung, sollte aber nur alle 2 Monate mit einem phosphorbetonten Dünger versorgt werden.

Heilwirkung

Inhaltsstoffe sind Senfölglykosid, Glucotropaeolin, ätherisches Öl, Pektinstoffe und Harze. Aus Blüten und Blättern der Kapuzinerkresse wird Tee und Saft hergestellt, die blutreinigend, harntreibend, kopfhautstärkend, wundenheilend und fiebersenkend wirken. Grippe, Erkältungen der Atemwege, Nieren- und Blaseninfektionen können erfolgreich mit Kapuzinerkresse behandelt werden. Auch die Samen finden arzneiliche Verwendung. Die Pflanze enthält beträchtliche Mengen an Vitamin C und ein gut verträgliches Antibiotikum, das die natürliche Darmflora intakt lässt. Ferner wirkt sie leicht abführend und garantiert eine gute Verdauung.

Zubereitung

Tee: Für den Tee brauchen Sie 1 Hand voll Blumenknospen, Blüten oder Samenkörner pro Liter Wasser. Diese werden mit dem kochenden Wasser überbrüht; den Teeaufguss 10 Minuten ziehen lassen und täglich davon 2–3 Tassen trinken.

Frischer Saft: Zur Behandlung bei Bronchitis, Asthma, Emphysemen werden mit dem Entsafter aus Blättern und Blüten 2 Esslöffel frischer Saft gepresst und mit einer Tasse Milch zwischen den beiden Hauptmahlzeiten getrunken.

Sonstige Verwendung

Die Kapuzinerkresse ist auch häufig Bestandteil von Haarwaschmitteln. Kapuzinersaft ist reich an Schwefel und stärkt das Haar.

Aufbewahrung

Die Pflanzenbestandteile werden in der Regel frisch verwendet. Die Blütenknospen und die runden Samenkörner können Sie jedoch wie Kapern in Essig, Salzwasser und Öl einlegen.

Küchentipp

Nicht nur die Blüten der Kapuzinerkresse können mit Quark gefüllt und als Appetithappen verzehrt werden, auch die Blätter mit ihrem leicht pfeffrigen Geschmack schmecken etwa in der Kartoffelsuppe angenehm würzig und appetitanregend.

Gärtnertipp

Kapuzinerkresse schützt die Nachbarpflanzen vor Schädlingen. Ihre Blüten locken die Schwebfliege an, die sich bevorzugt von den schädlichen Blattläusen ernährt.

Kerbel
(Anthriscus cerefolium)

Erntezeit:	April/Mai
Familie:	Doldenblütler
Heimat:	Südeuropa, Westasien

Die einjährige Pflanze wird 30–60 cm hoch. Der Kerbel hat gefiederte, hellgrüne Blätter mit einer behaarten Unterseite. Im Juni/Juli tragen die drei- bis fünfstrahligen Dolden kleine, weiße Blüten, aus denen später kümmelartige schwarze Früchte entstehen. Kerbel gibt es, wie die Petersilie, in glatter und krausblättriger Form. Als Gewürz sind beide gleichwertig.

Standort
Kerbel wächst in sonniger bis halbschattiger Lage, vorzugsweise auf feuchten, humusreichen Böden.

Anzucht/Pflege
Die Anzucht erfolgt durch Aussaat im Frühjahr; Kerbel sollte alle 3 Wochen nachgesät werden, sodass man laufend frisch ernten kann. Die letzte Aussaat muss spätestens im September erfolgen. Die Pflanze schießt leicht, deshalb sollten Sie die Triebspitzen des Kerbels bei 15 cm Pflanzenhöhe ernten. Nach 3–4 Wochen kann abermals geerntet werden. Das anspruchslose, robuste Kraut bedarf keiner besonderen Pflege, sollte jedoch regelmäßig bewässert werden.

Heilwirkung
In der Medizin galt Kerbel, der einen großen Anteil an ätherischen Ölen und Bitterstoffen aufweist, schon immer als Heilmittel bei Bindehaut- und anderen Augenentzündungen. Eine mit Kerbelabsud getränkte Kompresse verschafft den Augen Linderung und strafft die von Sonne und Staub gereizten Lider. Die Augen sollten während der Behandlungsdauer geschlossen bleiben, damit die Flüssigkeit nicht ins Augeninnere dringt. Kerbel wirkt darüber hinaus wasser- und schweißtreibend, blutreinigend und wundheilend. Der ausgepresste Saft der Pflanze kann als Frühjahrskur zur Anregung des Stoffwechsels getrunken werden.

Zubereitung
Kerbelsaft: Die frisch geernteten Blätter werden mit einem Entsafter ausgepresst; der Saft sollte sehr rasch verbraucht werden.

Sonstige Verwendung
Kerbel ist aromatischer als Petersilie, daher schmecken auch Suppen und Saucen mit frischem Kerbel besonders gut. Der Anis ähnliche, etwas süßliche Geschmack der Pflanze ist beliebt in Frühlingssuppen und Saucen sowie für die Zubereitung von Kräuterquark und Kräuterbutter. Als Gewürz wird hauptsächlich das frische, grüne Blatt verwendet.

Aufbewahrung
Klein geschnittener Kerbel kann portionsweise eingefroren werden. Beim Trocknen verliert er sein Aroma fast vollständig.

Sammeltipp
Kerbel muss im Mai vor der Blüte geerntet werden, solange die Pflanze noch zart und das Aroma voll entwickelt ist.

Küchentipp
Kerbel darf nicht mitgekocht werden; nach dem Pflücken muss er sofort verarbeitet und dann umgehend verspeist werden.

Gärtnertipp
Kerbel, im Salatbeet gepflanzt, vertreibt lästige Blattläuse, Ameisen sowie Schnecken und wirkt überdies gegen Mehltau.

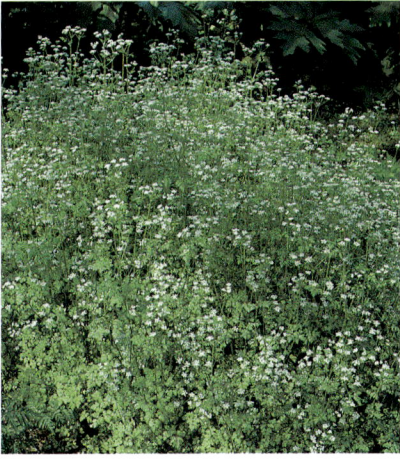
Kerbel

Klette
(Arctium lappa)

Erntezeit:	Frühjahr
Familie:	Korbblütler
Heimat:	Europa, Asien

Wer kennt sie nicht aus der Kinderzeit: die distelartigen Fruchtköpfe, die mit ihren feinen Stacheln überall haften? Die zweijährige Klette hat einen sehr markant gerillten Stängel und große gestielte Blätter, sie kann 30–180 cm hoch werden. Im Juli/August entwickeln sich rotviolette kugelige Blütenköpfe. Die Klette weist etwa 1 m lange Wurzeln auf.

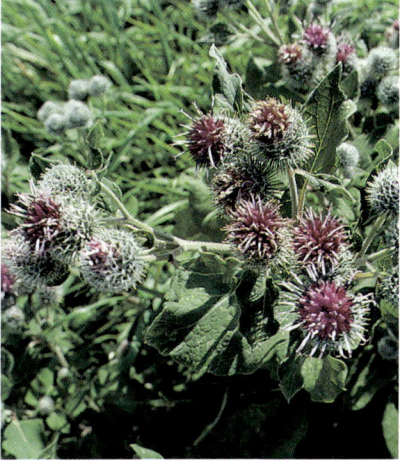
Klette

Knoblauch

Standort
Die Klette liebt sehr sonnige Standorte und bevorzugt schwere, stickstoffreiche Böden. Sie wächst an Wegrändern, Bergwiesen, Lichtungen, vorzugsweise in der Nähe von menschlichen Siedlungen.

Anzucht/Pflege
Die Klette eignet sich nicht für den Anbau im eigenen Garten.

Heilwirkung
Die Klette, von der nur die Wurzel arzneilich verwendet wird, enthält ätherische Öle und bis zu 45% Insulin, des weiteren Gerbstoff, Sitosterin, Harz und Glykosid. Die Heilpflanze findet vor allem bei unreiner Haut Anwendung. Sie gilt als hervorragendes Blutreinigungsmittel; außerdem wirkt sie harn- und schweißtreibend. Das Klettenwurzelöl ist ein hervorragendes Haarpflegemittel, es hat überdies auch antibiotische Wirkung. Klettentee hilft bei Gelenkrheuma, Leber- und Gallestörungen.

Zubereitung
Klettentee: Für den Tee 1 gehäuften Teelöffel der zerkleinerten Wurzel mehrere Stunden im Wasser einweichen, dann durch ein Teesieb abgießen. Vor dem Genuss den Tee erwärmen.

Sonstige Verwendung
Klette gilt auch als probates Haarwuchsmittel. Vermischen Sie zwei Hand voll klein geschnittene Klettenwurzeln mit einer Hand voll zerkleinerter Brennnessel und konservieren Sie diese in 1/2 l Rum. Das Gemisch wird gründlich in die Kopfhaut einmassiert und stoppt den Haarausfall.

Aufbewahrung
Reinigen Sie die Wurzeln sehr sorgfältig und setzen Sie sie lange zum Trocknen der Sonne aus. Nach dem Trocknungsvorgang werden sie in einem Gefäß gut verschlossen aufbewahrt, um Insektenbefall vorzubeugen. Die Aufbewahrungszeit ist auf längstens 3 Monate begrenzt.

Küchentipp
Die jungen Maitriebe eignen sich als Wildgemüse. Aus der Wurzel der Klette wird in der Diätküche ein schmackhaftes Gemüse für Zuckerkranke zubereitet.

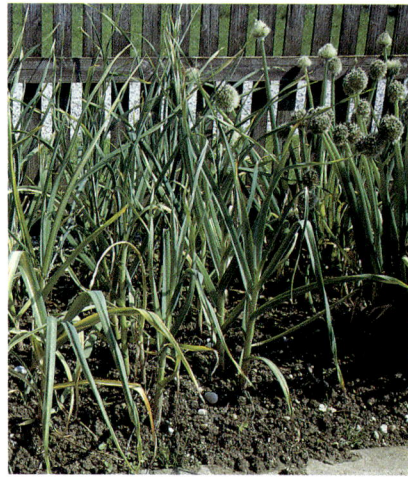

Knoblauch

Knoblauch

(Allium sativum)

Erntezeit:	August
Familie:	Liliengewächs
Heimat:	Vorder- und Südasien

Der winterharte, mehrjährige Knoblauch besitzt lange, schmale, aromatisch duftende Blätter und wird bis zu 60 cm hoch. Die Blüten sind weiß und erscheinen erst im zweiten Jahr.

Standort
Knoblauch braucht einen sonnigen, windgeschützten Standort. Ständige Nässe verträgt er nicht. Die Pflanze bevorzugt lockere und nährstoffreiche Böden.

Anzucht/Pflege
Der Anbau kann auch im eigenen Garten erfolgen. Dazu werden von frischen Knoblauchzwiebeln die kleinen, äußeren Zehen vorsichtig abgetrennt und mit ausreichendem Abstand (30 x 15 cm) 3 cm tief in den Boden gesteckt. Die beste Pflanzzeit ist neben dem Frühjahr die erste Oktoberhälfte. Geerntet wird, sobald das Knoblauchlaub welkt, gleichzeitig sollten Knoblauchzehen nachgesteckt werden. Die Pflege der Knoblauchpflanze beschränkt sich darauf, den Boden locker zu halten.

Heilwirkung
Vom Knoblauch wird für Heilzwecke nur die Zwiebel verwendet. Diese besteht aus mehreren Zehen, die von einem weißen Häutchen umgeben sind. Knoblauch enthält Vitamin A, B und C, außerdem eine hohe Konzentration an antibiotisch wirkenden, ätherischen Ölen. Die Pflanze wirkt fiebersenkend, blutreinigend, verdauungs- und durchblutungsfördernd und senkt den Blutdruck. Knoblauch reguliert die Herz-, Leber- und Gallentätigkeit und stärkt die körpereigenen Abwehrkräfte. Weitere Anwendungsgebiete sind die Behandlung von Mitessern und Hautunreinheiten. Frisch gepresster Knoblauchsaft wirkt auch bei Fußpilz. Auch als Gegenmittel bei Schlangenbissen wird Knoblauchsaft eingesetzt.

Zubereitung

Kaltansatz: 250 g geschälte Knoblauchzehen werden in 1 l Alkohol in einem großen Einmachglas mit Deckel angesetzt. Für etwa 2 Wochen bleibt der Ansatz an einem warmen Ort stehen, wobei er gelegentlich umgerührt wird. Nach Ablauf der 14 Tage wird die Flüssigkeit durchgesiebt und steht zur Einnahme zur Verfügung. 12 Tropfen sollten dreimal täglich stets vor den Mahlzeiten eingenommen werden.

Sonstige Verwendung

Wackelnde Zähne sollen wieder fest werden, wenn das Zahnfleisch ein- bis zweimal täglich mit einer zerdrückten frischen Knoblauchzehe eingerieben wird.

Aufbewahrung

Knoblauchzwiebeln können sich luftig aufgehängt über Monate halten.

Sammeltipp

Ernten Sie die Früchte vor der Vollreife, da sie sonst leicht abfallen.

Küchentipp

In sehr vielen Landesküchen ist Knoblauch ein unentbehrliches Würzmittel. Er passt zu zahlreichen Fleisch-, Fisch- und Gemüsegerichten. Durch das Kochen verliert er seine beißende Schärfe.

Gärtnertipp

Knoblauch ist bestens geeignet, um vereinzelt zwischen Rosen zu wachsen, er hat sich hier zur biologischen Abwehr von Schädlingen, insbesondere von Blattläusen bewährt. Knoblauch schützt darüber hinaus vor Insekten und Pilzbefall. Auch für viele andere Pflanzen, wie etwa Erdbeeren, Salate, Möhren, Tomaten, Schwarzwurzeln, Gurken, Obstbäume oder Beerenobststräucher ist er aus diesem Grund ein idealer Partner. Himbeeren und Erdbeeren schützt er gegen Grauschimmel.

Königskerze

(Verbascum officinalis)

Erntezeit	Juli– September
Familie:	Braunwurzgewächs
Heimat:	Europa, Kaukasus, Nordwestafrika

Die auch unter den Namen Fackelkraut, Himmelkraut oder Wollblume bekannte Königskerze kann über 2 m Höhe erreichen. Die zweijährige Pflanze bildet im ersten Jahr nur eine Grundrosette mit behaarten Blättern aus. Im Folgejahr erscheint zwischen Juli und August der zumeist über 2 m lange Blütentrieb. Seine radförmigen, gelben, großen Blüten stehen in Scheinähren. Fast majestätisch wirken diese herrlichen Blütenstände. Die spätere Frucht ist eine eiförmige Kapsel mit vielen Samenkörnern.

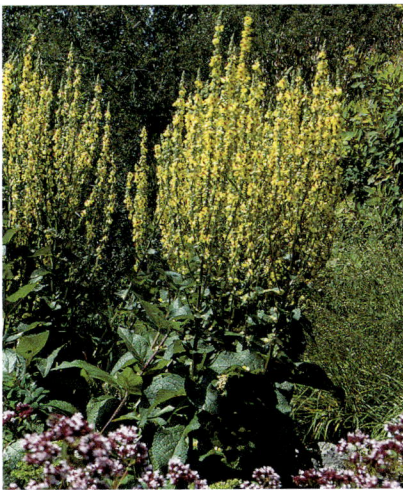
Königskerze

Standort

Die Königskerze wächst vorzugsweise an steinigen, trockenen, sonnigen Stellen am Rand von Schuttplätzen oder an Waldrändern. Sie braucht Schutz vor Kälte und Nässe. Der Boden sollte nährstoffreich und kalkhaltig sein.

Anzucht/Pflege

Die Vermehrung erfolgt durch Wurzelstecklinge oder Aussaat. Die Samen werden ab April an Ort und Stelle ausgesät. Später sät sich die Königskerze von selbst im Garten aus. Pflegeaufwand haben Sie mit der Königskerze nicht, Trockenperioden übersteht sie problemlos.

Heilwirkung

Bekannt ist die Königskerze für ihre Heilkräfte bei Bronchialkatarrh, Heiserkeit, Asthma, überstrapazierten Stimmbändern, Rachen- und Halsentzündungen. Die Droge wirkt reizlindernd, auswurffördernd und entzündungshemmend. Die entscheidenden Inhaltsstoffe der Blüten sind Schleimstoffe, Rutin, Saponine, Hesperidin, Iridoide und Flavonoide sowie ätherische Öle. Zusammen mit Eibisch, Malve, Huflattich, Klatschmohn u. a. gehört die Königskerze zu den „sieben Brustpflanzen". Die Pflanze wirkt beruhigend und krampfstillend. Aus den frisch gepflückten Blüten tritt eine ölige Substanz aus, die äußerlich angewendet, bei neuralgischen Gesichtsschmerzen, Gicht, Rheuma und offenen Wunden hilft.

Zubereitung

Tee: Zur Verwendung als Tee müssen die Blüten ganz trocken sein. Für den Teeaufguss brauchen Sie eine gute

Hand voll frischer oder getrockneter Blüten, sie werden mit 1 l kochendem Wasser überbrüht. 5 Minuten ziehen lassen, dann so filtern, dass alle Staubfäden, die die Schleimhäute reizen könnten, im Filter hängen bleiben. Täglich sollten Sie 3–4 Tassen davon trinken.

Öl zum Einreiben: Zur Gewinnung der öligen Substanz werden die frisch gepflückten Blüten in ein gut verschließbares Glas gegeben. Stellen Sie das Ganze in die Sonne, nach kurzer Zeit wird eine ölige Flüssigkeit ausfließen. Sie können aber auch 2 Hand voll getrocknete Blüten für eine Woche in 1/4 l Olivenöl einlegen; auf diese Weise erhalten Sie ein wertvolles Blütenöl.

Sonstige Verwendung

Als Gewürz kann das frische Kraut in den Pfannkuchenteig eingearbeitet oder zu Fleisch- und Fischgerichten zugegeben werden.

Aufbewahrung

Die Blüten müssen während des Trockenvorgangs immer wieder gewendet werden. Anschließend sofort in Schraubgläser füllen und luftdicht verschließen.

Gärtnertipp

Die starke Behaarung der Blätter schützt die Pflanze vor Schneckenfraß.

Koriander
(Coriandrum sativum)

Erntezeit:	August
Familie:	Doldenblütler
Heimat:	Nordafrika, Kleinasien

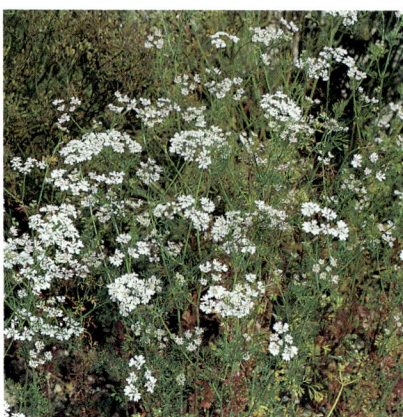
Koriander

Der bereits im alten Ägypten bekannte Koriander ist einjährig und wird etwa 40–60 cm hoch. Die Pflanze hat einen runden, fein gerillten Stängel, der sich im oberen Bereich verästelt. Die hellgrünen, lang gestielten, dreilappigen Blätter sind fein gefiedert. Von Juni bis August erscheinen weiße bis rötliche Doldenblüten. Aus den Blüten entwickeln sich die graugelben, runden, zweiteiligen Früchte. Sobald diese bräunlich werden, sind sie reif. Pflanzen mit unreifen Früchten haben einen unangenehmen Geruch. Sind die Früchte hingegen reif, riechen sie süß und aromatisch.

Standort

Koriander steht gerne sonnig und warm und gedeiht auf leichten, kalkhaltigen Böden. Zu finden ist die Pflanze an Schuttplätzen und Flachmooren. Koriander wird als Küchenkraut und Heilpflanze gärtnerisch kultiviert.

Anzucht/Pflege

Die Anzucht erfolgt durch Aussaat im April. Es dauert etwa 2 Wochen, bis die Saat keimt. Sobald die Jungpflanzen 10–15 cm Höhe erreicht haben, müssen sie auf einen Abstand von etwa 15 cm vereinzelt werden. Koriander sollte in der Wachstumsphase alle 4 Wochen mit einem mineralischen Dünger versorgt werden. Der Boden sollte locker gehalten und des Öfteren geharkt werden.

Heilwirkung

Für Heilzwecke von Bedeutung sind die Früchte. Tee aus zerdrückten Koriandersamen wird bei Magenbeschwerden und Blähungen empfohlen. Auch bei Darmkrämpfen, Koliken und Durchfall ist der gesüßte Koriandertee hilfreich. Hauptbestandteil sind ätherisches Öl, Fett, Eiweiße, Gerbstoffe, Pektin, Zucker und Vitamin C. Die Droge wirkt beruhigend auf das Nervensystem, appetitanregend und fördert die Verdauungsarbeit von Magen und Darm.

Zubereitung

Tee: Zur Beschwerdenlinderung sollten Sie 25 g Früchte mit 3/4 l kochendem Wasser überbrühen und 10 Minuten zugedeckt ziehen lassen. Davon warm 1 Tasse nach jeder Mahlzeit trinken.

Sonstige Verwendung

Der aromatische Samen mit seinen ätherischen Ölen spielt auch in der Parfümindustrie eine wichtige Rolle.

Aufbewahrung

Die Samen sollten trocken und in gut verschlossenen Behältern luftdicht aufbewahrt werden.

Sammeltipp

Zu Beginn der Reifezeit werden die Dolden geschnitten und getrocknet. Anschließend werden die Früchte mit den Samen ausgeklopft. Ernten Sie am besten frühmorgens, wenn der Tau noch auf der Pflanze liegt, damit nicht zu viel des kostbaren Samens verloren geht.

Küchentipp

Koriandersamen werden gemahlen gerne für Lebkuchen, Printen und Gewürzbrote verwendet. Für Wildbeize, Würste, Rote Bete, junges Kraut und als Einmachgewürz werden die ganzen Früchte verarbeitet. Koriandersamen eignet sich auch sehr gut zum Würzen von Gurken, Kürbissen und Salaten. Die saftigen, ganz jungen Blätter finden vor allem in der indischen und thailändischen Küche Verwendung. Mit ihnen werden Salate und Gemüsegerichte gewürzt.

Kresse

(Lepidum sativum)

Ernte:	Ganzjährig
Familie:	Kreuzblütler
Heimat:	Persien

Ausgewachsen erreicht das einjährige Kraut 40–50 cm Höhe. Kresse trägt zierliche Blätter, die beim Kauen einen leicht pfeffrigen Geschmack entwickeln. Die kleinen weißen bis rosafarbenen Blüten erscheinen ab Juni. Bekannt ist die Kresse vor allem durch die rasche Keimdauer und die einfache Anzucht. Mit Kresse kann man Kindern innerhalb weniger Tage das Keimen und Wachstum von Pflanzen anschaulich darstellen.

Standort

Die anspruchslose Pflanze gedeiht auf nährstoffarmen wie auch auf nährstoffreichen feuchten Böden. Kresse mag jedoch keine pralle Sonne.

Anzucht/Pflege

Die Aussaat ins Freie erfolgt bereits ab März. Der Samen sollte ständig feucht gehalten werden, keimt dann aber innerhalb von 2–3 Tagen. Völlig unproblematisch keimt die Kresse das ganze Jahr über auf der Fensterbank in einer Keimbox oder sogar nur auf feuchten Küchentüchern. Auf dem feuchten Grund werden die Samen gleichmäßig verteilt. Kresse ist ein Lichtkeimer, bei der Aussaat dürfen die Körner nicht bedeckt werden. Zum Keimen braucht die Pflanze außer Feuchtigkeit auch Wärme.

Heilwirkung

Durch den hohen Vitamin-C-Gehalt gilt Kresse als Fitmacher. Sie wirkt gegen Frühjahrsmüdigkeit und Blutarmut, ist ein gutes Blutreinigungsmittel mit antibiotischer (Bakterien tötender) Wirkung. Auch bei Gicht- und Rheumabeschwerden ist Kresse zu empfehlen.

Zubereitung

Die abgeschnittene Kresse wird den Speisen zum Schluss frisch hinzugefügt.

Aufbewahrung

Im Kühlschrank kann abgeschnittene Kresse 2–3 Tage in einem verschlossenen Gefäß oder in angefeuchtetem Küchenpapier aufbewahrt werden.

Sammeltipp

Sie könne die Kresse bereits bei einer Höhe von 5–7 cm abschneiden.

Küchentipp

Kresse passt zu Blattsalaten, Salaten mit Eiern, Tomaten, Käse, Kartoffeln, auf das Butterbrot oder zu Kräutersuppen. Kresse ist vor allem in den Wintermonaten ein begehrtes Würzmittel für frische Salate und Quarkbrote.

Gärtnertipp

Kresse ist ein sehr aggressives Heilkraut. Wer Kresse beispielsweise als Voraussaat von Gurken aussät, hat schon nach kurzer Zeit absterbende Gurkenpflanzen. Kressesamen darf auch nicht ein zweites Mal in der gleichen Saatreihe ausgesät werden. Gute Nachbarn für Kresse im Gemüsegarten sind Radieschen, die dann würziger schmecken, oder auch Senf und Spinat. Kresse ist auch ein guter Gründünger im Garten. Die Reste können als Mulchmaterial liegen bleiben. Kresse in der Nähe von Obstbäumen oder Tomaten bieten Schutz vor Blatt- und Blutläusen. Kresse eignet sich überdies hervorragend zum Reifetest bei Gartenkompost. Wird die Aussaat gelb, ist der Kompost noch nicht reif, bleibt sie grün, kann der Kompost bereits entnommen werden.

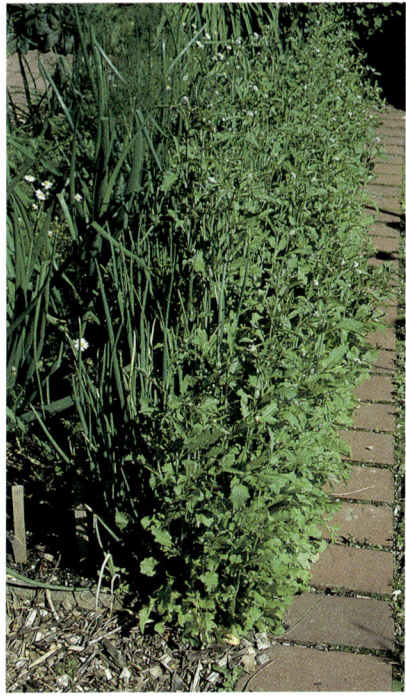

Kresse

Kümmel

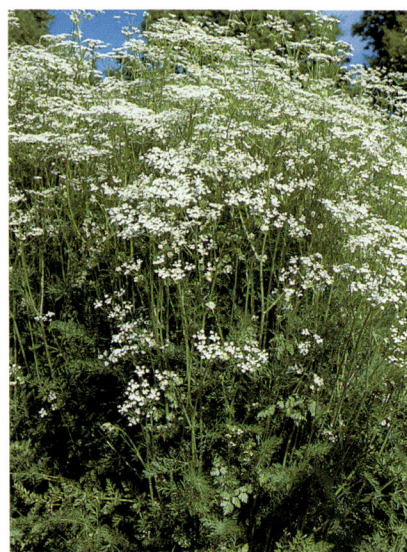

Kümmel

Kümmel
(Carum carvi)

Erntezeit:	Juni/Juli
Familie:	Doldengewächs
Heimat:	Europa, Asien

Kümmel war bereits im alten Ägypten als Heilpflanze bekannt. Die kniehohe, krautige Pflanze trägt auf hohlen Stängeln weiße Doldenblüten, ihre Blätter sind zart gefiedert. Die Früchte sind länglich, mit einstriemigen Tälchen. Beim Zerreiben der Früchte zwischen den Fingern entwickelt sich der typische Kümmelduft.

 Standort
Kümmel wächst auf Wiesen und an Straßenrändern; er bevorzugt lockere, kalkhaltige Lehmböden und sonnige Standplätze. Die Pflanze wird auch feldmäßig angebaut.

 Anzucht/Pflege
Um den Eigenbedarf zu decken, sollten Sie mindestens 10 Kümmelpflanzen anbauen. Die Aussaat erfolgt im März/April. Im ersten Jahr erscheinen nur die Blattrosetten; erst im Folgejahr entwickeln sich die Blüten und Früchte. Kümmel braucht zum guten Gedeihen feuchten, nährstoffhaltigen Boden.

 Heilwirkung
Kümmel ist eine der wirkungsvollsten Heilpflanzen bei Blähungen und Magen- und Darmkrämpfen. Kümmel unterstützt überdies die Milchbildung bei stillenden Müttern. Seine wesentlichen Inhaltsstoffe sind ätherisches Öl, Fettsäuren, Eiweiße und Gerbstoff. Als Tee oder Öl hat Kümmel einen günstigen Einfluss auf die natürliche Darmflora und wehrt krankhafte Darmbakterien ab. Für Kinder und ältere Menschen, die über Leibschmerzen und Darmkrämpfe klagen, empfiehlt es sich, Kümmelsamen in Milch aufzukochen.

 Zubereitung
Tee: Für den Tee benötigen Sie 1 Teelöffel Samen auf 1 Tasse kochendes Wasser. Nach dem Überbrühen 10 Minuten ziehen lassen.
Kümmelmilch: Auf 1 l Milch kommen 4 g Kümmel. Lassen Sie die Milch aufkochen und sieben Sie den Kümmel ab.

 Sonstige Verwendung
In der Küche findet der Kümmel Verwendung, um Sauerkraut, fettes Fleisch und blähende Kohlgerichte zu würzen. Auch Brot und Backwaren werden gerne mit Kümmel gewürzt. Kümmelöl ist außerdem Bestandteil vieler Schnäpse.

 Aufbewahrung
Im Juli/August wird die ganze Dolde abgeschnitten und einzeln auf Küchenhandtüchern getrocknet. Schütteln Sie dann den Samen ab und bewahren Sie ihn in verschließbaren Glasgefäßen auf.

 Sammeltipp
Die ideale Sammelzeit der Früchte ist unmittelbar vor der Reife, da die Samen sonst leicht abfallen.

 Küchentipp
Feingehackte Kümmelblätter eignen sich hervorragend zum Würzen von Gemüsesuppen oder für die Zubereitung von Kräuterbutter.

Lavendel
(Lavandula officinalis)

Erntezeit:	Mai/Juni
Familie:	Lippenblütler
Heimat:	Mittelmeerraum

Dieser aus dem Mittelmeerraum stammende immergrüne Lavendel ist ein mehrjähriger Halbstrauch, der 20–60 cm hoch werden kann. Besonders bekannt sind die malerischen Lavendelfelder der Provence. Die Pflanze mit ihren aromatisch duftenden, blauvioletten Blüten steht von Juni bis August in voller Pracht. Die Blüten wachsen in 6–10 Scheinquirlen, die ein ährenähnliches Aussehen haben. Die Blätter sind lanzettförmig, silbergrau und leicht behaart.

 Standort
Die südländische Pflanze bevorzugt vollsonnige Standorte und gedeiht auf trockenem, kalkhaltigem Boden.

 Anzucht/Pflege
Wählen Sie einen sonnigen Platz auf leichtem, kalkhaltigem Boden und pflanzen Sie

die Lavendelpflanze, die Sie sich in der Gärtnerei besorgen, im Mai aus. Die Vermehrung erfolgt durch Stecklinge, die ab Juli von der Mutterpflanze geschnitten und in einen Kasten mit Sand gesteckt werden. Die Stecklinge wurzeln noch im Herbst. Im kommenden Frühjahr können sie dann ins Freiland gepflanzt werden. Im Frühjahr sollten die Pflanzen zurückgeschnitten werden, damit sie kräftig bleiben und nicht verkahlen. In kalten Gegenden braucht der Lavendel unbedingt einen Winterschutz aus Reisig.

Heilwirkung

Kurz vor dem Aufblühen ist die Pflanze besonders reich an ätherischem Lavendelöl, das auch als Duftstoff in der Parfümherstellung Verwendung findet. Lavendel ist Duftspender und Heilpflanze zugleich. Seine Hauptwirkstoffe sind ätherisches Öl und Gerbstoffe. Lavendel wirkt appetitanregend, krampflösend, nervenstärkend und erfrischend. Es beruhigt und fördert den Schlaf. Das Inhalieren mit Lavendel wird bei Kurzatmigkeit sowie bei Konzentrationsstörungen empfohlen. Lavendelgeist wird zum Einreiben bei Rheuma verordnet. Lavendeltee hilft bei Kopfschmerzen und Migräne. Lavendelzucker ist bei nervösen Störungen zu empfehlen. Bei Übelkeit helfen 3–6 Tropfen auf Zucker eingenommes Lavendelöl.

Zubereitung

Lavendeltee: Dazu werden 20 g frische oder 10 g getrocknete Lavendelblüten in 1 l Wasser kurz aufkocht; 5 Minuten abgedeckt ziehen lassen.

Danach wird der Sud abgeseiht. Der Tee kann nach Belieben mit Honig gesüßt werden. Lavendelzucker: Dafür wird 1 Teil frische Lavendelblüten mit 4 Teilen Zucker zerrieben. Die Mischung in der Sonne trocknen lassen und später in einem verschlossenen Glas aufbewahren. Lavendelöl ist in der Apotheke erhältlich.

Sonstige Verwendung

Die kreislauftonisierende Wirkung des Lavendel wird für Badezusätze genutzt. Das Lavendelbad regt den Blutdruck an, entspannt und pflegt überdies die Haut. Da Lavendel unter anderem Campher enthält, werden die getrockneten Blüten auch gern als natürlicher Mottenschutz in kleine Beutel eingenäht und in den Kleiderschrank gelegt.

Aufbewahrung

Die getrockneten Lavendelblüten sollten Sie trocken und luftdicht aufbewahren.

Sammeltipp

Die Blüten werden mit Kelch, aber ohne Blatt- und Stängelanteil kurz vor der Blüte geerntet.

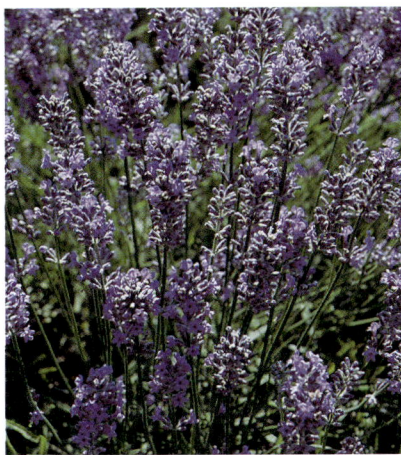
Lavendel

Küchentipp

Die jungen Blattspitzen des Lavendels passen gut zu Fisch, Saucen und Eintopf; der Lavendel sollte stets mitgekocht werden.

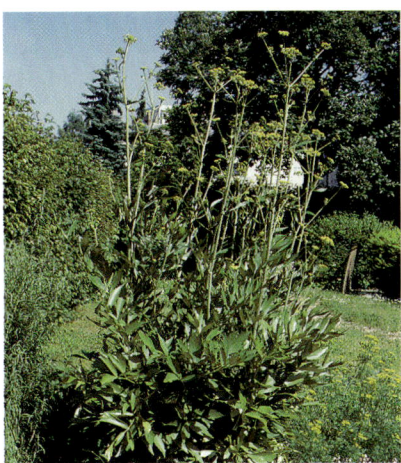
Liebstöckel

Liebstöckel

(Levisticum officinale)

Erntezeit:	Oktober/November
Familie:	Doldenblütler
Heimat:	Iran

Liebstöckel, im Volksmund auch Maggikraut, Badekraut, Leberstock oder Suppenlob genannt, erreicht eine Höhe von bis zu 2 m. Die mehrjährige Pflanze mit den hellgrünen Blättern hat einen sellerieartigen, aromatischen Geruch. Die arzneilich verwendete Wurzel ist dick und wurmartig gewunden. Während der Blütezeit von Juni bis August trägt der kräftige Stängel blassgelbe Blütendolden.

Standort

Die Staude liebt feuchten, nährstoffreichen Boden und einen schattigen Platz. Pralle Sonne bekommt dem Maggikraut nicht.

Linde

Anzucht/Pflege

Liebstöckel wird vorzugsweise als Fertigpflanze gekauft. Denn mehr als 1 Staude wird kaum gebraucht. Die Aussaat ist mühsam und lohnt sich nicht. Das schnell wachsende Gewürz sollte alle 14 Tage mit einem organischen Dünger bzw. Kompost genährt werden. So gepflegt wird das Maggikraut garantiert üppig wachsen. Der Wasserbedarf richtet sich nach dem Standort. Ältere Pflanzen sollten Sie teilen.

Heilwirkung

Liebstöckel gilt als hervorragendes Hausmittel bei Bronchitis und Verschleimungen der Atemwege, aber auch bei Verstopfung und Blähungen wird Liebstöckeltee empfohlen. Die wichtigsten Inhaltsstoffe sind ätherische Öle sowie Essig- und Baldriansäure. Liebstöckel ist ein Wasser treibendes Mittel und hilft bei Leiden der Harnorgane, ebenso bei Migräne und rheumatischen Beschwerden; hierfür soll der Liebstöckeltee besonders wirkungsvoll sein.

Zubereitung

Tee: Zur Teeherstellung werden vorzugsweise die Wurzeln genommen. Sie brauchen 1 Teelöffel der zerkleinerten Wurzel für 2 Tassen kochendes Wasser. Den Aufguss 10 Minuten ziehen lassen, durchsieben und den Tee warm trinken.

Sonstige Verwendung

Liebstöckelwurzelabsud ist ein empfehlenswerter Badezusatz bei unreiner Haut.

Aufbewahrung

Die Wurzeln der Pflanze werden getrocknet und luftdicht verschlossen aufbewahrt.

Auch die Blätter können getrocknet verwendet werden.

Sammeltipp

Die Wurzeln können erst nach dem zweiten Anbaujahr geerntet werden.

Küchentipp

In der Küche werden sowohl die frischen wie die getrockneten Blätter zu Fisch, Gemüse, Eierspeisen, Fleischgerichten, etwa zu Hammel- und Lammbraten, sowie für Tomaten und Paprikasalate verwendet. Auch als Würzmittel für Mixpickels und Essiggurken passt das Maggikraut. Wegen der starken Würzkraft sollten die Blätter sparsam Verwendung finden.

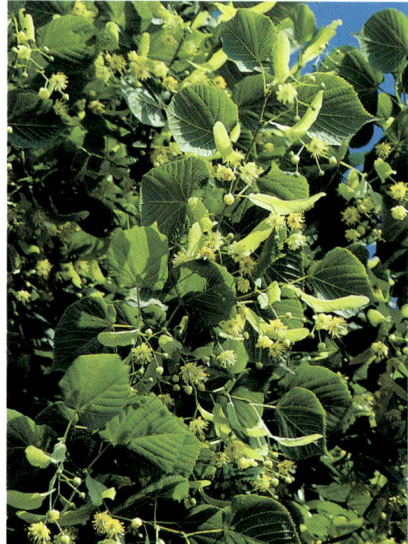

Linde

Linde

(Tilia)

Erntezeit:	Mai/Juni
Familie:	Lindengewächs
Heimat:	Europa, Nordamerika

Die Linde mit ihren herrlich duftenden Blüten gehört zu den Laubbäumen der gemäßigten Zone. In der Botanik wird zwischen der Winter- oder Stein- und der Sommerlinde unterschieden. Die Steinlinde hat einen kurzen Stamm mit brauner glatter Rinde, die, sobald sie älter ist, borkig wird. Die Sommerlinde wird wesentlich älter und größer. Sie kann bis zu 30 m hoch und über 1000 Jahre alt werden. Ihre Blätter sind herzförmig, am Rande gezähnt. Die lang gestielten Blüten bilden eine Trugdolde mit 3–5 Blüten. Während der Blüte entfaltet sich das angenehme Aroma der ätherischen Öle.

Standort

Linden gedeihen an Waldrändern, in Laubwäldern, an Dorfplätzen, Grünanlagen und Alleen. Die Winter- oder Steinlinde bevorzugt einen tiefgründigen, lockeren Boden. Die Sommerlinde ist anspruchsloser, sie liebt den sandigen Boden. Der Standort kann sonnig oder halbschattig sein.

Anzucht/Pflege

Die Anzucht erfolgt durch Aussaat, Absenken oder Veredlung. Besonders anspruchsvoll im Hinblick auf Luftfeuchtigkeit und Bodenfeuchte ist die Sommerlinde. Die Winterlinde eignet sich gut für Hecken. Linden sind generell widerstandsfähig gegen Hitze, Kälte, Abgase sowie Staub in der Luft.

Heilwirkung

Der heilwirksame Teil der Linde sind die Blüten. Diese wirken schweißtreibend und entgiftend. Lindenblütentee fördert das Schwitzen und den Urinabgang. Der Tee beruhigt überdies die Nerven und verhilft zu gutem Schlaf. Eine ähnliche Wirkung erzielt ein Lindenblütenvollbad.

Hauptinhaltsstoffe der Blüten sind ätherische Öle, Schleim, Glykoside und Saponine. Lindenblüten sind indiziert bei grippalen Infekten, Bronchitis, Nieren- oder Blasenkatarrh und Halsentzündungen. Äußerlich angewendet helfen sie bei Hauterkrankungen und eiternden Wunden.

Zubereitung

Lindenblütentee: 1 Hand voll getrocknete Blüten werden mit 1 l kochendem Wasser überbrüht; zugedeckt 5 Minuten ziehen lassen und täglich 3–4 Tassen trinken.

Auszug: Für den konzentrierten Auszug der Blüten, der für Kompressen benötigt wird, nehmen Sie 3–4 Hand voll frische oder getrocknete Blüten; diese werden mit 1 l Wasser überbrüht, 10 Minuten ziehen lassen und abseihen.

Sonstige Verwendung

Der Saft von frisch gepflückten Lindenblättern mit etwas Weißwein vermischt, wirkt, warm in die Glieder einmassiert, entkrampfend.

Aufbewahrung

Die an der Luft oder im Backofen bei geöffneter Tür und einer Temperatur von höchstens 40 °C getrockneten Blüten werden luftdicht verschlossen aufbewahrt.

Lorbeer

(Laurus nobilis)

Erntezeit:	Beeren im Juli/August, Blätter das ganze Jahr über
Familie:	Lorbeergewächs
Heimat:	Mittelmeerraum

Der in unseren Breiten nicht winterharte, immergrüne, bis zu 8 m hohe, duftende Strauch hat kleine grünlich gelbe Blüten, die einen leichten Honigduft aufweisen. Seine Blätter sind dunkelgrün, auf der Oberseite glänzend und lanzettförmig. Beim Zerdrücken duften die Blätter stark aromatisch. Die Früchte, die nur die weiblichen Pflanzen tragen, sind schwarz.

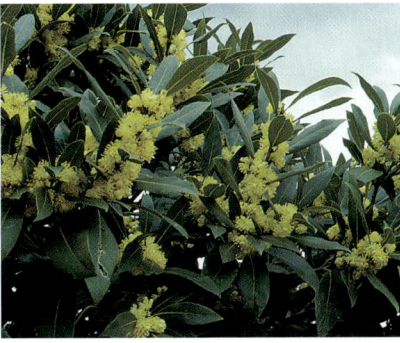

Lorbeer

Standort

Lorbeer liebt es sonnig und warm, er gedeiht in humoser, sandig-lehmiger Erde.

Anzucht/Pflege

Im März oder September lassen Sie Stecklinge in feuchtem Sand bei etwa 18 °C bewurzeln. Etwa einen Monat später sollten diese in einen Blumentopf mit sandiger Erde gepflanzt werden. Es dauert ungefähr ein Jahr, bis aus dem Steckling ein kleiner Busch geworden ist. Im Sommer sollte die Pflanze alle 14 Tage gedüngt werden. Lorbeer kann in unseren Breitengraden nur als Kübelpflanze gehalten werden und muss im Winter vor Frost und kaltem Wind geschützt werden. Das Überwinterungsquartier sollte kühl und hell sein. Bis zur Frostgrenze kann die Pflanze im Garten verbleiben. Der Lorbeer verträgt einen kräftigen Rückschnitt.

Heilwirkung

Die Blätter des Lorbeer enthalten ätherisches Öl und Bitterstoffe. Sie wirken verdauungsfördernd und harntreibend. Wesentlich reicher an Inhaltsstoffen sind die Beeren; diese enthalten ätherische Öle, Laurin, Palmitin, Linolsäure, Phytosterine und Laurinalkohol. Medizinisch genutzt wird vor allem das salbenartige Lorbeeröl, das aus den Früchten gewonnen wird. Es besitzt antiseptische, durchblutungsfördernde Eigenschaften. Es ist auch Bestandteil zahlreicher Massagecremes und wird zur Behandlung von Sportunfällen empfohlen.

Zubereitung

Öl: Die Herstellung des Lorbeeröls erfolgt aus frischen Früchten durch Pressen oder Ausschmelzen.

Sonstige Verwendung

Die aromatisch duftenden Lorbeerblätter werden in der Küche als Würze für Saucen, Fleisch- und Kohlgerichte verwendet.

Aufbewahrung

Lorbeerblätter lassen sich sehr gut trocknen, verlieren jedoch mit der Zeit ihr Aroma. Geerntet werden am besten ganze Zweige, die Sie an einem luftigen, warmen Ort zum Trocknen aufhängen.

Sammeltipp

Die Blätter können das ganze Jahr über gesammelt werden.

Gärtnertipp

Der Lorbeer lässt sich im Sommer zu dekorativen Formen schneiden, etwa in Pyramiden- oder Kugelform bzw. als Hochstamm mit buschiger Krone.

Löwenzahn

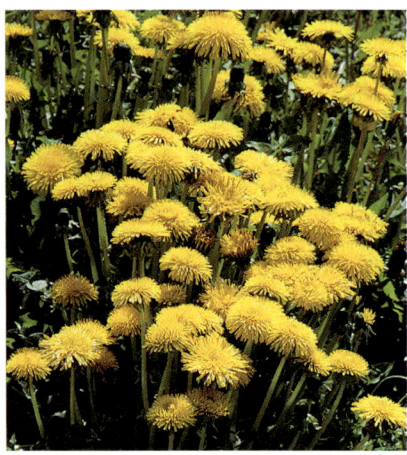

Löwenzahn

Löwenzahn
(Taraxacum officinale)

Erntezeit:	Frühjahr–Herbst
Familie:	Korbblütler
Heimat:	Europa

Weithin leuchten die buttergelben Blütenköpfe des Löwenzahn, die aus einem hohlen, blattlosen Stängel wachsen. Die Pflanze blüht bereits ab März bis spät in den Oktober hinein. Der kugelige Fruchtstand ist allgemein als „Pusteblume" bekannt. Die Blätter sind unterschiedlich gezahnt, gelappt oder eingeschnitten. Auf Wiesen und Weiden wird der Löwenzahn von den Bauern gern gesehen, denn der milchige Saft seiner Stängel steigert die Milchproduktion der Küche. Die Wurzeln sind fleischig und denen der Rübe ähnlich.

 Standort
Löwenzahn wächst am Wegesrand, auf Wiesen und Feldern. Er liebt es sonnig und bevorzugt lehmige Böden.

 Anzucht/Pflege
Meist muss der Löwenzahn nicht extra angebaut werden, er ist bereits von selbst und in ausreichender Menge vorhanden. Falls nicht, gibt es im Handel keimfähiges Saatgut, das ab März in Reihen mit 50 cm Abstand ins Freiland gesät wird. Ansprüche an den Boden stellt die genügsame Pflanze nicht.

 Heilwirkung
In allen Pflanzenteilen, von der Wurzel über Blätter bis hin zu Stängel und Blüte, besitzt der Löwenzahn Heilwirkung. Bekannt ist er vor allem für seine Wasser treibende Wirkung. Die Pflanze enthält viel Vitamin C und A, außerdem Bitter- und Gerbstoffe. Aufgrund seiner Blut reinigenden und entgiftenden Eigenschaften ist Löwenzahntee nicht nur eines der besten Mittel bei chronischen Leberentzündungen und Gallenbeschwerden, sondern eignet sich auch zur Durchführung einer Frühjahrskur. Der milchige Saft des Löwenzahn gilt außerdem als probates Mittel zur Warzenbehandlung. Er darf allerdings nur äußerlich angewendet werden, denn es besteht Vergiftungsgefahr.

 Zubereitung
Löwenzahntee: Für 1 Tasse Tee brauchen Sie 2 Teelöffel Löwenzahnblätter oder zerkleinerte -wurzel und Wasser. Das Gemisch kurz aufkochen, 10 Minuten ziehen lassen und abseihen.

 Sonstige Verwendung
Junge Löwenzahnblätter als Salat angerichtet sind nicht nur sehr gesund, sie schmecken auch ausgezeichnet. Eine Spinatmischung aus jungen, zarten Löwenzahn- und Brennnesselblättern ist ebenfalls sehr empfehlenswert. Der gesundheitliche Nutzen liegt vor allem in der Blut reinigenden Wirkung. Auch die fleischige Wurzel kann zu Gemüse verarbeitet werden. Zu Saft gepresst dient sie der Entschlackung.

 Aufbewahrung
Löwenzahnblätter und -wurzeln werden zum Trocknen an einem luftigen Ort aufgehängt.

 Sammeltipp
Wichtig ist der richtige Zeitpunkt beim Sammeln: Die Blätter sind vor der Blüte, die Wurzeln im Frühjahr und Herbst, die Stängel während der Blütezeit zu ernten. Da die Wurzeln sehr tief in den Boden reichen, brauchen Sie einen Wurzelstecher.

 Gärtnertipp
Wer Löwenzahn bevorzugt als Salat verwenden will, kann die aufkeimenden Pflanzen mit einem Brettchen abdecken. Das Kraut bleibt dann hellgelb und zart.

Majoran
(Majorana hortensis)

Ernte:	Ganzjährig
Familie:	Lippenblütler
Heimat:	Asien, Nordafrika

Majoran, im Volksmund auch Wurstkraut, Badkraut, Blutwürze oder Kranzkraut genannt, ist in seiner Heimat ausdauernd, bei uns jedoch nur schwer zu überwintern. Er kann eine Höhe von 20–40 cm erreichen. Die Pflanze hat dünne, zähe, oft rötliche Stängel, die sich stark verzweigen, und längliche, grau-grüne, filzbedeckte Blättchen, die mit vielen Öldrüsen besetzt sind. Die kleinen weißen oder rosa Blüten erscheinen im Hochsommer.

Standort
Majoran gedeiht auf humusreichem Boden in sonniger und windgeschützter Lage; die Pflanze ist frostempfindlich. Meist wird Majoran in Gewürzgärte angebaut und landwirtschaftlich kultiviert.

Anzucht/Pflege
Die einjährige Pflanze wird durch Samenaussaat ab Mitte Mai vermehrt. Etwa 3 Wochen müssen Sie warten, bis sich das erste Grün zeigt. Düngen ist, wenn überhaupt, nur in größeren Abständen erforderlich. Wer auch im Winter auf frischen Majoran nicht verzichten möchte, sät im Juli aus, vereinzelt 6 Wochen später in Blumentöpfe und lässt die Pflanzen auf der Fensterbank weiterwachsen.

Heilwirkung
Entscheidende Inhaltsstoffe sind ätherisches Öl, Gerb- und Bitterstoffe. Majoran, als Tee verabreicht, gilt als krampflösendes, verdauungsförderndes und magenstärkendes Kraut. Die Pflanze wird als starkes Beruhigungsmittel gewertet, es hilft bei nervösen Störungen. Vorsicht: Bei zu hoher Dosis kann Majoran Kopfschmerzen verursachen.

Zubereitung
Tee: Nehmen Sie für die Zubereitung des Majorantees 1 Teelöffel des Krauts und überbrühen Sie es mit einer Tasse kochendem Wasser; 5 Minuten ziehen lassen und dann anschließend abseihen.

Sonstige Verwendung
Getrockneter Majoran ist auch im Duftkissen sehr begehrt. Bei Haarausfall wird das Waschen der Haare mit Majorantee empfohlen. Als Gewürz ist Majoran für die industrielle Wurstherstellung unentbehrlich.

Aufbewahrung
Majoran kann sehr gut getrocknet werden. Dazu schneiden Sie die Triebe vor dem Öffnen der Knospen frühmorgens oder spätabends. Die gebündelten Zweige hängen Sie an einen luftigen, schattigen Ort, streifen später die trockenen Blättchen ab und verwahren sie in gut schließenden Gläsern.

Küchentipp
Majoran ist als Gewürz nicht aus der Küche wegzudenken. In erster Linie können Sie mit der Pflanze, wie die verschiedenen volkstümlichen Bezeichnungen schon andeuten, alle Wurst-, Fleisch- und Geflügelgerichte, aber auch Hülsenfrüchte, Kartoffeln, Salate und Suppen würzen. Verwendet werden frische und getrocknete Blättchen und Triebspitzen, wobei das Zerreiben dazu beiträgt, Aromastoffe zu entwickeln. Majoran kann mitgekocht oder zum Schluss dem Gericht beigefügt werden. Majoran besitzt ein starkes Aroma und ist daher sparsam zu dosieren.

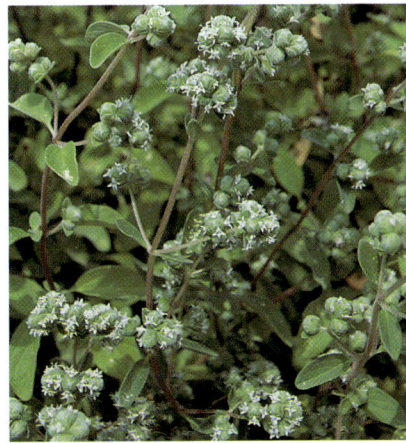
Majoran

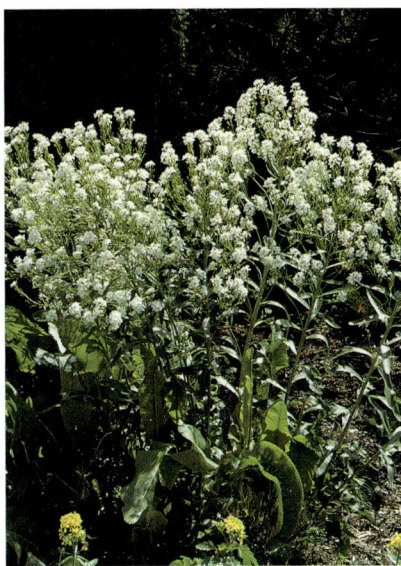
Meerrettich

Erntezeit:	September–Februar
Familie:	Kreuzblütler
Heimat:	Osteuropa

Die mehrjährige Pflanze hat lange, schmale, lanzettförmige Blätter, die denen der Schwarzwurzel gleichen. Im Juni entwickelt sie einen meterlangen Stängel, an dessen Spitze sich kleine weiße Blüten zeigen. Die Meerrettichwurzel mit dem bekannten scharfen Aroma wird etwa 60 cm lang und sollte spätestens nach drei Jahren geerntet werden, sonst beginnt sie zu verholzen. Bei Standortwechsel sollte das Beet von allen Wurzelresten befreit werden, denn jedes Wurzelstück treibt erneut aus. Die Pflanze ist sehr stark wuchernd.

Standort
Meerettich bevorzugt einen sonnigen Standort; der Boden sollte locker, feucht und humusreich sein. Die Planze gedeiht besonders gut auf gedüngten Böden.

Anzucht/Pflege

Meerrettich kann problemlos in jedem Garten gezogen werden. Die Aussaat erfolgt ab März. Die Pflanze kann auch aus fingerlangen Wurzelstücken, die senkrecht in die Erde gesteckt werden, gezogen werden. Eine gute Kompostdüngung reicht für den Nährstoffbedarf aus. Meerrettich braucht gleichmäßige Feuchtigkeit, damit er nicht holzig wird.

Heilwirkung

Die arzneilich verwendete Meerrettichwurzel enthält Senföl, antibiotisch wirkende Stoffe, Kalium und reichlich Vitamin C. Die Pflanze wird zum einen gegen Frühjahrsmüdigkeit eingesetzt, zum anderen aufgrund der antibiotisch wirkenden Inhaltsstoffe als Sirup gegen Halsschmerzen genutzt. Die Pflanze wirkt überdies harntreibend, hat also eine entgiftende Wirkung auf den Körper und wird auch bei Rheuma und Gicht empfohlen. Äußerlich angewendet erreicht man eine starke Durchblutung der mit der frischen Wurzel eingeriebenen Körperteile. Die Behandlung mit Meerrettich wird daher auch bei Rückenschmerzen empfohlen.

Zubereitung

Meerrettichsirup: Die geriebene Meerrettichwurzel wird zu gleichen Teilen mit Honig vermengt. Diese Masse sollten Sie gut durchkneten und durch ein Sieb pressen. Den Rückstand kochen Sie mit Zucker und etwas Wasser auf. Abermals durchsieben und zu dem ersten aufgefangenen Sirup geben. Täglich 2–3 Teelöffel während der Mahlzeiten einnehmen.

Schnupfenmittel: Bei den ersten Anzeichen von Schnupfen sollten Sie einen 1/2 Teelöffel Meerrettich mit Honig gemischt einnehmen.

Sonstige Verwendung

Meerrettich findet auch in der Küche Verwendung. Roh gerieben wird er zu Würstchen, Fleisch und Fisch gereicht und als Zutat für viele pikante Saucen verwendet.

Aufbewahrung

Meist gräbt man die Wurzel im Spätherbst aus und bewahrt sie im Keller in einem Eimer mit Erde bedeckt auf. Meerrettich wird nur im frischen Zustand verwendet.

Küchentipp

Auch die zarten jungen Blätter können Sie verwenden. Sie eignen sich als köstliche Salatbeigabe.

Gärtnertipp

Damit die Pflanze nicht so stark wuchert, können Sie sie in senkrecht in den Boden eingelassene Dränagerohre pflanzen.

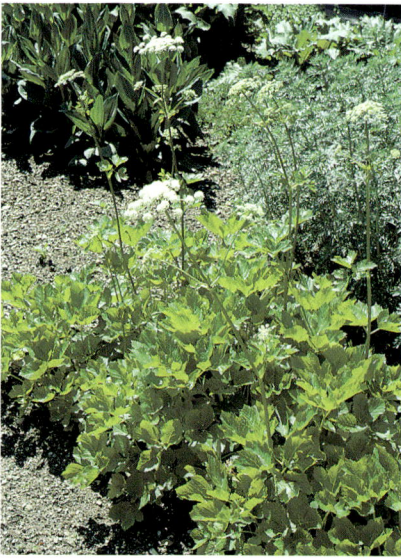

Meisterwurz

Meisterwurz

(Peucedanum imperatoria ostruthium)

Erntezeit:	Frühjahr oder Herbst
Familie:	Doldengewächs
Heimat:	Europa

Die Gebirgspflanze ist erkennbar an dem kräftigen Geruch, der sich vor allem beim Reiben ihrer Blätter entwickelt. Der Geschmack ist aromatisch, leicht brennend und reizt zu Tränen. Das ausdauernde Kraut hat einen rübenförmigen, faserigen, unterirdischen Wurzelstock mit zahlreichen Nebenwurzeln und Ausläufern, die Milchsaft führen. Der Stängel ist etwa 1 m hoch, innen hohl, außen gerillt und am Ansatz rotbraun getönt. Die Pflanze bildet eine Rosette grundständiger, dreizähliger Blätter und Stängelblätter. An deren Ende sitzen die weißen flachen Blütendolden.

Standort

Meisterwurz ist eine Gebirgspflanze und wächst in Höhen über 1000 m. Sie finden ihn auch in feuchten Gebirgstälern, an Bachufern und Quellgebieten, er wächst vorwiegend auf Kalk- und Kieselböden.

Anzucht/Pflege

Meisterwurz eignet sich nicht für den Anbau im eigenen Garten.

Heilwirkung

Der Wurzelstock enthält die meisten Inhaltsstoffe, nämlich ätherisches Öl, Bitter- und Gerbstoffe. Die Droge, als Pulver verabreicht, wirkt harntreibend, hat sich jedoch auch bei Blähungen und Darmkatarrhen bewährt. Die Pflanze wird zudem als fiebersenkendes Beruhigungsmittel empfohlen, ebenso bei Verschleimungen, Gicht und Rheuma. Zur Behandlung infizierter Wunden eignet sich die Meisterwurzsalbe.

Zubereitung

Pulver: Getrocknete Blätter und Wurzeln der Pflanze werden im Mixer pulverisiert. Eingenommen wird das Pulver zwei- bis dreimal täglich, in einer Dosis von 0,5–2 g. Zur Krankheitsprophylaxe kann täglich 1 Teelöffel von dem Meisterwurzpulver aufgelöst in 1 Glas Rotwein eingenommen werden. Die Tagesmenge sollte jedoch bei nicht mehr als 6 g liegen.
Salbe: Vermischen Sie das Pulver mit Olivenöl und tragen Sie die Salbe auf die Wunden auf.

Aufbewahrung

Der Wurzelstock wird hängend, im Schatten und an einem möglichst zugigen Ort getrocknet. Sobald die Wurzel durch und durch trocken ist, wird sie klein geschnitten und in einem dunklen, verschlossenen Glas aufbewahrt. Im Mixer kann sie nach Bedarf pulverisiert werden.

Sammeltipp

Gesammelt wird der Wurzelstock vorzugsweise im Frühjahr, bevor die Pflanze ausschlägt, bzw. im Herbst.

Mistel

(Viscum album)

Erntezeit:	März/April und Oktober–Dezember
Familie:	Mistelgewächs
Heimat:	Europa und Asien

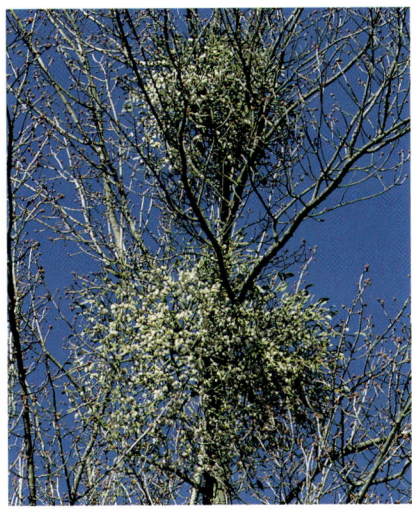
Mistel

Bis zu 1 m hoch kann der mehrfach gegabelte, immergrüne, strauchartige Halbschmarotzer werden, der für sein Gedeihen eine Wirtspflanze braucht. Misteln sind zweihäusig; jeder Busch trägt entweder nur weibliche oder nur männliche Blüten. Die immergrünen Blätter sind lederartig und verkehrt eiförmig. Zwischen September und Oktober reifen die Früchte der Mistel: kleine Scheinbeeren, deren weißes und zähes Fleisch schleimig und klebrig ist. Der gummiartige Schleim der Beeren verhütet ihr Austrocknen. Die Frucht enthält einen Samen mit meist mehreren Keimlingen, wobei deren winzige Wurzeln bereits am Samen sichtbar sind. Der Geschmack der Blätter wie der Beeren ist säuerlich, manchmal auch bitter und scharf.

Standort

Die Mistel wächst auf fast allen Laubbäumen, allerdings nicht auf Buchen, auf Obstbäumen und mitunter auch auf Föhren, Weißtannen, Fichten und Kiefern. Sie gedeiht nur in sauberer Luft.

Anzucht/Pflege

Die Selbstanzucht ist nicht möglich. Die Verbreitung der Mistel erfolgt durch Vögel, vor allem durch die Misteldrossel. Diese frisst die Beeren und wetzt mit ihrem Schnabel entweder den klebrigen Samen an einem Ast ab, oder aber sie verschluckt ihn. Da der Samen unverdaulich ist, geht er mit dem Kot wieder ab. Öfters bleibt er auf diese Weise an den Ästen von Bäumen hängen. Es ist nicht klar, ob die Mistel ihrer Wirtspflanze nur Wasser und Mineralsalze entzieht oder auch organische Stoffe. Sicher ist, dass es zwischen Mistel und Wirtspflanze zu einer Lebensgemeinschaft, einer so genannten Symbiose, kommt. Mehrere Misteln auf einem Baum können diesen zum Absterben bringen, wobei dann die Mistel ebenfalls abstirbt. Wenn Sie also in Ihrem Garten an einem Ihrer Bäume eine Mistel haben, sollten Sie darauf achten, dass es bei nur einer bleibt.

Heilwirkung

Wesentliche Inhaltsstoffe der Mistel, von der alle Teile arzneilich verwendet werden, sind Flavonoide, Saponine, Viscotoxine und Azetylcholine. Misteltee wird als Therapie gegen Bluthochdruck, Nervosität und Gelenkerkrankungen angewendet. Die Droge sollte jedoch nur nach Absprache mit einem Arzt eingenommen werden. Bei längerer Einnahme kann es zu allergischen Reaktionen kommen. Misteln werden auch in der Krebstherapie eingesetzt.

Zubereitung

Teeaufguss: 1 Teelöffel der fein geschnittenen Mistel mit 1/4 Liter kaltem Wasser übergießen und bei Zimmertemperatur 10–12 Stunden zugedeckt stehen lassen. Dann durchsieben und täglich 1–2 Tassen trinken.

Pfarrer Kneipp empfiehlt bei Bluthochdruck eine Mischung von Misteln und Meisterwurz zu gleichen Teilen in Apfelwein anzusetzen und davon 1–2 Tassen täglich zu trinken.

Sonstige Verwendung

Der Mistelzweig gilt als Glücksbringer, in der Weihnachtszeit hängt man oft einen Mistelzweig unter den Hauseingang. Vor allem in England sind Misteln bis zum heutigen Tag der traditionelle Weihnachtsschmuck.

Aufbewahrung

Die getrocknete Droge sollte luftdicht verschlossen aufbewahrt werden, allerdings nur für kurze Zeit.

Sammeltipp

Das Kraut der Mistel wird während der Blüte und Reifezeit gesammelt.

Nelkenwurz

(Geum urbanum)

Erntezeit:	Frühjahr
Familie:	Rosengewächs
Heimat:	Europa, Mittelmeerraum, Asien, Sibirien

Die Nelkenwurz wird auch Nagelchrut oder Märzwurz genannt. Die mehrjährige Pflanze wird 30–60 cm hoch. Ihre Stängel sind behaart, sie tragen unpaarig gefiederte Blätter und sind ästig verzweigt. Die im Mai bis August erscheinenden gelben Blüten sind drei- bis fünfteilig und lang gestielt. Der arzneilich verwendete, fingerdicke Wurzelstock ist innen fleischfarben bis violett und riecht zerrieben nach Nelken.

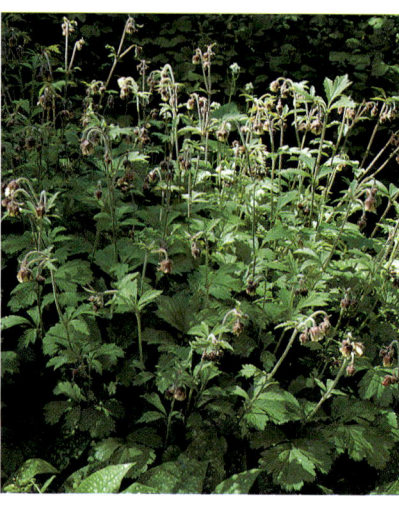

Nelkenwurz

Standort

Die Nelkenwurz gedeiht an sonnigen bis halbschattigen Standorten. Die Pflanze ist in lichten Wäldern, an Wegrändern und in der Umgebung von Hecken auf feuchten, humosen Böden zu finden.

Anzucht/Pflege

Die Aussaat im Garten erfolgt im Frühjahr (März/April). Die Jungpflanzen benötigen zum guten Gedeihen eine Fläche von 20 x 20 cm. Wenn überhaupt sollten Sie die Pflanzen nur sparsam düngen und mäßig gießen.

Heilwirkung

Zu den wichtigsten Inhaltsstoffen der Nelkenwurz zählen Eugenol, ätherische Öle, Gerb- und Bitterstoffe. Die Nelkenwurz wird bei Verdauungsstörungen wie Darmkatarrh und Koliken sowie bei Magen- und Leberbeschwerden verabreicht. Der Tee ist als Gurgelmittel, aber auch bei Mundgeruch, Entzündungen des Mund- und Rachenraums und Zahnfleischbluten hilfreich. Die Pflanze hat überdies beruhigende Eigenschaften.

Zubereitung

Tee: Für die Teezubereitung benötigen Sie auf 1 Teelöffel der zerkleinerten Wurzel 1/4 Liter kochendes Wasser.

Sonstige Verwendung

Die jungen Blätter werden auch gerne in frischen Salaten verwendet.

Aufbewahrung

Das Trocknen dauert im Allgemeinen 2–4 Wochen. Die getrockneten Wurzeln und Wurzelstöcke müssen luftig, aber trocken und frostfrei gelagert werden. Sie sollten vor der Verwendung in einer Handmühle oder im Mixer pulverisiert werden.

Sammeltipp

Nach dem Sammeln der Wurzeln werden diese gründlich gewaschen und von allen Grünteilen befreit.

Küchentipp

Die frische oder getrocknete Wurzel kann auch als Ersatz für Gewürznelken in der Küche Verwendung finden.

Ölbaum

(Olea europaea)

Erntezeit:	August/September
Familie:	Ölbaumgewächs
Heimat:	Mittelmeerraum, Afrika

Der Ölbaum ist eine uralte Kulturpflanze und erreicht bis zu 8 m Höhe. Das graugrüne Laub ist lederartig und auf der Oberseite dunkelgrün; unterseits sind die länglichovalen, immergrünen Blätter silbern glänzend und dicht mit schuppenförmigen Haaren bedeckt. Der Baumstamm ist dunkelgrau, seine Rinde löst sich teilweise in kleinen

Streifen. Im Juni/Juli erscheinen duftende, kleine gelblich weiße Blüten. Die Fruchtreife setzt dann im August/September ein, die eiförmige Steinfrucht, die Olive, ist etwa 1/2 cm groß.

Standort
Die Pflanze bevorzugt vollsonnige Standorte, ist windverträglich und gedeiht auf sandig-lehmigen Böden.

Anzucht/Pflege
Der Ölbaum kann im Frühjahr aus Samen oder verholzten Stecklingen gezogen werden. Die relativ anspruchslose Pflanze ist frostresistent bis zu −10 °C und hat einen geringen Wasserbedarf. Sie sollte nicht zu trocken stehen, da sie sonst Blätter verliert.

Heilwirkung
Blätter, Früchte und Öl finden in der Naturheilkunde Verwendung. Ein Aufguss von Olivenblättern senkt das Fieber. Die Olivenfrüchte regulieren den Blutdruck und wirken sich günstig auf Blutzucker und Cholesterinspiegel aus. Olivenöl innerlich angewendet ist ein reizloses, schwaches Abführmittel. Mit Erfolg wird das Öl auch zum Einmassieren bei rheumatischen Entzündungen und Knochenschmerzen benützt.

Zubereitung
Kräuteröl: Olivenöl ist die Grundlage zahlreicher Kräuteröle. Zur Herstellung solcher Öle werden in der Regel 2–3 Hand voll des gewünschten Krauts in 1 l Olivenöl in eine Glasflasche gefüllt und 2–3 Wochen auf eine sonnige Fensterbank gestellt. Nach Ablauf dieser Frist wird die gleiche Menge an Kräutern nachgefüllt und abermals für 4 Wochen warm und sonnig gestellt. Danach wird das Öl durchgesiebt.

Sonstige Verwendung
Olivenöl ist eine wichtige Grundsubstanz zur Herstellung von Salben und kosmetischen Präparaten. Auch in der Diätküche, etwa bei Magen- und Gallebeschwerden, spielt Olivenöl eine wichtige Rolle.

Aufbewahrung
Das Öl sollten Sie sonnengeschützt, kühl und verschlossen lagern. Erstklassiges Olivenöl hat meist noch eine Lichtschutzumhüllung aus Goldfolie.

Gärtnertipp
Damit der kompakte buschige Wuchs erhalten bleibt, sollten Sie den Ölbaum im Frühjahr zurückschneiden.

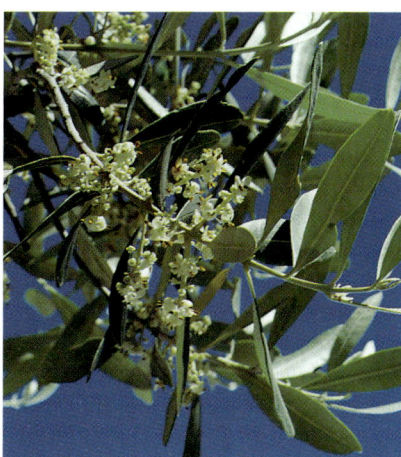

Ölbaum

Oregano
(Origanum vulgare)

Erntezeit:	Juli–September
Familie:	Lippenblütler
Heimat:	Europa, Asien

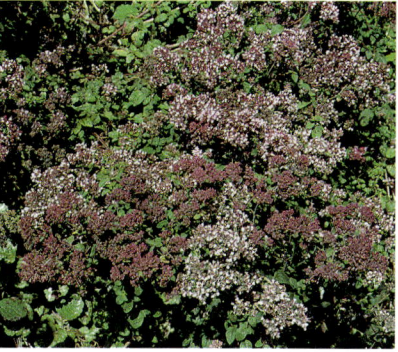

Oregano

Der auch als Dost, Heidegünsel, Ohrkraut, Badekraut, Wohlgemut oder wilder Majoran bekannte Oregano trägt kleine, herzförmige, gegenständige Blätter, deren Oberfläche durch ein stumpfes Graugrün gekennzeichnet ist. Der Stengel ist vierkantig, behaart und leicht rötlich. Die Pflanze wird 20–70 cm hoch. Die blassroten Blüten, die von Juni bis September erscheinen, bilden Trugdolden. Die aromatisch duftende Staude hat rhizomartige, kurze Ausläufer, mit denen sie sich schnell zu breiten Büschen ausbreitet.

Standort
Die Pflanze gedeiht in der Sonne und im Halbschatten, wächst auf trockenen Böden an Wald- und Wegrändern, Rainen, sonnigen Hügeln und Schluchten.

Anzucht/Pflege
Vermehrung erfolgt durch Teilung der Wurzelstöcke oder durch Aussaat ab Mai. Der Boden sollte leicht kalkhaltig und durchlässig sein. Mit dem genügsamen Oregano haben Sie im Garten so gut wie keine Arbeit.

Heilwirkung
An Inhaltsstoffen weist Oregano ätherisches Öl, Gerbstoff und Bitterstoff auf. Er wirkt krampflösend, blähungstreibend, verdauungsanregend und zudem schweißtreibend.

Passionsblume

Anwendung findet die Pflanze bei Krampfhusten und Asthma, bei Magen- und Darmkatarrh sowie Durchfall. Der Tee wirkt desinfizierend, löst den Schleim und unterdrückt Krampfanfälle. Oregano gilt außerdem als haarwuchsförderndes Mittel und wird häufig auch für die Mundpflege verwendet.

Zubereitung

Tee: Für die Teezubereitung brauchen Sie 1 Teelöffel blühendes oder getrocknetes Kraut, das mit 1 Tasse kochend heißem Wasser übergossen wird. Dann 10 Minuten zugedeckt ziehen lassen, den Tee durchsieben und nach jeder Mahlzeit 1 Tasse davon warm trinken.

Haarwuchsmittel: Um den Haarwuchs zu aktivieren, werden 10 g getrocknetes Kraut in 1/4 l Wasser 3 Minuten gekocht. 10 Minuten zugedeckt ziehen lassen, durchsieben und damit täglich die Kopfhaut massieren.

Sonstige Verwendung

Das blühende Kraut ist ein angenehmer Badezusatz und wird auch zur Inhalation verwendet.

Aufbewahrung

Oregano wird im Schatten in dünnen Schichten oder in Büscheln hängend an gut durchlüfteten Stellen getrocknet. Er muss in luftdicht verschlossenen Behältern trocken gelagert werden.

Küchentipp

Die Blätter des Oregano können wie Majoran in der Küche verwendet werden, allerdings ist das Aroma nicht so kräftig wie das des Majoran. Oregano eignet sich als Gewürz für Pizza, Risotto, zu Spaghetti sowie zur eigenen Wurstherstellung, zu Hackfleisch und zu Wild. Oregano entwickelt seine Würzkraft allerdings erst beim Erhitzen und sollte daher mitgekocht werden.

Passionsblume

(Passiflora caerulea)

Erntezeit:	Herbst
Familie:	Passionsblumengewächs
Heimat:	Amerika

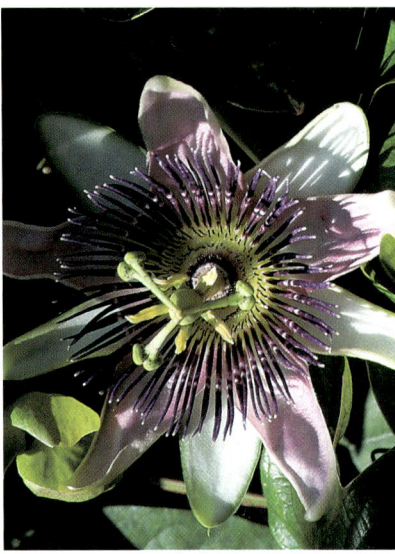

Passionsblume

Die Passionsblume ist eine Kletterpflanze, die bis zu 9 Meter Höhe erreichen kann. Ihre Blätter sind sattgrün, herzförmig und mehrfach gelappt; aus den Blattachsen wachsen Ranken, mit ihrer Hilfe klammert sich die Pflanze fest. Von exotischer Schönheit sind ihre großen, stark duftenden Blüten, die einzeln an langen Stielen hängen. Die Deckblätter der Blüten sind so lang wie der Kelch. Auffällig ist der in der Mitte weiße und am Ende himmelblaue Strahlenkranz auf purpurroter Basis. Die flachen, grünlich bis bräunlichen Früchte der Passionsblume enthalten zahlreiche grubenartig punktierte, bräunlich gelbe Samen. Die Früchte duften beim Öffnen, das Fruchtfleisch schmeckt aromatisch-säuerlich. In freier Natur gibt es über 400 verschiedene Arten der Passionsblume. Die Pflanze erhielt den Namen „Leidensblume", weil man in der Blüte die Marterwerkzeuge der Passion Christi zu sehen glaubte: in der Blütenkrone die Dornenkrone, in den drei Säulen des Fruchtknotens die Nägel und in den fünf Staubfäden die Wundmale.

Standort

Die Passionsblume bevorzugt einen sonnigen und luftigen Standort in sandig-humoser Erde. Der prächtig blühende Strauch, der hierzulande nicht in freier Natur vorkommt, muss von Oktober bis April als Zimmerpflanze gehalten werden. Von Mai bis September kann die Pflanze auf den Balkon oder ins Freiland gestellt werden.

Anzucht/Pflege

Die Vermehrung erfolgt durch Kopfstecklinge, die im Februar oder März geschnitten werden und dann im warmen Sand in einer Keimbox unter Glas Wurzeln bilden. Nach etwa 8 Wochen können die bewurzelten Stecklinge in eine sandig-humose Blumenerde umgesetzt werden. Während der Vegetationsperiode muss die Passionsblume reichlich gegossen und wöchentlich gedüngt werden. Die Pflanze sollte außerdem regelmäßig mit Wasser besprüht werden. Im Winter darf sie nur leicht feucht gehalten und nicht mehr gedüngt werden. Der Standort sollte dann ein heller, aber kühler Raum mit Temperaturen zwischen 5–8 °C sein.

Heilwirkung

Das arzneilich verwendete Kraut der Passionsblume weist an Inhaltsstoffen Vitamin A und B, Flavonoide, Cumarine und Spuren von ätherischem Öl auf. Als Tee verabreicht hilft die Passionsblume bei Schlafstörungen, Angstzuständen, Unruhe, nervösen Störungen vor allem bei Kindern oder im Klimakterium. Sie fördert den Schlaf, ohne unerwünschte Nebenwirkungen zu zeigen. Sie ist aber auch bei nervös bedingten Beschwerden im Magen- und Darmbereich anzuwenden.

Zubereitung

Tee: Die getrocknete Pflanzensubstanz sollten Sie in der Apotheke kaufen. Grundsätzlich werden etwa 15–20 g der getrockneten Pflanzenteile für einen Teeaufguss mit 1 l kochendem Wasser gerechnet.

Wein: Als Alternative zum Tee können Sie auch 60 g der fein zerriebenen Pflanze in 1 l Wein 6 Tage lang ziehen lassen, dann durchsieben und davon jeweils vor dem Schlafengehen 1 Likörgläschen voll trinken.

Sonstige Verwendung

Die Passionsblume liefert wohl schmeckende Früchte mit saftigem Fruchtfleisch, die als Obst gegessen werden oder köstlichen Saft liefern, der ebenfalls als beruhigend gilt und entspannende Wirkung haben soll.

Aufbewahrung

Das getrocknete Kraut sollte trocken aufbewahrt werden. Die Früchte sollten Sie bei Zimmertemperatur nachreifen lassen. Sie dürfen nicht im Kühlschrank gelagert werden. Das Fruchtfleisch kann in Gefrierbeuteln im Tiefkühlfach aufbewahrt werden.

Küchentipp

Das Fruchtfleisch schmeckt auch köstlich im Obstsalat oder zu Speiseeis.

Petersilie

(Petroselinum crispum)

Erntezeit:	Samen August, Kraut Mai–Oktober
Familie:	Doldenblütler
Heimat:	Südeuropa

Die bekannte Gewürzpflanze kann 40–80 cm hoch werden. Sie wächst aus einer langen weißlichen Pfahlwurzel und hat, je nach Sorte, gefiederte glatte oder krause Blätter. Im Juni/Juli treibt sie gelblich grüne Blütendolden. Daraus entwickeln sich die Samen, die ähnlich dem Kümmel oder Fenchel verwendet werden können. Im Geschmack ist die glatte Petersilie etwas kräftiger als die dicht gekrause Sorte.

Standort

Petersilie wird feldmäßig oder im Garten kultiviert. Der Gartenboden sollte locker und nährstoffreich sein, frischer Dung ist jedoch zu vermeiden. Petersilie braucht einen sonnigen Standort.

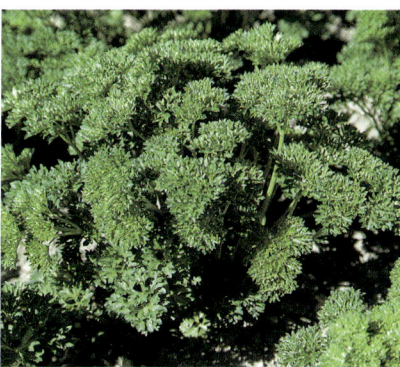

Petersilie

Anzucht/Pflege

Viele Hobbygärtner haben bei der Aussaat dieses bekannten Küchenkrauts Probleme. Vor allem wenn das Frühjahr zu nass und kühl ist, geht die Saat gar nicht erst auf. Kalter und nasser Boden ist der größte Feind von Petersiliensamen. Der günstigste Zeitpunkt für die Aussaat ist daher der August. Darüber hinaus bilden sich im kommenden Jahr keine Schosser mehr, sodass die Erntezeit wesentlich verlängert wird. Ein besonders gutes Keimergebnis erhalten Sie, wenn Sie Petersilie in Folientüten grünen lassen. Alles, was Sie dazu brauchen, ist eine durchsichtige Plastiktüte, eine gute Hand voll feinen Sand, der zuvor mit dem Wäschesprüher angefeuchtet wurde, und das Saatgut. Der Petersiliensamen wird nun in den feuchten Sand gesät, die Tüte mit einem Knoten verschlossen und auf die Fensterbank gestellt. Auf diese Weise keimt die Petersilie innerhalb von 14 Tagen. Sobald der Samen grünt, wird er mit jeweils 20 cm Abstand in den Balkonkasten oder Garten verpflanzt. Mit der ersten Ernte muss gewartet werden, bis die Pflanzen etwa 10 cm hoch sind. Außerdem sollten Sie die Pflanzen regelmäßig gießen.

Heilwirkung

Petersilie enthält Provitamin A, Vitamine der B-Gruppe, Vitamin C und das wertvolle Vitamin E, außerdem Kalzium, Kalium, Phosphor, Schwefel und Eisen. Die Samen enthalten ätherische Öle. Petersilientee wirkt harntreibend und antiseptisch und wird vor allem bei Harnwegs- und Leberbeschwerden angewendet.

Pfefferminze

Zu empfehlen ist ein Anwendung auch bei Zellulitis, Rheumatismus und Gicht. Petersilie findet als krampflösendes Mittel auch Anwendung bei Menstruationsbeschwerden.

Zubereitung
Tee: Für den Teeaufguss eignen sich vor allem die Samen. 2 gestrichene Teelöffel Petersiliensamen werden mit 2 Tassen kochendem Wasser überbrüht. Der Aufguss sollte 3 Minuten ziehen, bevor er abgesiebt und über den Tag verteilt schluckweise getrunken wird.

Sonstige Verwendung
Petersilientee gilt auch als Schönheitsmittel und kann als Gesichtswasser verwendet werden. Dazu wird 1 Teelöffel klein geschnittene Petersilie mit 1 Tasse kochend heißem Wasser überbrüht; 10 Minuten ziehen lassen und absieben. Den abgekühlten Aufguss sollten Sie in einem geschlossenen Glas im Kühlschrank aufbewahren und täglich benutzen; die Haut entspannt dabei sichtbar.

Aufbewahrung
Petersile kann portionsweise eingefroren oder getrocknet werden.

Sammeltipp
Beim Ernten der Petersilie ist darauf zu achten, dass Messer oder Schere nicht zu tief angesetzt werden, denn sobald die Herzblätter in der Mitte der Pflanze verletzt sind, ist das weitere Wachstum der Pflanze gefährdet.

Küchentipp
Das bekannte Küchenkraut wird für Salate, Eintopf, Suppen, Saucen, Eierspeisen und zur Dekoration von Fleischgerichten verwendet.

Gärtnertipp
Petersiliensamen keimt besser, wenn er etwa 2 Wochen lang zwischen feuchten Löschpapierblättern im Kühlschrank gelegen hat. Übrigens empfiehlt es sich, die Pflanze nie ganz abzuernten. Gepflückt werden immer nur die äußeren Blätter, während das Herz der Pflanze stehen bleiben muss. Für den Winterbedarf sollten die vitaminreichen Petersilienpflanzen mit Wurzeln in Sand eingeschlagen und zur täglichen Ernte in den Keller gestellt werden. Bei den ersten Sonnenstrahlen im Frühling können Sie sie wieder in den Balkonkasten oder Garten umsetzen. Petersilie ist mit sich selbst nicht verträglich; das heißt: Am gleichen Standort darf Petersilie weder ausgesät noch ausgepflanzt werden.

Pfefferminze
(Mentha piperita)

Erntezeit:	Juni–August
Familie:	Lippenblütler
Heimat:	China

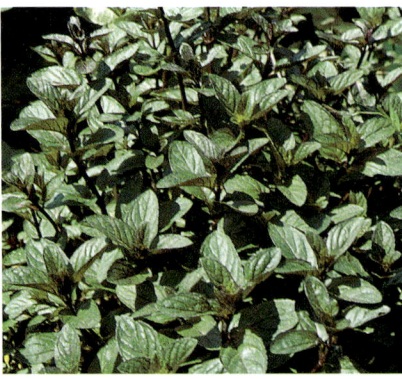
Pfefferminze

Das aromatische Kraut zählt zu den ältesten Heilpflanzen, die wir kennen. Die Pfefferminze hat einen ausdauernden Wurzelstock mit oberirdischen Ausläufern. Der Stängel der Pfefferminze ist etwa 80–100 cm hoch, vierkantig und im oberen Teil verzweigt. Die gegenständigen Blätter der Pflanze sind schmal-eiförmig mit gesägtem Rand. Zur Blütezeit im Juli und August zeigen sich purpurne Scheinähren.

Standort
Die Pfefferminze wächst an sonnigen bis halbschattigen Stellen, sie bevorzugt einen feuchten Standort, etwa in der Nähe eines Wasserlaufs.

Anzucht/Pflege
Am einfachsten ist die Pflanze durch Wurzelteilung zu vermehren. Die Pfefferminze neigt zum Wuchern, deshalb sollten Sie ihren Platz eingrenzen. Die Pflanze zählt zu den Lichtkeimern, der Samen darf nicht mit Erde abgedeckt werden; ihre Samenkörner sollten lediglich angedrückt werden. Eine Vorkultur in Töpfen oder Schalen auf der Fensterbank ab März/April ist zu empfehlen. Sie können die Pfefferminze auch als Staude kaufen.

Heilwirkung
Neben ätherischen Ölen enthalten die Blätter der Pfefferminze Gerb- und Bitterstoffe. Die Pflanze wirkt antiseptisch, blähungswidrig, gallenflussfördernd und krampflindernd. Pfefferminztee wird vor allem bei Appetitlosigkeit, Erkrankungen der Verdauungsorgane, Blähungen, Gallensteinen, Leberleiden, ferner bei Kopfschmerzen, Menstruationsbeschwerden und Husten verabreicht. Eine Kur mit Pfefferminztee wirkt

laut Pfarrer Kneipp bei nervösem Herzklopfen und leichten Depressionen äußerst beruhigend.

Zubereitung

Tee: Geben Sie 2 Teelöffel der getrockneten Blätter in eine große Tasse und überbrühen Sie sie mit 1/4 l kochendem Wasser. Den Tee zugedeckt 10 Minuten ziehen lassen, abseihen und in kleinen Schlucken trinken, je nach Bedarf bis zu 3 Tassen täglich. Beachten Sie aber, dass Pfefferminze nie in großen Dosen über einen längeren Zeitraum hinweg genossen werde sollte.

Sonstige Verwendung

Frische Pfefferminzblätter werden gern zum Dekorieren von Süßspeisen verwendet.

Aufbewahrung

Pfefferminze lässt sich sehr gut im Schatten oder im Backofen bei geöffneter Tür und Temperaturen zwischen 30 °C und 35 °C trocknen. Sie können die frisch geernteten Blätter auch in kleinen Portionen im Eiswürfelbehälter einfrieren.

Sammeltipp

Die Blätter der Minze dürfen nur trocken geerntet werden; bei Sonnenschein besitzen sie außerdem den höchsten Ölgehalt. Zum Würzen von Speisen ernten Sie die frischen Blätter jeweils bei Bedarf, für den Teevorrat werden die Blätter vor der Blütezeit gesammelt.

Gätnertipp

Wer auch im Winter frische Pfefferminze zur Verfügung haben möchte, sollte einige Wurzelstöcke ausgraben und im Pflanzgefäß bei 16 °C überwintern.

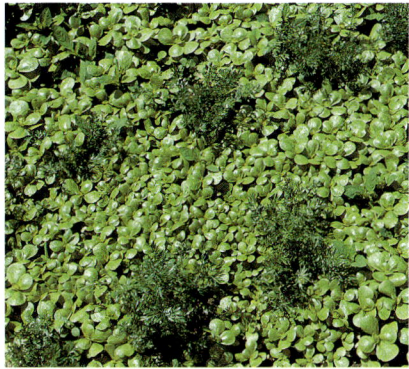

Portulak

Portulak

(Portulaca oleracea)

Erntezeit:	April–Oktober
Familie:	Portulakgewächs
Heimat:	Vorderasien

Portulak ist einjährig, die Pflanze hat fleischige Blätter und einen rötlichen aufrechten Stängel. Die Blüten der Kulturform sind gelb, während die Wildform karmin- bis purpurrot blüht. Wie zierliche Röschen sehen die gefüllten Formen aus. Leider öffnen sich die Blüten nur an sonnigen Tagen.

Standort

Portulak gedeiht auf sonnigen, leichten, sandigen und durchlässigen Gartenböden. Die Pflanze wächst außerdem auch in Pflanzschalen, Balkonkästen oder in den Fugen von erdgefüllten Fugen an Trockenmauern.

Anzucht/Pflege

Im Frühbeet kann Portulak bereits im März oder April ausgesät werden. Im Freiland sollte die Aussaat zwischen Mai und August erfolgen. Das Saatgut sollte möglichst dünn ausgebracht werden. Der Samen ist sehr fein und darf nur leicht ins Erdreich gedrückt werden. Der Reihenabstand sollte 20–25 cm betragen. Die Anzucht aus Samen ist einfach: Wenn das Blattgemüse regelmäßig gegossen wird, können bereits ein Monat nach der Aussaat die ersten jungen Blätter geschnitten werden. Die Ernte ist bis zur Blütezeit der Pflanze möglich. Portulak benötigt keine spezielle Pflege. Eine Düngung ist nur bei mageren Böden erforderlich.

Heilwirkung

Die Pflanze enthält vor allem Vitamine. Portulak bringt Linderung bei Sodbrennen und kann auch als sanftes Abführmittel genutzt werden. Als Tee getrunken gilt Portulak als Stärkungsmittel.

Zubereitung

Tee: Für den Tee benötigen Sie 1 Esslöffel frischer Portulakblätter, die Sie mit 1/4 l kochendem Wasser übergießen und nach 10 Minuten abseihen.

Sonstige Verwendung

Die Blattpflanze kann als Gemüse in Butter gedünstet werden, sie wird auch gern in gemischten Salaten verwendet. Portulakblätter können wie Kapern in Essig eingelegt werden. Als Gewürz sind sie auch in pikanten Mayonnaisen sehr empfehlenswert. Portulak passt zu Fleisch und Fisch.

Aufbewahrung

Die Pflanze wird nur frisch verarbeitet und kann nicht konserviert werden.

Sammeltipp

Die Portulakblätter können bis zu dreimal im Jahr mit der Schere geschnitten werden.

Preiselbeere

Küchentipp
Portulak hat einen scharfen, klaren Geschmack. Dieser kommt am besten zur Geltung, wenn Sie ihn mit anderen Kräutern oder Salatblättern mischen.

Preiselbeere
(Vaccinium vitis-idaea)

Erntezeit:	Blätter Juli/August, Früchte ab Juli
Familie:	Heidekrautgewächs
Heimat:	Europa

Die Preiselbeere ist ein immergrüner, ausdauernder Zwergstrauch von nur 5–15 cm Höhe. An den verzweigten Stängeln trägt die Pflanze ovale Blätter, die derb-ledrig sind. Von Mai bis Juli blüht die Preiselbeere mit dichten, endständigen, weißen Blüten. Ab Juli zeigen sich erste rote Früchte.

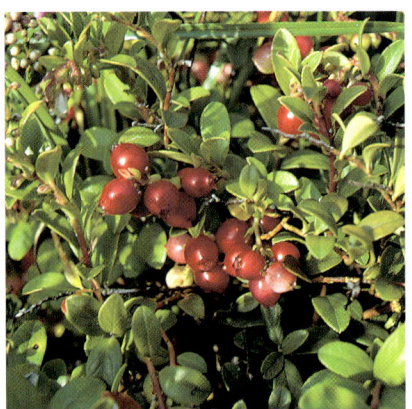

Preiselbeere

Standort
Der Strauch bevorzugt einen sonnigen oder halbschattigen Standort. Die Pflanze wächst in waldreichen Gebieten und bildet einen wichtigen Unterwuchs in Kiefernwäldern. Sie gedeiht auf humusreichen, nährsalzarmen Böden und ist auch noch in höheren Gebirgslagen zu finden.

Anzucht/Pflege
Die Preiselbeere braucht einen sauren Boden mit einem pH-Wert, der zwischen 4 und 5 liegt. Die Jungpflanzen werden im Herbst oder Frühjahr gekauft. Pro Quadratmeter kann man fünf Sträucher pflanzen.

Heilwirkung
Arzneiliche Verwendung finden Blätter und Beeren. Neben dem hohen Vitamin-C-Gehalt besitzt die Pflanze Vitamin A und B. Weitere Inhaltsstoffe der Preiselbeere sind Apfel-, Zitronen-, Oxal- und Bernsteinsäure, außerdem Gerbstoff, Zucker und Pektine. Saft und Tee der Preiselbeere wirken harntreibend und desinfizierend. Einsatzgebiete sind Blasenkatarrh, Gicht, Rheuma, Durchfall und Magenschleimhautentzündung. Der Tee aus den getrockneten Beeren wird Fieberkranken zum Durstlöschen gereicht.

Zubereitung
Tee: Aus den Blättern wird der Preiselblättertee gemacht. 1 Teelöffel der getrockneten Blätter wird mit 1 Tasse kochendem Wasser überbrüht; 10 Minuten ziehen lassen, durchsieben und trinken.
Saft: Mithilfe eines Entsafters lässt sich der heilkräftige Saft aus den Beeren herstellen.

Sonstige Verwendung
Preiselbeerfrüchte lassen sich zu Gelee, Marmelade, Kompott oder Wein weiterverarbeiten. Feinschmecker schätzen die Beeren als Beilage zu Wildgerichten. Auch zu Eis und Schlagsahne schmecken Preiselbeeren köstlich.

Aufbewahrung
Die jungen, von August bis Juli gesammelten Blätter werden vorsichtig getrocknet und in Gläsern aufbewahrt. Eine eventuelle Verfärbung der Blätter beim Trocknen ist unbedenklich. Die Beeren halten sich bei einer Lagerung von plus 5° C über 6 Monate. Sie lassen sich überdies auch trocknen.

Sammeltipp
Die Blätter der Preiselbeere sollten möglichst einzeln gezupft werden.

Gärtnertipp
Die dekorativen Preiselbeeren können auch in Schalen und rustikalen Körben gepflanzt werden. Hierbei kommt der hängende Wuchs zur vollen Entfaltung. Übrigens eignet sich die Preiselbeere auch hervorragend zur Uferbefestigung eines Gartenteichs.

Ringelblume
(Calendula officinalis)

Erntezeit:	Juni–Oktober
Familie:	Korbblütler
Heimat:	Mittelmeerraum

Die meist einjährige Ringelblume mit ihren tieforangen bis creme-gelben Blüten, die gefüllt oder ungefüllt sein können, gehört zu den bekannten Heilpflanzen unserer heimischen Gärten. Die Blätter sind sattgrün und lanzettförmig. Die Pflanze selbst kann bis zu 50 cm hoch werden.

Standort
Die Pflanze liebt einen sonnigen Platz sowie einen mittelschweren, nicht zu sandigen Boden.

Anzucht/Pflege

Die Samen werden von April bis Juni direkt in den Boden gesät. Geeignet ist etwas lehmige Gartenerde. Es dauert etwa eine Woche, bis die Saat aufgeht. Die Pflanzen sollten fleißig gegossen werden, Staunässe ist jedoch zu vermeiden.

Heilwirkung

Die Ringelblume enthält seltene Bitterstoffe, ätherische Öle, einen karotinartigen Farbstoff, das so genannte Calendulin, sowie Saponine. Von der Pflanze werden sowohl die Blüten als auch die Blätter für Heilzwecke verwendet. Die Auszüge der Pflanze fördern die Wundheilung, wirken entzündungshemmend, z. B. im Mund-Rachen-Raum, oder können in Form von Umschlägen bei Magenverstimmungen helfen. Aus der Pflanze können Wundsalben sowie Aufgüsse für Umschläge hergestellt werden.

Zubereitung

Ringelblumensalbe: Hierfür kochen Sie frisch gepflückte Blüten und Blätter in Schweineschmalz kurz auf; dann lassen Sie das Ganze abkühlen und pressen die gewonnene Substanz noch im flüssigen Zustand durch ein Sieb. Anschließend füllen Sie die Salbe in kleine Kosmetiktöpfchen.

Aufguss für Umschläge: 1 bis 2 Teelöffel frische oder getrocknete Blüten mit 1 Tasse kochendem Wasser überbrühen und ziehen lassen.

Aufbewahrung

Zum Trocknen werden die Pflanzenteile im Schatten an einem gut belüfteten Ort ausgelegt.

Sammeltipp

Die Blüten sollten möglichst nur an sonnigen Tagen gepflückt werden, da sie dann geöffnet sind.

Gärtnertipp

Im Garten ist die Ringelblume ein idealer Partner für Rosen oder Bohnen. Denn durch Ringelblumen werden Schwebfliegen angezogen, deren Larven wiederum Blattläuse fressen. Der intensive Duft der Pflanze kann auch Schnecken irreleiten.

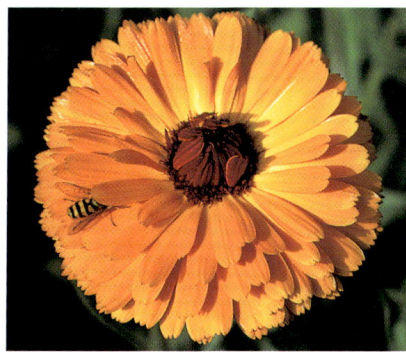

Ringelblume

Standort

Die Solitärpflanze braucht volle Sonne und sehr nährstoffreichen Boden.

Anzucht/Pflege

Vor der Aussaat sollten die bohnengroßen Samenkerne etwa 24 Stunden in warmem Wasser eingeweicht werden. Damit die Pflanze üppig gedeiht, wird sie ab Anfang März auf der Fensterbank vorkultiviert. Der Samen wird einzeln in Töpfen 2 cm tief ausgelegt. Spätestens nach 14 Tagen sollte sich der Keimling zeigen. Bestens aufgehoben ist die Pflanze in einem großen Kübelgefäß. Besonders gut gedeiht die Pflanze auf einer Unterlage von Pferdemist und einer nährstoffreichen Komposterdmischung. Rizinus braucht zur optimalen Entfaltung einen sehr nährstoffreichen Boden, will reichlich gegossen und zweimal wöchentlich gedüngt werden.

Rizinus

(Ricinus communis)

Erntezeit:	August–Oktober
Familie:	Wolfsmilchgewächs
Heimat:	Tropische Gebiete Afrikas

Rizinus ist eine alte Kulturpflanze der Tropen, die aufgrund ihres üppigen Wuchses und der dekorativen Blätter gern als Einjahrespflanze gezogen wird. Die strauchige bis baumförmige Pflanze kann eine Höhe von 2–3 m erreichen und weist pfannengroße Blätter auf. Die Blütenrispen haben unten männliche, oben weibliche Blüten; die dreifächerige Fruchtkapsel enthält drei bohnengroße, bunte Samen. Die Pflanze trägt je nach Sorte auch rotes Laub.

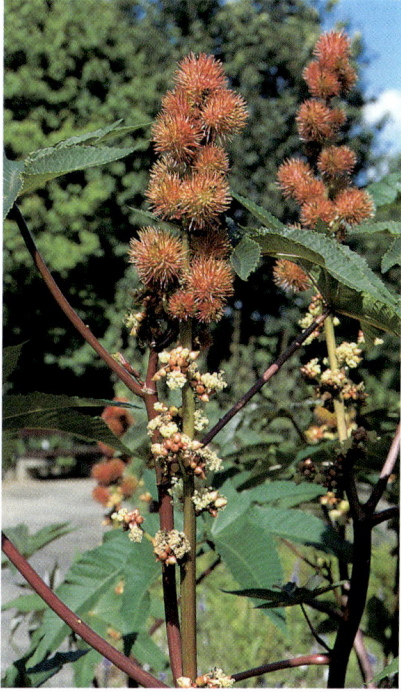

Rizinus

Rosmarin

Heilwirkung
Arzneilich genutzt werden die bohnengroßen Samenkerne, die ein klares, zähflüssiges Öl mit kaum wahrnehmbarem Geruch und anfangs mildem, später scharfem Geschmack, das Rizinusöl, enthalten. Dieses dient als zuverlässiges Abführmittel bei akuter Verstopfung.

Zubereitung
Öl: Das Rizinusöl wird aus den Samenkörnern gepresst.

Aufbewahrung
Das Rizinusöl sollte in einem dunklen, luftdicht schließenden Glas aufbewahrt werden.

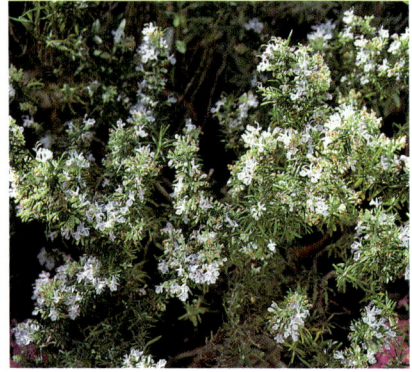

Rosmarin

Rosmarin
(Rosmarinus officinalis)

Erntezeit:	April/Mai
Familie:	Lippenblütler
Heimat:	Mittelmeerraum

Der langsam wachsende Strauch trägt schmale Blättchen mit weißfilziger Unterseite, die bei Berührung einen angenehmen, kampferartigen Duft verbreiten. Die bis zu 1 m hoch werdende Pflanze ist frostempfindlich. Eine Überwinterung im Freien ist nur in geschützten Lagen möglich. Rosmarin blüht von April bis Juni mit hellblauen Lippenblüten, ähnlich denen der Taubnessel.

Standort
Rosmarin gedeiht und entwickelt seinen Duft nur an einem vollsonnigen, hellen Standort. Im Mittelmeerraum wächst die Pflanze wild, in Mitteleuropa wird die Heilpflanze angebaut. Rosmarin bevorzugt lockere, leicht sandige Erde.

Anzucht/Pflege
Die Aussaat der Samen erfolgt im Frühjahr. Einfacher ist es jedoch, eine kräftige Rosmarinpflanze beim Gärtner zu erstehen. Diese sollte einen geschützten Platz im Garten, auf dem Balkon oder der Terrasse bekommen. Falls Sie die Pflanze in den Wintermonaten im Freien stehen lassen, muss sie mit dem Gefäß in die Erde eingegraben und mit Fichtenzweigen abgedeckt werden. Die robuste Staude darf nur mäßig gegossen werden, denn auf Staunässe reagiert die Pflanze äußerst allergisch. Rosmarin braucht weder im Sommer noch im Winter gedüngt zu werden.

Heilwirkung
Rosmarin, von dem Blätter und Blütentriebe arzneilich verwendet werden, gilt als Herzstärkungsmittel. Auch bei Gliederschwäche und Schwindel wird die Pflanze empfohlen. Die im Rosmarin vorhandenen ätherischen Öle wirken durchblutungsfördernd und gefäßerweiternd. Wegen der ebenfalls im Öl enthaltenen Giftstoffe sollte die Droge vor allem äußerlich bzw. innerlich nur in stark verdünnter Form angewendet werden.

Zubereitung
Rosmarinwein: Legen Sie frische, gegebenenfalls auch getrocknete Rosmarinzweige 8 Tage in Weißwein ein; absieben und die Flasche verschließen. Von dem Wein trinken Sie zur Herzstärkung täglich 2 Likörgläschen.
Rosmarinöl: Dieses wird nach gleichem Rezept zubereitet und äußerlich zur Einreibung bei Gicht verwendet.

Sonstige Verwendung
Begehrt in der Kosmetik oder auch als Badezusatz ist das im Rosmarin vorhandene ätherische Öl. Für ein Entspannungsbad werden 3 Hand voll Rosmarinblätter in 1 l Wasser eine Viertelstunde gekocht, durchgesiebt und in das Badewasser gegeben.

Aufbewahrung
Rosmarinzweige trocknen schnell, sie können, dekorativ angeordnet, auch als Schmuck in der Küche aufgehängt werden. Frische Rosmarinblätter lassen sich in Weißwein konservieren.

Sammeltipp
Da die Pflanze nur langsam wächst, sollten Sie Blätter und Triebspitzen vorsichtig pflücken.

Küchentipp
Die krautige Pflanze ist ein bekanntes Gewürz. Für Saucen, Kräutersuppen, zu Grillgerichten, Fisch, Schweine- oder Hammelfleisch passt Rosmarin ganz ausgezeichnet.

Gärtnertipp
Wenn Sie Rosmarin als Topfpflanze halten, sollten Sie seine Blätter von Zeit zu Zeit mit Wasser abbrausen. Staub und Schmutz schaden den feinen Trieben.

Rote Rübe

(Beta vulgaris)

Erntezeit:	Mai–November
Familie:	Gänsefußgewächs
Heimat:	Europa

Im Volksmund wird das Wurzelgemüse auch Rote Bete, Rahne, oder Salatbete genannt. Die rote Rübe stammt von der Wildrübe „Beta vulgaris" ab und war bereits in der Antike bekannt. Die rotfleischige Salat- und Gemüsepflanze ist eine unproblematische Nutzpflanze. Je nach Sorte sind ihre Knollen rund, zylindrisch oder spitz zulaufend. Das Blatt ist rötlich grün.

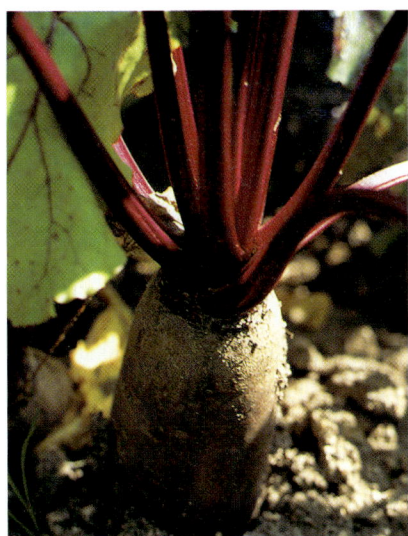

Rote Rübe

Standort
Die anspruchslose Pflanze gedeiht gut in sonnigen bis halbschattigen Lagen auf tiefgründigen Böden.

Anzucht/Pflege
Die Aussaat erfolgt von Ende April bis Ende Juni. Die optimale Keimtemperatur liegt bei 25 °C. Die einzelnen Pflanzen benötigen eine Fläche von 20 x 20 cm oder 30 x 10 cm; die Pflanztiefe sollte 2–3 cm betragen. Vor Nachtfrösten sind die Pflanzen unbedingt zu schützen. Frühe Aussaaten entwickeln sich sehr gut unter Folie. Die Pflege besteht im regelmäßigen Hacken und mäßigen Gießen. Die mittelzehrende Pflanze sollte nicht mit frischem organischen Dünger ernährt werden. Neben einem Volldünger sollte noch ein Kalidüngemittel verwendet werden.

Heilwirkung
Die Rote Rübe enthält eine Reihe von heilenden Wirkstoffen. Sie weist Kalzium, Kalium, Phosphor, Schwefel, Jod, Eisen, Kupfer sowie wichtige Spurenelemente auf. Bei Blutarmut gelten Rote Rüben als wirksames Stärkungsmittel, sie dienen auch zur Steigerung der Widerstandskräfte nach Infektionskrankheiten. Über die Wirksamkeit der Pflanze als unterstützendes Mittel in der Krebstherapie wird weiterhin geforscht.

Zubereitung
Rote Rüben können roh und gedünstet verzehrt oder sauer eingelegt werden. Besonders gesund und wertvoll ist der frische Presssaft.

Sonstige Verwendung
Rote Rüben eignen sich als Färbemittel für Lebensmittel und schenken einen kräftig roten Farbton.

Aufbewahrung
Zur Aufbewahrung sollten Sie die Roten Rüben in Kisten zwischen Sand und Torf in einem kühlen frostfreien Raum einlagern, wobei Sie vorher alle Blätter bis auf die Herzblätter entfernen sollten.

Sammeltipp
Beim Ernten mit der Grabgabel ist darauf zu achten, dass die Knolle nicht verletzt wird. Die Blätter werden bis auf die Herzblätter abgedreht.

Gärtnertipp
Beim Unkrautjäten dürfen die saftigen Wurzeln der Roten Rübe nicht verletzt werden. Beginnen sie zu bluten, kann Fäulnis entstehen.

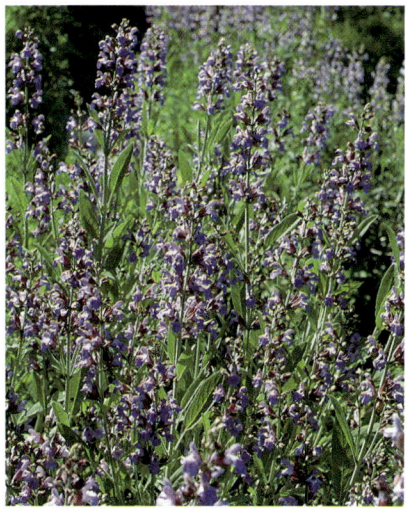

Salbei

Salbei

(Salvia officinalis)

Erntezeit:	April–Juni und nach der Blüte im September
Familie:	Lippenblütler
Heimat:	Europa, Mittelmeerraum, Asien.

Die im Volksmund auch Königssalbei, Kreuzsalbei oder Muskatellerkraut genannte mehrjährige Pflanze bleibt das ganze Jahr über grün. Die Pflanze wird 30–70 cm hoch, die Blätter sind filzig, weichbehaart und in sich gemustert. Der blühende Salbei mit seinen kräftig blauen Blüten ist eine Augenweide.

Standort

Salbei bevorzugt einen vollsonnigen Standort und wächst auf gut durchlässigen, kalkhaltigen Böden. Staunässe verträgt die Pflanze nicht. Salbei gedeiht auch im Balkonkasten oder in Topfkultur.

Anzucht/Pflege

Die Vermehrung erfolgt durch Aussaat im Frühjahr oder durch Kopfstecklinge im Sommer. Salbei wächst zumeist problemlos, besonders gut in Weinanbaugebieten. Im Frühjahr sollte der verholzte Halbstrauch kräftig zurückgeschnitten werden, er treibt dann aus dem älteren Holz wieder durch. Der Wärme liebende Salbei ist nur bedingt winterhart. In rauen Klimazonen ist die Pflanze im Herbst anzuhäufeln und vor dem Winteranbruch mit Reisig zu schützen.

Heilwirkung

Salbei, dessen Blätter arzneilich Verwendung finden, hat eine zusammenziehende, desinfizierende Wirkung. Seine wesentlichen Inhaltsstoffe sind ätherisches Öl, Monoterpene, kleine Mengen an Sesquiterpenen, Gerbstoffe, Bitterstoffe, Flavonoide und Triterpene. Frische Salbeiblätter können Sie gegen Entzündungen im Mund und Hals einfach kauen. Gleichfalls zu empfehlen ist Salbeitee als Gurgelmittel bei Raucherhusten, Mandel- und Zahnfleischentzündungen und bei Kehlkopfkatarrh. Als Teegetränk wird er auch bei Verdauungsstörungen, Blähungen, Entzündungen der Darmschleimhaut, bei Durchfällen und zur Verminderung von erhöhtem Schweiß- und Speichelfluss empfohlen. Salbeitee erleichtert zudem auch das Abstillen. Mit Salbei lässt sich auch ein stärkender Verdauungswein herstellen.

Zubereitung

Tee: Die Teezubereitung richtet sich nach der Art der Verwendung. Zum Gurgeln werden 2 Teelöffel fein geschnittene Salbeiblätter mit 1 Tasse kochendem Wasser übergossen. 10 Minuten ziehen lassen, dann durchsieben. Zum Trinken bei Magen-Darm-Beschwerden werden 2 gehäufte Teelöffel fein zerkleinerter Salbeiblätter in 1/4 Liter kochendes Wasser gegeben, genau 3 Minuten kochen und 5 Minuten ziehen lassen, dann durchsieben. Durch das Kochen löst sich das ätherische Öl, dass beim Trinken des Tees nicht dabei sein sollte. Zur geschmacklichen Abrundung kann man außerdem Johanniskraut, Pfefferminze und Melisse hinzufügen. Die Kräuter werden nach dem Kochen des Salbeitees jeweils teelöffelweise hinzugefügt. Der Teesud muss anschließend noch weitere 10 Minuten ziehen.

Verdauungswein: Dazu brauchen Sie 100 g frisch geerntete, grob zerkleinerte Salbeiblätter; diese lassen Sie in 1 l Weißwein acht Tage lang ziehen. Das Ganze gut verschließen und gelegentlich leicht schütteln, danach durchsieben und kühl aufbewahren.

Sonstige Verwendung

In der Küche passen frische klein geschnittene Salbeiblätter geschmacklich gut zu grünen Bohnen, Schweinebraten und zu Fischsaucen. Die in der Pflanze enthaltenen Bitterstoffe tragen dazu bei, fette Speisen leichter verdaulich zu machen.

Aufbewahrung

Frische, fein gewiegte Blätter können mit etwas Wasser vermischt im Eiswürfelbehälter eingefroren werden. Getrocknete Salbeiblätter lassen sich auch gut in dicht verschließbaren Gefäßen vor Licht und Feuchtigkeit geschützt aufbewahren. Empfehlenswert ist es, die getrockneten Blätter möglichst im Ganzen aufzubewahren.

Sammeltipp

Die Ernte der Blätter ist zwar prinzipiell ganzjährig möglich, allerdings mit vermindertem Gehalt an wirksamen Inhaltsstoffen. Die beste Erntezeit ist vor der Blütezeit von April bis Juni und nach der Blüte im September.

Küchentipp

Salbei lässt sich auch gut in Essig konservieren. Füllen Sie eine 3/4-Liter-Flasche mit Kräuteressig und geben Sie einen Salbeizweig hinein. Stellen Sie die verschlossene Flasche an einen sonnigen Platz. Nach 14 Tagen seihen Sie den Salbeiessig durch ein Tuch und bewahren ihn dunkel auf.

Gärtnertipp

In der Mischkultur gilt Salbei als guter Partner für Fenchel, Kohl, Möhren und Bohnen. Der Salbei wehrt die schädlichen Schnecken, Raupen und Läuse ab.

Sanddorn

(Hippophae rhamnoides)

Erntezeit:	September/Oktober
Familie:	Ölweidengewächs
Heimat:	Ostsee

Sanddorn, volkstümlich auch See-kreuzdorn oder Weißdorn genannt, erreicht eine Höhe von bis zu 6 m. Die dornigen Ästen des Strauchs sind mit silbrig glänzenden, weidenähnlichen Blättern besetzt. Im Herbst schmückt sich die Pflanze mit orange-roten Beeren. Sanddorn ist zweihäusig, das heißt, es kommt nur zu dem begehrten Beerenschmuck der weiblichen Pflanze, wenn eine männliche in unmittelbarer Nähe steht.

Standort
Sanddorn steht gern sonnig und bevorzugt sandige, möglichst kalkreiche, aber magere Böden. Der Strauch wächst an der Meeresküste und an Ufern von Seen und Gebirgsflüssen.

Anzucht/Pflege
Besorgen Sie sich Sanddorn in einer Baumschule und pflanzen Sie ihn in Ihren Garten an einem sonnigen Platz. Der anspruchslose Strauch wächst problemlos. Beim Kauf ist darauf zu achten, dass man mindestens eine weibliche und eine männliche Pflanze erwischt, nur dann entwickeln sich die arzneilich verwendeten Beeren.

Heilwirkung
Die orange roten Beeren weisen einen hohen Vitamin-C-Gehalt auf und enthalten außerdem Vitamine der B-Gruppe, Vitamin E, Vitamin P, Provitamin A und Flavon. Als Saft, Mus oder Likör verabreicht stärkt Sanddorn die Abwehrkräfte und beugt Infektionskrankheiten vor. Sanddornsaft hat sich überdies bei Zahnfleischbluten, allgemeiner Erschöpfung und Konzentrationsschwäche bewährt. Der Wirkstoff Flavon stärkt die Herzmuskelleistung. Kleine Mengen des Flavon lassen den Blutdruck steigen, größere vermögen den Blutdruck zu senken.

Zubereitung
Sanddornsaft: Dieser lässt sich mithilfe eine Entsafters herstellen.

Sanddornmus: Dazu werden 3 Teile Früchte mit 2 Teilen Zucker gemischt und zum Kochen gebracht; der Brei wird anschließend durch ein grobes Sieb passiert. Das kernfreie Mus nochmals aufkochen und noch heiß in Marmeladengläser abfüllen und fest verschließen.

Sanddornlikör: Die Beeren werden gewaschen und mit 0,7 l Obstler aufgefüllt; die Flasche gut verschließen. Während der kommenden 4 Wochen steht das Gemisch an einem sonnigen Plätzchen und sollte hin und wieder durchgeschüttelt werden. Danach kann der köstliche Gesundheitstrunk, natürlich in Maßen, vor oder nach den Mahlzeiten getrunken werden.

Aufbewahrung
Zu Saft, Mus oder Likör verarbeitet brauchen Sie auf die Abwehrkräfte steigernde Wirkung des Sanddorns auch in den Wintermonaten nicht zu verzichten.

Sammeltipp
Die säuerlichen, gelb-roten Scheinbeeren sollten immer erst nach dem ersten Frost gepflückt werden. Denn zu diesem Zeitpunkt ist der Vitamin-C- und Karotingehalt am höchsten. Da die Beeren sehr empfindlich sind und leicht platzen, ist bei der Ernte Vorsicht geboten. Bei richtigem Reifegrad lassen sich die Sanddornbeeren auf ausgebreiteten Tüchern nach dem Schütteln auffangen.

Küchentipp
Sanddornsaft passt auch zu vielerlei Desserts, köstlich schmeckt er zu Vanilleeis oder Pudding.

Gärtnertipp
Sanddorn ist nicht nur eine attraktive Zierpflanze in vielen Gärten, sondern auch bestens geeignet zur Befestigung von Böschungen.

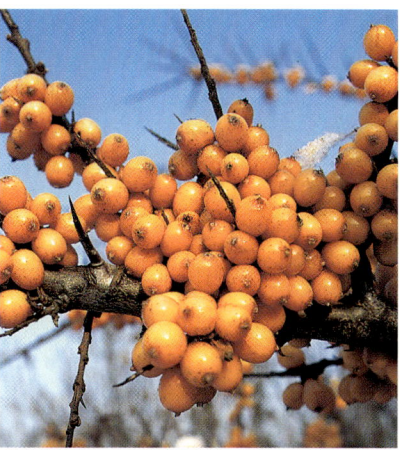

Sanddorn

Schafgarbe
(Achillea millefolium)

Erntezeit:	Ende Juni–Anfang August
Familie:	Korbblütler
Heimat:	Europa

Charakteristisch für die anspruchslose Pflanze, die im Volksmund auch Bauchwehkraut, Schafrippenkraut, Achilleskraut, Garbenkraut oder Jungfrauenkraut genannt wird, sind ihre feinen, doppelt gefiederten Blättchen. Aus dem robusten Wurzelstock der Pflanze treiben im Frühjahr zunächst dichte, krause und breite Wurzelblätter hervor, später erscheinen die 40–70 cm hohen kantigen Stängel mit den auffälligen Trugdolden, die zahlreiche weiße Blütenkörbchen tragen.

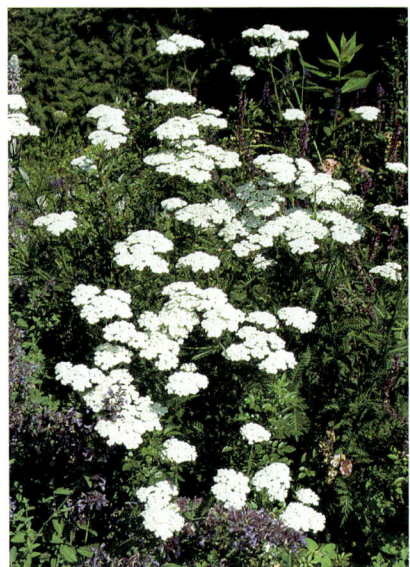

Schafgarbe

Standort
Die Schafgarbe wächst an trockenen, sonnigen Plätzen, an Weg- und Ackerrändern und auch im Gebirge. Damit die Blüten das bittere, aromatische Öl bilden, braucht die Pflanze sehr viel Licht und Wärme.

Anzucht/Pflege
Die Anzucht aus Samen ist sehr umständlich. Einfacher ist es, Sie holen sich im Frühjahr einige wild wachsende Pflänzchen in Ihren Garten und setzen sie in Abständen von 15–20 cm an einen sonnigen Platz in normale Gartenerde.

Heilwirkung
Inhaltsstoffe sind vor allem der Bitterstoff Achillein, ätherisches Öl, Gerbstoff und Flavonoide. Heilkräftige Pflanzenteile sind das blühende Kraut ohne Wurzeln. Schafgarbentee ist sehr wirkungsvoll bei Magen- und Darmbeschwerden wie Entzündungen, Durchfälle, Blähungen und Krämpfe. Die Droge wird mit Erfolg bei Appetitlosigkeit

und zur Förderung der Gallensekretion eingesetzt. Untersuchungen haben außerdem ergeben, dass das Schafgarbenöl keimhemmende Wirkung besitzt. Bei Allergien gegen Korbblütler ist jedoch Vorsicht geboten, es können juckende und entzündliche Hautveränderungen auftreten.

Zubereitung
Tee: 2 g des klein geschnittenen Krauts werden mit 1 Tasse kochend heißem Wasser übergossen; 10–15 Minuten zugedeckt ziehen lassen, anschließend durchsieben.

Sonstige Verwendung
Schafgarbeaufguss, dem Badewasser zugesetzt, wirkt vor allem bei Haut- und Schleimhautentzündungen als Wundheilmittel. Er ist aufgrund seiner tonisierenden und adstringierenden Wirkung überdies ein probates Mittel zur Behandlung von Kopfschuppen.

Aufbewahrung
Die Schafgarbe muss im Schatten getrocknet werden. Sie wird dann in dicht verschlossenen Gefäßen aufbewahrt.

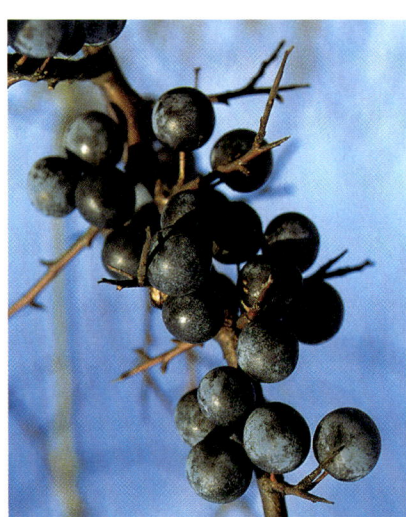

Schlehdorn

Schlehdorn
(Prunus spinosa)

Erntezeit:	Blüten März/April, Früchte November/ Dezember
Familie:	Rosengewächs
Heimat:	Europa, Nordafrika

Schlehdorn gehört zu den Frühjahrsblühern; die unzähligen, kleinen weißen Rosenblüten erscheinen vor dem Blattaustrieb meist schon im März oder April. Seine knorrigen, mit schwarzen Dornen besetzten braunschwarzen Äste sind ein malerischer Kontrast zu dem schönen Blütenschmuck. Der sparrige Busch wird 2–3 m hoch, an seinen Ästen wachsen kurze Nebenzweige mit kleinen weichen Blättern, die wechselständig angeordnet sind. Die blauschwarzen Früchte sind mit kleinen Pflaumen zu vergleichen. Das Fruchtfleisch schmeckt herbsauer und ist erst nach dem ersten Frost genießbar.

Standort
Schlehen lieben sonnige Standorte und gedeihen auf trockenen, steinigen Kalkböden an Waldrändern und Lichtungen.

Anzucht/Pflege
Schlehdorn ist eine optimale Heckenpflanze. Setzen Sie pro Meter vier bis fünf Sträucher, die Sie sich aus der Gärtnerei holen. Der Boden sollte kalkhaltig und durchlässig sein. Die anspruchslosen Sträucher, die sich schon bald zu einer undurchdringlichen Hecke verdichten, brauchen keine weitere Pflege.

Heilwirkung
Die arzneilich verwendeten Blüten und Früchte enthalten u. a. Gerbstoffe, Fruchtsäuren,

Vitamin C und eine Blausäureverbindung. Zumeist als Tee verabreicht wirken sie adstringierend und erreichen ein Zusammenziehen der Kapillargefäße – eine Eigenschaft, die für die Behandlung von Wunden, Blutungen und Blutergüssen sehr vorteilhaft ist. Die Früchte bewirken auch eine Stärkung der Schließmuskeln des Afters und der Harnwege. Deshalb sind sie bei Durchfall und Bettnässen zu empfehlen. Getrocknete Schlehdornblüten haben sich als unschädliches Abführmittel bewährt. Neben der abführenden Wirkung hat Schlehdornblütentee auch Blut reinigende und hautreinigende Eigenschaften.

Zubereitung

Tee aus Blüten: Für den Teeaufguss brauchen Sie 1 Hand voll getrocknete Blüten, die mit 1 l kochendem Wasser überbrüht werden; 5 Minuten ziehen lassen, durchsieben und täglich davon 2-4 Tassen trinken.

Tee aus Früchten: Sie brauchen 1 Hand voll reifer Schlehen für 1 l Wasser. Die Früchte werden grob zerkleinert und dann mit dem kalten Wasser zum Kochen gebracht; 3 Minuten kochen, 10 Minuten ziehen lassen, durchsieben und 2 Tassen täglich davon trinken.

Sonstige Verwendung

Die Früchte der Schlehe dienen zur Herstellung von Diätsäften und Likören. Wer sie mit reichlich Zucker aufkocht und durchpassiert, erhält ein köstliches Mus.

Aufbewahrung

Die Schlehdornblüten werden knospig gepflückt und in der Sonne getrocknet. Dann werden sie in geschlossenen Gefäßen aufbewahrt.

Sammeltipp

Schlehenblüten sollten bei trockenem Wetter vor Erscheinen der Blätter gepflückt werden. Nur reinweiße, keine bräunlich verfärbten Blüten sammeln. Die reifen Früchte werden erst im Winter nach dem ersten Frost geerntet.

Schlüsselblume

(Primula veris)

Erntezeit:	Wurzelstock März, Blüte April
Familie:	Primelgewächs
Heimat:	Mitteleuropa

Die Schlüsselblume, auch Himmelschlüssel oder Aurikel genannt, wächst aus einem flachen, kurzen Wurzelstock, der eine grundständige Blattrosette mit eiförmig länglichen Blättern hervorbringt. Aus der Mitte der Blattrosette wächst der 10 bis 15 cm hohe Blütenstängel; dieser trägt an seinem Ende eine fünf- bis zwölfblütige Dolde mit leuchtend gelben, wohlriechenden Blüten.

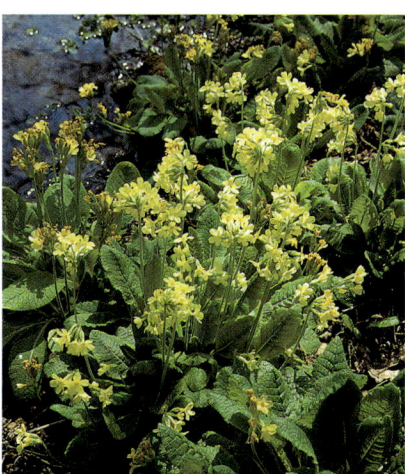

Schlüsselblume

Standort

Die Schlüsselblume ist auf Wiesen und an Wald- und Wegrändern zu finden; sie wächst auch im Gebirge bis zu 2000 m Höhe. Die goldgelbe Pflanze bevorzugt trockene, sonnige Standorte.

Anzucht/Pflege

Der Anbau von Schlüsselblumen zur arzneilichen Verwendung ist im eigenen Garten nicht zu empfehlen.

Heilwirkung

Hauptwirkstoffe sind Saponine, die allerdings nur in den Kelchblättern enthalten sind, Flavonoide, Spuren ätherischen Öls, Bitterstoffe und Vitamin C. Anwendungsbereiche für einen Tee aus Blüten oder Wurzeln der Schlüsselblume sind Husten, Bronchitis und Erkältungkrankheiten. Der Tee wirkt schleimlösend und auswurffördernd, darüber hinaus auch blutreinigend, sodass er auch bei Gicht- und Rheumabeschwerden verabreicht wird. Schlüsselblumentee ist auch bekannt für seine herzstärkende, beruhigende und schlaffördernde Wirkung. Er ist eines der wenigen unschädlichen, aber sehr wirkungsvollen Schlafmittel.

Zubereitung

Tee: Für den Tee aus Blüten brauchen Sie 1 g pro Tasse. Dieses übergießen Sie mit kochendem Wasser; 10 Minuten ziehen lassen und dann abseihen. Mehrmals täglich 1 Tasse Tee mit Honig gesüßt trinken. Wenn Sie den Tee aus den Wurzeln herstellen, nehmen Sie 1 Teelöffel klein geschnittene Wurzeln auf 1/4 l Wasser. Zum Sieden bringen, 5 Minuten ziehen lassen und abseihen.

Schnittlauch

Aufbewahrung
Die Blüten samt Kelchblättern sind so schnell wie möglich zu trocknen, sonst verlieren sie ihre ansprechende gelbe Farbe. Die gesäuberten Wurzeln werden auf einen Zwirnfaden aufgefädelt und an einem schattigen, luftigen Ort zum Trocknen aufgehängt.

Sammeltipp
Sammeln Sie die Blüten immer mit dem Kelch, denn nur dieser enthält die wertvollen Saponine. Bereits verblühte Blüten müssen entfernt werden. Die unter Naturschutz stehenden Wurzeln der Schlüsselblume dürfen nicht gesammelt werden. Sie bekommen sie in Apotheken.

Schnittlauch
(Allium schoenoprasum)

Erntezeit:	Ganzjährig
Familie:	Liliengewächs
Heimat:	Europa

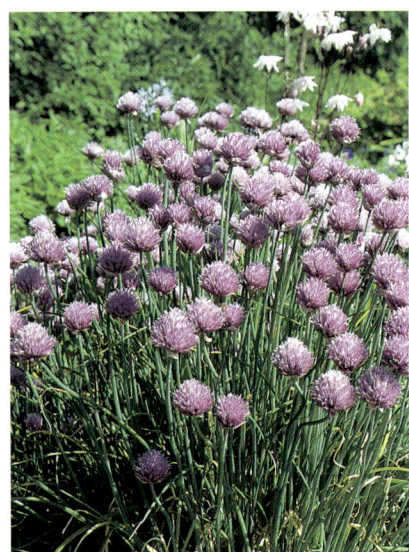

Schnittlauch

Der Schnittlauch ist wohl eines der bekanntesten Gewürzkräuter im Garten. Die Zwiebelpflanze treibt röhrenförmige, dunkelgrüne Lauchblätter bis zu einer Höhe von 40 cm. Von Mai bis August erscheinen zahlreiche rosarote bis violette Blütenstände. Schnittlauch ist mehrjährig und überwintert als Zwiebel im Boden.

Standort
Schnittlauch gedeiht problemlos an sonnigen oder schattigen Standorten. Er liebt lehmig-humose, leicht feuchte Böden. In nährstoffreicher Erde gedeiht er auch im Blumentopf auf Terrasse, Balkon oder Fensterbank.

Anzucht/Pflege
Die Vermehrung erfolgt entweder durch Aussaat im Frühjahr direkt ins Freiland, wobei der Samen 2 cm tief und nicht zu dicht gesät wird, oder durch Teilung der Staude im Frühjahr bzw. Herbst. Etwa 5 Wochen nach der Aussaat kann zum ersten Mal geerntet werden. Je öfter die Schnittlauchpflanze geschnitten wird, umso besser wächst sie. Allerdings darf sie nicht tiefer als etwa 5 cm über dem Boden abgeschnitten werden. Die Blütenstiele mit den rosafarbenen Blütenkugeln sind rechtzeitig zu entfernen, wenn die Pflanze als Küchenkraut genutzt werden soll.

Heilwirkung
Die Lauchblätter des Schnittlauchs weisen einen hohen Gehalt an Vitamin A, B und C auf. Die Pflanze enthält außerdem Schwefel, Jod, Silizium und Eisen. Schnittlauch gilt als hervorragendes Heilmittel gegen Blutarmut. Er wirkt überdies blutdrucksenkend, magenstärkend und verdauungsfördernd.

Zubereitung
Schnittlauch schmeckt frisch geerntet und geschnitten am besten. Er verleiht einer Vielzahl an Gerichten wie Saucen, Suppen, Eierspeisen, Salaten, Kräuterquark und -butter einen würzigen Zwiebelgeschmack, eignet sich jedoch auch als dekorative Garnierung.

Aufbewahrung
Schnittlauch wird normalerweise frisch verwendet, er kann jedoch geschnitten portionsweise eingefroren werden. Getrockneter Schnittlauch verliert an Geschmack und Inhaltsstoffen.

Gärtnertipp
Im Garten hält Schnittlauch unliebsame Schädlinge wie Erdflöhe und Blattläuse fern. Schnittlauch sollte alle 3 Jahre umgesetzt werden, da er den Boden stark auslaugt.

Schöllkraut
(Chelidonium majus)

Erntezeit:	Mai–Oktober
Familie:	Mohngewächs
Heimat:	Europa

Schöllkraut wächst auf einem verzweigten, leicht behaarten Stängel, der mehr als einen halben Meter hoch wird und gezähnte bzw. gebuchtete, an der Unterseite blaugrüne Blätter trägt. Zur Blütezeit erscheinen kleine, gelbe Blütendolden. Der beim Abpflücken austretende gelbliche Saft ruft auf der Haut rötliche Verfärbungen hervor.

Standort
Schöllkraut ist am Wegrand, an Schuttplätzen und in Mauerritzen zu finden; es wächst

bevorzugt auf felsigen oder sandigen Böden.

Anzucht/Pflege
Schöllkraut eignet sich nicht zum Anbau im Garten. Manchmal gerät es allerdings von selbst in den Garten, dann können Sie ihm Asyl gewähren.

Heilwirkung
Der für Schöllkraut im Volksmund gebräuchliche Name Warzenkraut weist bereits auf die Verwendung der Heilpflanze hin. Der gelbliche Milchsaft, der in allen Teilen der Pflanze vorkommt, enthält Eiweiß abbauende Enzyme. Schöllkraut wird daher mit gutem Erfolg zum Betupfen von Warzen empfohlen. Auch Hühneraugen lassen sich durch mehrmals tägliches Beträufeln mit dem Saft erfolgreich behandeln. Da der Milchsaft des Schöllkrauts etwa 20 Alkaloide enthält, von denen einige mäßig giftig sind, ist von einer innerlichen Anwendung abzuraten. Ein Bad mit einer Schöllkrautabkochung hingegen ist bei Gicht, Rheumatismus und Gliederzittern zu empfehlen.

Zubereitung
Bad: Für ein Bad brauchen Sie 1 Hand voll frischer oder getrockneter Kräuter, die Sie 10 Stunden in 1 l Wasser kalt ansetzen, bevor Sie den Kaltansatz mit weiteren 2 l Wasser zum Kochen bringen. Die Abkochung dann durchsieben und mit etwas Meersalz dem Badewasser zusetzen. Gebadet wird etwa 20 Minuten in warmem Wasser.

Aufbewahrung
Das getrocknete Kraut wird in einem luftdicht verschlossenen Gefäß aufbewahrt.

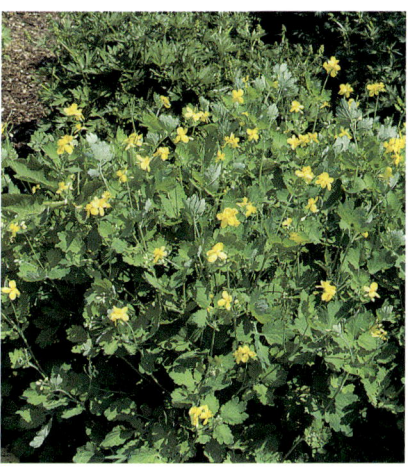

Schöllkraut

Sellerie
(Apium graveolens)

Erntezeit:	Blätter ab Juli, Sellerieknolle November
Familie:	Doldengewächs
Heimat:	Europa, Westasien

Die winterharte Selleriepflanze ist zweijährig. Aus dem runden, rübenförmigen, fleischigen Wurzelstock treibt ein bis zu 80 cm langer Stängel. Die gefiederten, großen Blätter sind dunkelgrün. Im ersten Jahr bildet Sellerie nur eine Blattrosette, erst im zweiten Jahr erscheinen ab Juli weiß-gelbe Blüten. Sellerie riecht stark aromatisch und hat einen scharfen Geschmack.

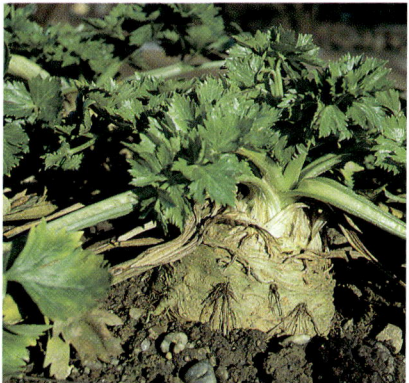

Sellerie

Standort
Sellerie bevorzugt sonnige Standorte und gedeiht auf kalkhaltigem, frisch gedüngtem, sandig-humosem oder lehmigem Boden.

Anzucht/Pflege
Die Vermehrung durch Aussaat ist sehr schwierig. Einfacher ist es, Jungpflanzen zu kaufen, die ab Mai gepflanzt werden können. Sellerie macht relativ viel Arbeit, die Pflanze muss ständig gehackt und reichlich gegossen werden. Der Ertrag wird durch eine zweiwöchentliche Kopfdüngung gefördert.

Heilwirkung
Inhaltsstoffe des Sellerie sind Vitamine und ätherische Öle. Selleriesaft, aus der Knolle gewonnen, bringt Linderung bei Heiserkeit. Sellerietee, der mit den Blättern zubereitet wird, fördert die Nierentätigkeit, wirkt fiebersenkend und ist bei Gicht und Rheuma zu empfehlen.

Zubereitung
Aufguss: Nehmen Sie 1 Hand voll frischer oder 1 gehäuften Esslöffel getrockneter Blätter pro Liter kochend heißem Wasser. Lassen Sie den Tee 5 Minuten ziehen, bevor Sie ihn durchsieben. Trinken Sie täglich davon 2 Tassen nach den Mahlzeiten.

Aufbewahrung
Sellerie lässt sich einfrieren; dazu werden nicht zu große, feste Knollen gewählt, nach dem Waschen und Schälen in feine Würfel oder Scheiben geschnitten und 1–2 Minuten blanchiert. So können Sie Sellerie 12 Monate aufheben. Sellerie kann aber auch im kühlen Keller in einer Kiste mit feuchtem Sand gelagert

werden, ohne dass sich die Knollen berühren. Sellerieblätter können getrocknet werden.

Sammeltipp

Bis Anfang November bleiben die Sellerieknollen im Boden, dann werden sie ausgegraben und von den kleinen Würzelchen befreit.

Küchentipp

Sellerieknollen verhindern den Kohlgeruch. Legen Sie eine halbe Sellerieknolle in den Kochtopf, in dem Sie Kohl kochen; das nimmt den unangenehmen Kohlgeruch. Getrocknete Sellerieblätter können Sie auch als Suppengrün verwenden.

Stockrose

(Alcea rosea)

Erntezeit:	Juli–September
Familie:	Malvengewächs
Heimat:	China

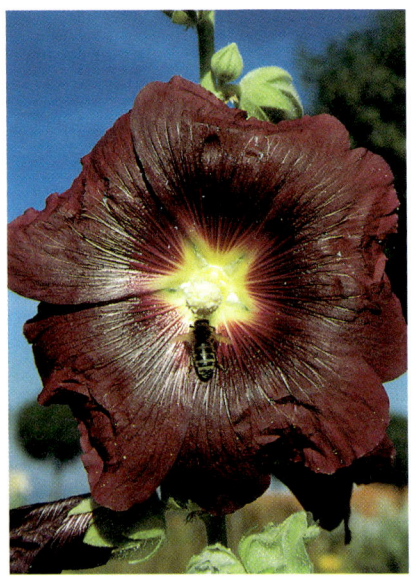

Stockrose

Die Gartenzierpflanze gibt es mit ungefüllten und gefüllten Blüten in Rot, Gelb, Schwarzviolett und Weiß. Die weithin sichtbare, attraktive Pflanze fällt durch ihre fast drei Meter langen Blütenstängel auf. Die Blätter sind rundlich, drei- bis siebenlappig und stumpf gezähnt, die Blüten trichterförmig; ihre am Grunde verwachsenen äußeren Kelchblätter umschließen die 3–5 cm langen Kronblätter.

Standort

Die Stockrose steht gern sonnig und bevorzugt humusreichen, tiefgründigen Boden.

Anzucht/Pflege

Die Samen werden im April ausgesät. Der Pflanzenabstand sollte mindestens 30 cm betragen. Zum guten Gedeihen sollte die Stockrose von Mai an gedüngt werden, sie braucht außerdem einen leicht feuchten Boden.

Heilwirkung

Aufgrund der Inhaltsstoffe – Schleim und Gerbstoffe – wirkt die Droge reizmindernd, krampflösend, entzündungshemmend und schleimlösend. Arzneiliche Verwendung finden die Blüten. Als Tee zubereitet bringen diese große Erleichterung bei Husten und Heiserkeit. Äußerlich kann der Teeaufguss auch für Umschläge entzündeter Wunden verwendet werden.

Zubereitung

Tee: Sie brauchen 1 Esslöffel der getrockneten Blüten auf 1 Tasse Wasser. Kalt ansetzen, kurz aufkochen und 5 Minuten ziehen lassen. Von dem Tee sollten Sie täglich 1–3 Tassen trinken.

Sonstige Verwendung

Viele Kräutergetränke und -elixiere enthalten Blüten der Stockrose. Auch in der Kosmetik findet die Pflanze Anwendung, etwa bei leicht entzündlicher, unreiner Haut.

Aufbewahrung

Die getrockneten Blüten müssen dunkel, in verschlossenen Gläsern aufbewahrt werden.

Gärtnertipp

Heiße Standorte vor Wänden sind unbedingt zu meiden, ebenso trockene, leichte Böden; diese begünstigen den gefürchteten Malvenrost.

Taubnessel

(Lamium album)

Erntezeit:	Juni/Juli
Familie:	Lippenblütler
Heimat:	Europa

In der Botanik wird zwischen der Weißen, Gelben, Roten und Gefleckten Taubnessel unterschieden. Es ist jedoch in erster Linie die Weiße Taubnessel, die in der Heilkunde Anwendung findet. Diese hat einen kantigen Stängel, an dem herzförmige, zugespitzte, behaarte Blätter wachsen. In den Blattachseln sind in Scheinquirlen die weißen Lippenblüten angeordnet.

Standort

Das nahezu unverwüstliche Unkraut ist an Wegen, Hecken und Gebüschen zu finden. Die Weiße Taubnessel bevorzugt leicht feuchte Böden und sonnige Standorte.

Anzucht/Pflege

Die gemeinhin als Unkraut geltende Pflanze muss in der Regel nicht eigens angebaut werden, sie wächst überall dort, wo man sie lässt.

Heilwirkung
Hauptwirkstoff der Taubnessel ist Saponin. Als Tee verabreicht lindert die Heilpflanze Frauenleiden und Menstruationskrämpfe. Bei weißem Ausfluss, aber auch bei Entzündungen und Krämpfen kann ein Sitzbad im Aufguss von Taubnesselblättern Abhilfe schaffen.

Zubereitung
Teeaufguss: Für den Teeaufguss rechnet man 2 Teelöffel frisches oder getrocknetes Kraut pro Tasse kochendem Wasser. Der Aufguss sollte 10 Minuten ziehen, bevor er durchgesiebt und getrunken oder als Badezusatz für ein schmerzlinderndes Sitzbad verwendet wird.

Aufbewahrung
Trocknen Sie das Kraut im Schatten und bewahren Sie es danach an einem trockenen Ort auf.

Sammeltipp
Gesammelt wird das ganze Kraut mit Wurzel zur Blütezeit im Sommer.

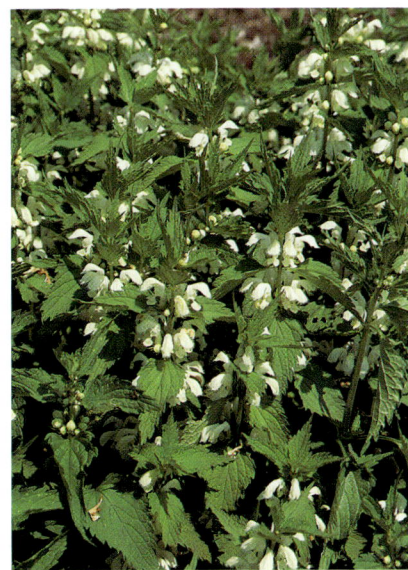

Taubnessel

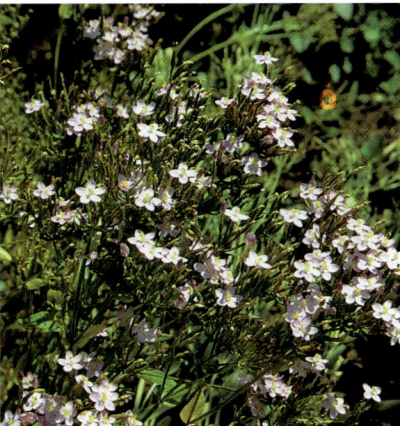

Tausendgüldenkraut

Tausendgüldenkraut
(Centaurium erythraea)

Erntezeit:	Juni–August
Familie:	Enziangewächs
Heimat:	Europa, Nordamerika

Tausendgüldenkraut ist eine ein-, bisweilen auch zweijährige Pflanze; sie erreicht eine Höhe von 20–30 cm. Aus dem kantigen Stängel wachsen die gegenständig angeordneten, eiförmigen Blätter. Der Blütenstand, eine Trugdolde, trägt die trichterförmigen rosaroten Blüten. Das Kraut riecht würzig, es schmeckt relativ scharf und bitter.

Standort
Die Pflanze wächst auf sonnigen Hängen, Waldlichtungen und Wiesen, sie liebt einen kalkreichen, lehmigen und warmen Boden.

Anzucht/Pflege
Die Pflanze wird am besten im Haus vorgezogen. Säen Sie den Samen im frühen Sommer aus, wählen Sie einen sonnigen Standort und halten Sie die Erde feucht. Im Juli/August wird pikiert. Das Pflänzchen wird dann nach dem Winter ins Freie gesetzt.

Heilwirkung
Das Tausendgüldenkraut wird seinem Namen durchaus gerecht, es ist eine begehrte, bei vielen Beschwerden wirksame Heilpflanze. Die Droge wirkt gärungshemmend, fördert die Magendrüsentätigkeit, regt den Stuhlgang an und ist ganz allgemein ein verlässliches Heilmittel für den erkrankten Magen. Das Kraut wird hauptsächlich als Tee verabreicht. Der Teeumschlag hilft auch bei Wunden und Entzündungen der Haut. Unter den Inhaltsstoffen sind die enthaltenen Bitterstoffe Erythaurin und Gentiopicrosiddie die heilsamsten Substanzen.

Zubereitung
Für den Tee wird 1 Teelöffel der Droge mit 1/4 l kochendem Wasser überbrüht, 10 Minuten ziehen lassen und abseihen. Trinken Sie morgens und abends je 1 Tasse, etwa eine Stunde vor den Mahlzeiten. Der Tee darf nicht nach den Mahlzeiten getrunken werden!

Sonstige Verwendung
Tausendgüldenkraut wird auch zur Likör- und Weinerzeugung genutzt.

Aufbewahrung
Das Kraut wird gebündelt und in dünnen, lockeren Sträußen an einem möglichst zugigen Platz im Schatten getrocknet. Die getrocknete Substanz sollte in dunklen, gut verschließbaren Behältern aufbewahrt werden.

Sammeltipp
Gesammelt wird das blühende Kraut, das rund 5 cm über dem Erdboden abgeschnitten wird. Vorsicht beim Ernten, da die dünne Wurzel nur locker in der Erde steckt.

Thymian

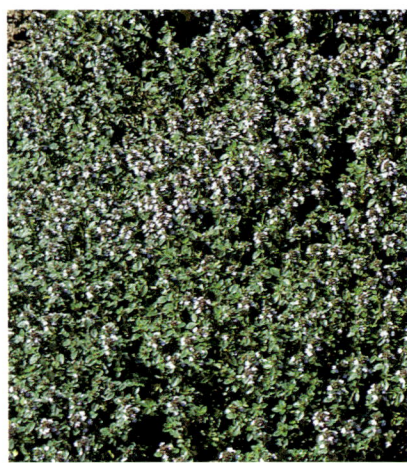

Thymian

Thymian

(Thymus vulgaris)

Ernte:	Mai/Juni
Familie:	Lippenblütler
Heimat:	Mittelmeerraum

Der stark verästelte Zwergstrauch trägt schmale, feste, immergrüne Blättchen. Gartenthymian kann bis zu 45 cm hoch werden. Thymian blüht im Sommer mit kleinen hellvioletten Blüten. Die Gewürzpflanze verströmt einen angenehmen, aromatischen Duft. Beim Zerreiben der Blätter zwischen den Handflächen werden würzige Aromen freigegeben.

Standort
Thymian wird meist kulturmäßig angebaut. Er bevorzugt einen trockenen, leicht kalkhaltigen, steinigen, mageren Boden in voller Sonne. Bei zu viel Feuchtigkeit verkümmert die Pflanze.

Anzucht/Pflege
Der Anbau im eigenen Garten kann durch Aussaat erfolgen. Da der Samen sehr fein ist, darf er nur mit größter Vorsicht angefeuchtet werden, sonst besteht die Gefahr

der Ausschwemmung. Thymian ist ein Lichtkeimer, der Samen darf daher nur leicht auf der Erde angedrückt, aber nicht abgedeckt werden. Die Vermehrung kann aber auch im Frühjahr oder Herbst durch Teilung erfolgen. Ebenso ist die Bewurzelung von frisch geschnittenen Trieben möglich. Am einfachsten ist die Pflanzung von Stauden, die im Gartencenter angeboten werden. Der anspruchslosen Pflanze genügt eine einmal im Jahr verabreichte Kompostgabe völlig. Im Herbst sollte der frostempfindliche Thymian zum Schutz vor Kälte mit Reisig abgedeckt werden.

Heilwirkung
Thymian ist reich an ätherischem Öl, Gerb- und Bitterstoffen. Das Kraut ist als Antiseptikum bekannt und wird daher bei Magen- und Darmbeschwerden eingesetzt. Das in der Pflanze enthaltene Thymol prädestiniert das Kraut darüber hinaus zur Behandlung von Bronchitis, Asthma, Keuchhusten, Reiz- und Krampfhusten; hierbei hat sich das Trinken von Thymiantee bewährt. Auch das Inhalieren mit Thymiantee als Zusatz ist in diesen Fällen zu empfehlen. Das ätherische Öl der Pflanze wird außerdem zur Keim- und Pilzbekämpfung in verdünnter Form bei äußeren Verletzungen angewendet. Kompressen mit angewärmten Thymianblättern wissen auch Rheumatiker sehr zu schätzen.

Zubereitung
Tee: Geben Sie einen Thymianzweig in eine Tasse und überbrühen Sie ihn mit kochendem Wasser. 10 Minuten ziehen lassen, abseihen und

täglich 2 Tassen trinken, zum Inhalieren verwenden oder für Umschläge Kompressen damit tränken.

Sonstige Verwendung
In der Küche werden frische oder getrocknete, fein gehackte Thymianblätter zur geschmacklichen Abrundung von Suppen, Ragouts, zu Marinaden und Grilladen verwendet. Thymianblätter geben fein zerkleinert Salaten und Fleischgerichten einen angenehmen, erfrischenden Geschmack.

Aufbewahrung
Die Pflanze lässt sich gut trocknen, indem Sie das Kraut gebündelt 2–3 Tage aufhängen. Sie können Thymian auch einfrieren. Bei beiden Methoden geht nicht allzu viel Aroma verloren.

Sammeltipp
Sammeln Sie das blühende Kraut in den frühen Nachmittagsstunden, dann ist der Gehalt an ätherischem Öl am höchsten.

Küchentipp
Thymian mit Majoran gemischt ergibt eine raffinierte Gewürzkombination, die in Suppen, Saucen, Eintöpfen, Eierspeisen, Fleisch- und Käsegerichten delikat schmeckt.

Gärtnertipp
Die im Thymian enthaltenen ätherischen Öle verscheuchen Schnecken. Wer blütenreiche Minirosen liebt, sollte Thymian daneben pflanzen. Seine keimtötende Wirkung hält Schädlinge fern. Ein Rückschnitt der Pflanze ist nach der Blüte empfehlenswert. Thymianpflanzen sind auch eine sinnvolle Beeteinfassung bei Gemüsebeeten.

Veilchen
(Viola odorata)

Erntezeit:	März/April
Familie:	Veilchengewächs
Heimat:	Europa

Im Volksmund auch Märzveilchen, Osterweigerl oder wohlriechendes Veilchen genannt hat die 10–15 cm hohe Staude rundliche, gekerbte, am Grund herzförmige Blätter mit tiefvioletten, intensiv duftenden Blüten. Hauptblütezeit ist das zeitige Frühjahr, eine Nachblüte erscheint von September bis Oktober.

Standort
Das Veilchen bevorzugt Schatten und gedeiht unter Hecken, an Waldrändern und in Gebüschen.

Anzucht/Pflege
Die Pflanze wird aus Samen gezogen, die im Frühjahr ausgesät werden. Später sät sich das Veilchen von selbst aus. Eine Vermehrung durch Teilung im Herbst ist ebenfalls möglich. Die Pflanze braucht einen leicht feuchten, nährstoffreichen Boden.

Heilwirkung
Veilchen, deren Blätter, Blüten und Wurzel gleichermaßen arzneilich verwendet werden, enthalten als Hauptwirkstoff Saponine, die die Drüsentätigkeit anregen. Veilchentee oder -absud wirkt schleimlösend, entzündungshemmend, auswurffördernd, schmerzstillend, schweiß- und harntreibend. Er findet Anwendung bei Katarrh der Lungenwege, Atemnot, Husten und Keuchhusten. Bei entzündeten Augenlidern bringt das Auftragen von Veilchenöl Linderung.

Zubereitung
Veilchenabsud: Hierfür werden 20 g der Blüten, Blätter und Wurzeln mit 1 l Wasser zum Kochen gebracht. Aufkochen und 10 Minuten ziehen lassen. Diesen Absud kann man entweder als Tee trinken oder aber zum Gurgeln verwenden.
Veilchenöl: Dazu werden 3–4 Esslöffel klein geschnittene, frische Veilchenblätter und Blüten in 1/2 l Olivenöl eingelegt, in ein durchsichtiges, verschließbares Glas gefüllt und 10 Tage in die Sonne gestellt; anschließend kühl aufbewahren. Abends sollten die Augenlider mit dem Veilchenöl eingerieben werden, wobei das Öl nicht ins Auge gelangen darf.

Aufbewahrung
Wenn möglich, werden nur frische Veilchenblätter und -blüten verwendet. Zum Trocknen sollten die Blätter während der Blüte geschnitten werden. Sie lassen sich auch in gutem Olivenöl haltbar machen. Die Wurzel wird an der Luft getrocknet und in Gläsern aufbewahrt.

Küchentipp
Veilchenblüten sind auch als Dekoration für Süßspeisen und Desserts zu verwenden. Köstlich schmeckt die gefüllte Biskuittorte, die mit Veilchenblüten und Blättern verziert wird. Die Blüten und Blätter ohne Stiele werden zunächst in warmem Wasser eingeweicht, damit sie gut formbar werden. Anschließend wird die mit Puderzuckerglasur bestrichene Torte mit den Blättern und Blüten dekoriert. Der Zuckerguss bekommt durch die merzerisierten Veilchenblüten den angenehmen Veilchenduft.

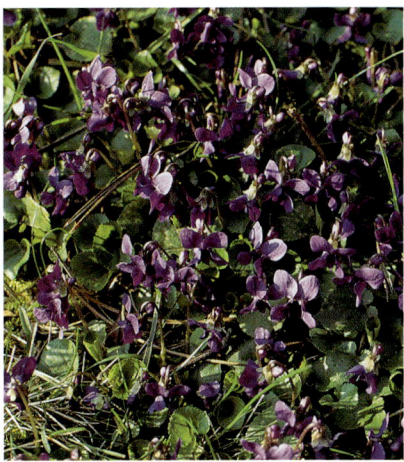

Veilchen

Wacholder
(Juniperus communis)

Erntezeit:	Beeren September– November, Zweigspitzen Oktober– Dezember
Familie:	Zypressengewächs
Heimat:	Europa

Wacholder gibt es als kleinen, immergrünen Strauch von knapp 1 m Höhe und als baumartige Pflanze, die eine Höhe bis zu 8 m erreichen kann. Die harten, spitzen Nadeln des Wacholder haben auf der Oberseite eine bläulich weiße Mittellinie. Im Herbst reifen die schwarzblauen Scheinbeeren. Es handelt sich eigentlich um Zapfen wie bei Kiefern und anderen Nadelgehölzen, jedoch mit dem Unterschied, dass sie von einer fleischigen Hülle umgeben sind.

Standort
Wacholder ist in der Heide oder in sandigen Gegenden zu finden. Die anspruchslose Konifere verträgt Sonne, Halbschatten und Schatten gleichermaßen. Die Pflanze ist kalkverträglich und wächst auf fast allen Böden.

Walderdbeere

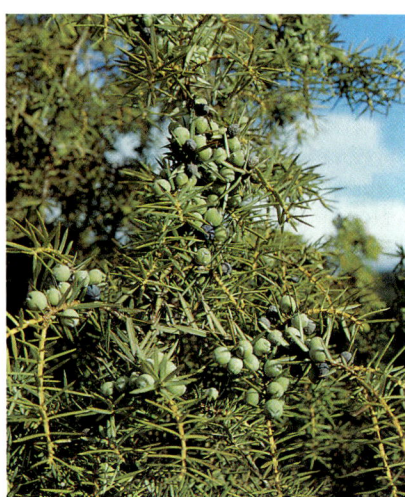

Wacholder

Anzucht/Pflege

Wacholder kann durch Stecklinge oder Aussaat vermehrt werden. Letzteres ist aber sehr langwierig. Empfehlenswert ist der Kauf von Jungpflanzen. Wacholder ist pflegeleicht, er sollte mäßig feucht gehalten und während der Vegetationszeit zweimal mit einem Koniferendünger versorgt werden.

Heilwirkung

Der Wacholderbeerstrauch gilt als lebende Hausapotheke, denn alle Teile sind heilsam und nützlich. Bekannt ist das ätherische Wachholderöl, der Hauptbestandteil der Droge; es wird aus den Beeren gewonnen und hat sich bei rheumatischen Beschwerden sowie zur Inhalation bei Bronchitis bewährt. Tee aus den getrockneten oder frischen Wacholderbeeren ist ein altbewährtes Heilmittel bei Problemen mit der Magen- und Darmschleimhaut und wird auch bei Kopfschmerzen und Konzentrationsschwächen eingesetzt. Ein Bad mit Wacholderzweigspitzen fördert die Durchblutung. Wacholderschnaps wird bei verdorbenem Magen, Husten und Rheuma empfohlen. Da Wacholderbeeren harntreibend wirken, sollten Nierenkranke mit Wacholder zurückhaltend sein, ebenso Schwangere.

Zubereitung

Tee: Für die Teezubereitung werden 2 Teelöffel zerdrückte frische oder getrocknete Beeren mit 2 Tassen kochend heißem Wasser überbrüht. Das Ganze 10–15 Minuten ziehen lassen. Morgens und abends jeweils 1 Tasse warm trinken.

Bad: Für ein wirksames Durchblutungsbad bereiten Sie folgenden Aufguss: 1 Hand voll Wacholderzweigspitzen werden mit der Schere zerkleinert und in ein Porzellangefäß oder einen Emailletopf gegeben. Darauf wird kochendes Wasser gegossen. Dieser Aufguss sollte 30-60 Sekunden ziehen. Nun wird der Ansatz abgeseiht und in das Voll-, Sitz- oder Teilbad gegossen. Während der nun folgenden Badezeit von 20 Minuten sollte das Wasser gut warm gehalten werden. Nach dem Bad in Badetücher hüllen und noch etwa 20 Minuten ruhen.

Sonstige Verwendung

Wacholderbeeren werden auch als Gewürz verwendet und gehören etwa in das Sauerkraut. Auch für Wild und deftige Fleischgerichte eignet sich Wacholder.

Aufbewahrung

Die getrockneten Beeren werden in luftdicht verschlossenen Gefäßen aufbewahrt.

Sammeltipp

Beim Sammeln ist darauf zu achten, die Beeren nicht zu drücken. Sie sollten die Hände beim Pflücken unbedingt mit Handschuhen schützen.

Küchentipp

Zum Grillen empfiehlt es sich, ein paar Wacholderzweige auf die Holzkohle zu legen. Vor allem Fleich bekommt dadurch einen feinen, aromatischen Geschmack.

Walderdbeere

(Fragaria vesca)

Erntezeit:	Mai–Juni
Familie:	Rosengewächs
Heimat:	Europa

Die Walderdbeere kann bis zu 20 cm hoch werden und bildet lange wurzelnde Ausläufer. Die Blätter sind handförmig, an den Rändern gesägt und unterseits seidig behaart. Die Erdbeeren blühen ab April mit kleinen weißen Sternblüten, die immer wieder nachkommen, sodass an einer Pflanze rot leuchtende Früchte, grüne Beeren und weiße Blüten gleichzeitig zu finden sein können – ein schöner Anblick, der stets zum Naschen einlädt.

Standort

Die kleine Pflanze bevorzugt helle und sonnige Standorte, sie wächst an Wegböschungen, am Rand von Waldwegen und sonnigen Lichtungen auf humusreichen Böden.

Anzucht/Pflege

Walderdbeeren im Garten anzusiedeln, ist nicht ganz einfach. Voraussetzung für ein gutes Gedeihen ist ein strukturreicher, nährstoffarmer Boden. Einige Schaufeln Walderde mit der Gartenerde vermischt, bringen den richtigen Pflanzboden, in den Sie einige wild wachsende Pflänzchen einsetzen können. Sie können es auch durch Aussaat im Februar/März versuchen, wobei die Saat zunächst auf der Fensterbank bei Raumtemperaturen von 18–20 °C stehen sollte. Erdbeerpflanzen benötigen eine ständige Wasserzufuhr und regelmäßige Nährstoffgaben, vorzugsweise flüssig.

Heilwirkung

Erdbeerblätter beinhalten Gerbstoffe, Flavonoide, Askorbinsäure und ätherisches Öl. Tee, aus Erdbeerblättern zubereitet, gilt als effektvolles Mittel bei Blutarmut und Gichtanfällen. Wegen der stark Blut reinigenden Wirkung wird Erdbeertee auch zur Behandlung von Lebererkrankungen, Rheumaleiden und Arthritis sehr geschätzt. Auch bei Durchfall tut er seine Wirkung. Die Frucht, die reich an Vitaminen ist und außerdem Eisen, Phosphor, Kalzium, Kalium, Magnesium, Silizium, Jod und Brom enthält, wird zur Stärkung von Rekonvaleszenten verabreicht. Empfehlenswert ist die heilwirksame Pflanze auch für Zuckerkranke. Erdbeeren senken überdies den Cholesterinspiegel, ebenso den Blutdruck. Leider können empfindliche Menschen, die auf Erdbeeren mit Nesselsucht reagieren, die einmalige Heilwirkung der Frucht nicht nutzen.

Zubereitung

Tee: 1 Teelöffel der frischen oder getrockneten Blätter werden mit 1 Tasse kochendem Wasser überbrüht. Den Tee 10 Minuten ziehen lassen, durchsieben und mehrmals täglich davon 1 Tasse zu sich nehmen.

Sonstige Verwendung

Die wohl schmeckenden roten Früchte sind nicht nur zum Verzehr, sondern, äußerlich angewendet, ein altbewährtes Schönheitsmittel. Eine Maske aus frischen, zerdrückten Erdbeeren verleiht dem müden, blassen Teint schnell ein frisches, strahlendes Aussehen.

Aufbewahrung

Erdbeeren lassen sich einfrieren, ohne an Aroma und wertvollen Inhaltsstoffen zu verlieren. Die jungen Erdbeerblätter werden getrocknet aufbewahrt.

Küchentipp

Aus Erdbeeren lassen sich köstliche Süßspeisen, Desserts, Kuchen und Obstsalate zubereiten. Beliebt ist auch die Erdbeerbowle. Erdbeeren werden außerdem gerne zu Gelee und Marmelade verarbeitet.

Gärtnertipp

Bei zu starkem Wuchs können die äußeren Blätter der Erdbeerstaude abgeschnitten werden, sie wachsen wieder nach, ohne dass die Pflanze Schaden nimmt. Im Winter erhalten Gartenerdbeeren einen Frostschutz, sie werden mit Tannenreisig abgedeckt.

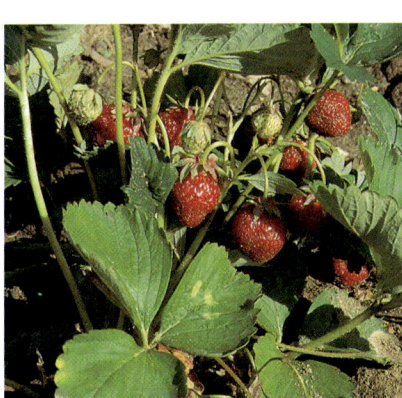

Walderdbeere

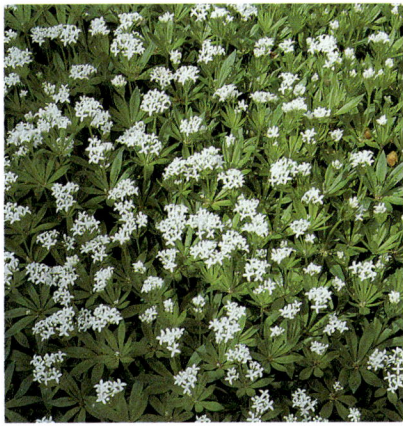

Waldmeister

Waldmeister

(Galium odoratum)

Erntezeit:	April/Mai
Familie:	Rötegewächs
Heimat:	Europa

Der Waldmeister ist ein niedriges Kraut, das einen aromatischen Duft verströmt. Im Frühjahr schmückt er sich mit kleinen weißen, sternförmigen Blüten. Die Blätter sind schmal und glänzend grün. Öfters kommt es zur Verwechslung mit Labkrautarten. Am Kumarinduft, der bei der welkenden Pflanze besonders stark ist, erkennt jedoch auch der Laie den Waldmeister.

Standort

Die Pflanze wächst im Unterholz, in feuchten Buchenwäldern und Mischwäldern. Waldmeister bevorzugt halbschattige Plätze.

Anzucht/Pflege

Um Waldmeister auch im eigenen Garten anzubauen, wird der Samen im Spätsommer ausgesät. Der Boden sollte feucht und humos sein. Die Vermehrung kann auch durch Teilung der Pflanze im Herbst erfolgen.

Walnuss

Heilwirkung

Die Pflanze, von der das gesamte Kraut arzneilich verwendet wird, hat entzündungshemmende, gefäßerweiternde Eigenschaften. Wichtigster Inhaltsstoff ist das duftende Kumarin, das erst beim Verwelken der Pflanze frei wird. Waldmeistertee reguliert die unregelmäßige, nervöse Herztätigkeit und verhilft zu gesundem Schlaf. Auch bei Migräne kann Waldmeister Linderung bringen. Abhilfe bei Schlaflosigkeit kann ein mit Kraut gefülltes Kissen bringen.

Zubereitung

Tee: Konzentrierter Genuss von Waldmeistertee kann zu Übelkeit und Schwindel führen. Daher sei hier ein Kräutertee empfohlen, für den Sie 5 g frisches oder getrocknetes Waldmeisterkraut, 45 g Erdbeerblätter und 50 g Himbeerblätter benötigen. Die zerkleinerten Kräuter werden mit 2 l kochendem Wasser überbrüht. 5 Minuten zugedeckt ziehen lassen und durchsieben. Den Tee warm und ungesüßt in kleinen Schlucken trinken.

Sonstige Verwendung

Der Duft des Waldmeister hält Motten fern. Ein mit getrocknetem Waldmeister gefülltes Duftsäckchen, das Sie in Ihren Kleiderschrank legen, schützt Ihre Kleidung vor Mottenbefall.

Aufbewahrung

Blüten und Blätter werden getrocknet und in Gläsern verschlossen aufbewahrt.

Küchentipp

Das frische Kraut ist vor allem bekannt als Bestandteil der Maibowle.

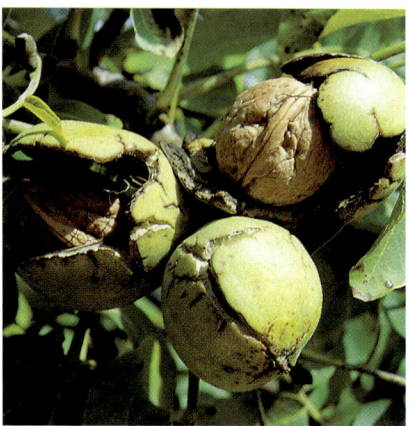

Walnuss

Walnuss
(Juglans regia)

Erntezeit:	Frische Blätter Juni, unreife Früchte Juni/Juli, reife Früchte September
Familie:	Walnussgewächs
Heimat:	Persien

Ein ausgewachsener Walnussbaum kann eine Höhe von 25 m erreichen. Seine Rinde wird mit der Zeit tief und rissig. Die stattliche, ausladende Krone wird von dicken Zweigen gebildet. Der Nussbaum blüht im Mai, seine Blüten sind einhäusig. Erst nach der Blüte erscheinen unpaarig gefiederte Blätter. Die Nüsse werden im September geerntet. Sie reifen in einer kugeligen, derbfleischigen hellgrünen Hülle heran. Die unreife Frucht ebenso wie die Blätter haben einen eigentümlichen, aromatischen Geruch. Die reife Nuss liegt in einer harten, holzigen, durch Scheidewände getrennten Schale.

Standort

Der Nussbaum bevorzugt geschützte, sonnige, warme Lagen, denn er ist sehr kälteempfindlich. Außerdem braucht er einen tiefgründigen, mineralstoffhaltigen Boden, bei steinigem Erdreich

werden die Nüsse klein und die Schale besonders dick.

Anzucht/Pflege

Die Vermehrung erfolgt im September durch Aussaat des Samen; Nussbäume säen sich häufig auch selbst aus. Im zweiten Jahr sollten Sie die Pflanze mit einem Mineralstoffdünger ernähren. Die Walnuss entzieht dem Boden sämtliche Nährstoffe, sie duldet keine weiteren Pflanzen in ihrer Nähe.

Heilwirkung

Zu den heilkräftigen Pflanzenteilen zählen die Blätter sowie die getrockneten grünen Nussschalen. Die Nussblätter sind reich an Gerbstoffen, sie weisen darüber hinaus ein angenehm riechendes ätherisches Öl, Alkaloid und Bitterstoffe auf. In den grünen Schalen sind reichlich Salze, Vitamin C, Gerbstoff, fette Öle, außerdem Apfel-, Zitronen- und Oxalsäure enthalten. Frische oder getrocknete Blätter werden als Tee verabreicht und sind ein gutes Blutreinigungsmittel. Der Teeaufguss wird auch gern bei Zuckerkrankheit und Gelbsucht verschrieben. Äußerlich wird Nussblättertee für Umschläge bei eiternden Finger- oder Zehennägeln, Milchschorf und Scrophulose genutzt. Das Auflegen von frischen Nussblättern auf eitrige Wunden lindert die Entzündung.

Zubereitung

Tee: Für die Teezubereitung brauchen Sie 1,5 g getrocknete und zerkleinerte Blätter, sie werden mit 1/4 l kaltem Wasser angesetzt und zum Sieden gebracht; nachdem das Ganze 5 Minuten gezogen hat, wird es durchgesiebt.

Ein- bis dreimal täglich eine Tasse des heilkräftigen Tees trinken.

Sonstige Verwendung
Der doppelt starke Absud der Walnussblätter wird bei Haarausfall mit Erfolg in die Kopfhaut einmassiert. Grüne Nussschalen sind außerdem eine preiswerte und zugleich unschädliche Methode, um dunkle Haare zu färben.

Aufbewahrung
Nach dem Trocknen und Zerkleinern der Blätter bzw. dem Trocknen der noch grünen Schalen werden diese in gut verschließbaren Glasgefäßen aufbewahrt.

Wegerich
(Plantago)

Erntezeit:	Mai–September
Familie:	Wegerichgewächs
Heimat:	Europa

Die anspruchslose Pflanze hat kräftige, dunkelgrüne Blätter, die von 3–5 Adern in Längsrichtung durchzogen sind. Der Wegerich bildet eine grundständige Rosette, aus deren Mitte ein kahler, ungefähr 20 cm hoher Stängel wächst. Die Spitze wird gekrönt durch eine kleine gräulich-weiße Blütenähre. Die zierlichen Staubgefäße ragen zur Blütezeit weit aus den kleinen Blüten hervor. In der Botanik unterscheidet man den Breitwegerich mit breiten, ovalen Blättern, den Mittleren Wegerich mit etwas längeren, ovalen Blättern und den Spitzwegerich mit langen, lanzettförmigen Blättern. Arzneiliche Verwendung finden die Blätter aller drei Sorten, die des Spitzwegerich gelten jedoch als die heilkräftigsten und werden daher besonders häufig eingesetzt.

Standort
Der fast unverwüstliche Wegerich gedeiht in der Sonne oder auch im Halbschatten, auf feuchtem oder trockenem, nährstoffreichem oder auch magerem Boden. Selbst in Straßengräben ist die Pflanze zu finden.

Anzucht/Pflege
Die Anzucht erfolgt durch Aussaat im Frühjahr. Die bescheidene Pflanze, die auf jedem Boden gedeiht, bedarf keiner besonderen Pflege.

Heilwirkung
Wichtigster Inhaltsstoff ist das Glykosid Aucubin. Des Weiteren enthält die Pflanze Gerbstoffe, Kieselsäure und Vitamin C. Wegerich wirkt antibiotisch, wundheilend, entzündungshemmend, adstringierend, reizmildernd und schmerzlindernd. Sein Saft wirkt schmerzstillend bei Insektenstichen und -bissen. Wegerichtee lindert den Hustenreiz und löst den Schleim. Bei Zahnschmerzen hilft das Zerkauen von frischen Wegerichblättern. Die Pflanze wirkt desinfizierend und verhindert bei Schnitt- oder Schürfwunden die Eiterbildung. Gute Heilerfolge werden auch durch das Auftragen frisch gepressten Safts bzw. das Auflegen ausgedrückter Blätter bei hartnäckigen Wunden oder offenen Beinen erzielt.

Zubereitung
Saft: Der wertvolle, frische Saft lässt sich am einfachsten mithilfe des elektrischen Entsafters gewinnen.
Tee: 1–2 Teelöffel Wegerichblätter werden mit 1 Tasse kochendem Wasser überbrüht. Für Heilerfolge täglich 2–3 Tassen trinken.

Sonstige Verwendung
Die Pflanze findet auch in der Kosmetik Verwendung. Wegerich ist etwa in vielen Gesichtswässern enthalten.

Aufbewahrung
Zur längeren Aufbewahrung wird der Saft in kleine Fläschchen abgefüllt und mit etwas Olivenöl angereichert. Die getrockneten Blätter zur Herstellung des Tees werden in Gefäßen luftdicht verschlossen aufbewahrt.

Sammeltipp
Zur Saftgewinnung werden die Blätter vor der Blüte gesammelt.

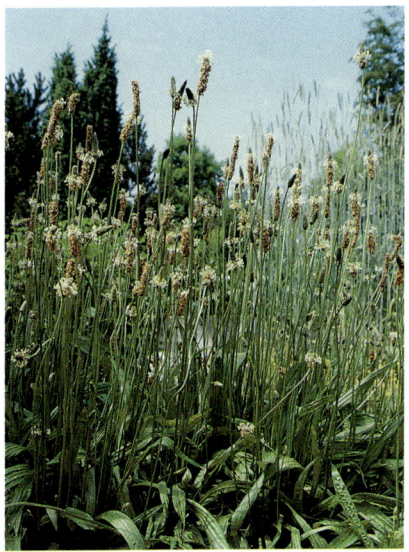
Spitzwegerich

Weide
(Salix)

Erntezeit:	Frühjahr
Familie:	Weidengewächs
Heimat:	Europa, Asien

Weiden sind Sträucher oder Bäume mit dünnen rutenförmigen Zweigen, die fein gesägte, lanzettliche Blätter tragen. Die Blüten, auch „Kätzchen" genannt, erscheinen vor den Blättern. Sie sind zweihäusig, d. h. sie tragen immer nur Blüten eines Geschlechts. Bei Weiden mit größeren, eiförmigen Blüten und den weithin erkennbaren gelben Staubbeuteln handelt es sich um männliche Blüten. An den walzenförmigen, schlanken, graugrünen Blüten ist das weibliche Geschlecht zu erkennen. Die Botanik unterscheidet zwischen verschiedenen Weidenarten, etwa der Silberweide mit weißgrauer Rinde, der Purpurweide mit purpurn überzogener Rinde oder der Grauweide mit graufilziger Rinde.

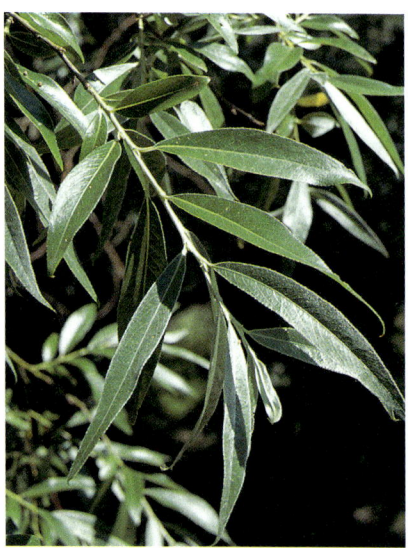

Weide

Standort
Die Weide gedeiht an Ufern, in Auwäldern und feuchten Niederungen. Sie wird häufig zur Abgrenzungen von Weideflächen und Wiesen gepflanzt. Die Weide liebt feuchte Böden mit sonnigem bis halbschattigem Standort.

Anzucht/Pflege
Die Vermehrung erfolgt im Frühjahr durch Stecklinge. Sie werden in feuchte, humose Erde gesetzt und bilden schon nach kurzer Zeit Wurzeln.

Der Pflanzenerde sollten Sie im Wurzelbereich genügend Torf beimischen. Kräftiges Angießen sorgt für einen guten Bodenschluss.

Heilwirkung
Der arzneilich verwendete Pflanzenteil ist die Weidenrinde von jungen Zweigen; sie enthält Salicin, eine Vorstufe zur Salicylsäure, die als Ausgangsprodukt für viele Medikamente, etwa für Aspirin, dient. Die Pflanzensäfte wirken schmerzlindernd und fiebersenkend. Weidenrinde wird zumeist nicht allein verwendet, sie ist wesentlicher Bestandteil verschiedener Teemischungen, etwa von Rheuma- und Grippetees. Ein Heilbad aus Weidenrindeabkochungen ist angezeigt bei Gicht und Rheuma.

Zubereitung
Tee: Für den Weidenrindetee brauchen Sie 1 gehäuften Teelöffel fein zerkleinerte Rinde, die in 2 Tassen kaltem Wasser 2–3 Stunden eingeweicht wird. Danach kurz aufkochen und durchsieben. Trinken Sie von diesem Tee täglich 2 Tassen ungezuckert. Heilbad: Den Tee können Sie auch dem Bad zusetzen.

Sonstige Verwendung
Bei Fußschweiß sollten Sie Ihre Füße regelmäßig in Weidenrindenabsud baden.

Aufbewahrung
Die abgeschabten Rindenstücke werden im Schatten getrocknet, danach in dunklen Gläsern aufbewahrt.

Sammeltipp
Die Weidenrinde wird im Frühjahr durch Abschaben der jungen Äste und Zweige geerntet.

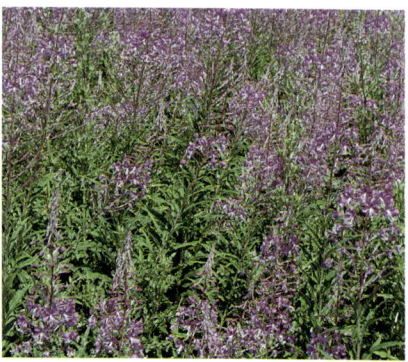

Weidenröschen

Weidenröschen
(Epilobium)

Erntezeit:	Mai/Juli
Familie:	Nachtkerzengewächs
Heimat:	Europa, Asien, Nordamerika

Zu unterscheiden ist zwischen den klein- und den großblütigen Arten. Zu den kleinblütigen zählen die Sumpf-, Bach-, Berg-, Zwerg- und Alpenweideröschen. Für Heilzwecke kommen nur die kleinblütigen Arten in Betracht. Sie haben runde behaarte Stängel, fein gezähnte Blätter und kleine Blüten in einem zarten Lilaton. Der Fruchtstand ist eine schotenähnliche Kapsel, die im reifen Zustand aufspringt.

Standort
Die Pflanze wächst an Waldlichtungen und auf Ödland und bevorzugt sandige, kalkarme, feucht-humose Böden.

Anzucht/Pflege
Die Vermehrung erfolgt durch Aussaat oder Teilung der Pflanze.

Heilwirkung
An Inhaltsstoffen enthält das Weidenröschen u. a. Gerbstoffe, Gallussäure, Schleimstoffe und Pektin. Vorsicht vor

den Blüten: Diese enthalten ein giftiges Phenol. Zu Heilzwecken verwendet werden nur die Blätter. Als Tee zubereitet sind sie ein bewährtes Heilmittel bei Prostataleiden. Die wässrigen Auszüge des Waldweidenröschen verbessern die Entzündung des Prostataadenoms. Das Weidenröschen wird auch zum Gurgeln bei Halsschmerzen und bei Zahnfleischentzündungen mit Erfolg verwendet. Aufgrund des Gerbstoffgehalts wirkt die Pflanze wundreinigend und entzündungshemmend. Vor Dauergebrauch ist allerdings zu warnen; es könnten Magen- und Darmbeschwerden auftreten.

Zubereitung
Tee: 1 Teelöffel der getrockneten Blätter wird mit 1/4 l Wasser nur kurz überbrüht und durchgesiebt.

Aufbewahrung
Die jungen, getrockneten Blätter des Weidenröschens werden in einem gut verschließbaren Gefäß aufbewahrt.

Weinraute
(Ruta graveolens)

Erntezeit:	Mai–Oktober
Familie :	Weinrautengewächs
Heimat:	Mittelmeerraum, Indien

Die Weinraute ist eine Staude, die eine Höhe von 30–70 cm erreicht. Ihr aromatischer Geruch sorgt dafür, dass sie von Schädlingen gemieden wird. An dem aufrechten Stängel wachsen blaugrüne, gefiederte Blätter. Von Juni bis August blüht die Pflanze mit gelben Blütendolden.

Standort
Die Weinraute bevorzugt eine sehr sonnige, geschützte Lage. Sie ist in Weinbergen, Kloster- und Bauerngärten anzutreffen. Mitunter können Sie die heilkräftige Pflanze auch in Park- und Grünanlagen finden.

Anzucht/Pflege
Von der Weinraute brauchen Sie nur eine Pflanze, denn sie darf nur äußerst sparsam verwendet werden. Es empfiehlt sich daher, ein Exemplar im Gartencenter oder in einer Staudengärtnerei zu kaufen und diese in den Garten zu setzen. Die Weinraute gedeiht besonders gut auf einem gut drainierten, kalkhaltigen Boden.

Heilwirkung
Weinkraut enthält den Wirkstoff Rutin, der auch von der Pharmaindustrie gegen Arteriosklerose und Venenerkrankungen eingesetzt wird. Rutin hat die Fähigkeit, die Brüchigkeit der Kapillargefäße besonders im Bereich der Netzhaut und des Gehirns herabzusetzen. Weitere Inhaltsstoffe sind ätherisches Öl, Alkaloide, Bitter- und Gerbstoffe sowie Kumarinderivate. Mit Weinkrauttee getränkte Kompressen helfen bei Verrenkungen, Verstauchungen, Rheuma, Gicht und Hautausschlägen. Weinrautentee gilt überdies als hilfreiches Mittel gegen Appetit- und Schlaflosigkeit. Wer täglich ein Blatt der bitteren Weinraute roh verspeist, verbessert seine Sehkraft. Vorsicht vor einer Überdosierung: Ein frisches Blatt pro Tag genügt. Es könnten sonst Magen- und Darmstörungen auftreten. Für Schwangere ist der Tee absolut ungeeignet.

Zubereitung
Tee: Für den Weinrautentee überbrühen Sie 1 Teelöffel klein geschnittene Raute mit 1 Tasse kochendem Wasser. Zugedeckt 3 Minuten ziehen lassen, absieben und bei Bedarf mit Honig süßen.

Sonstige Verwendung
Wenn Sie Probleme mit Motten, Flöhen oder Wanzen haben, sollten Sie es mit Weinkraut probieren. Das Ungeziefer mag den Geruch der Weinraute nicht und sucht sich schnell ein anderes Quartier.

Aufbewahrung
Trocknen Sie die Blätter und bewahren Sie sie in einem gut verschließbaren Gefäß auf. Ein frisches Zweiglein der Weinraute können Sie auch in Öl einlegen.

Küchentipp
Das Hinzufügen von Weinkraut verleiht der beliebten italienischen Minestrone einen sehr feinen Geschmack. Das würzige Aroma der Weinraute ist übrigens auch Bestandteil der berühmten italienischen Grappa.

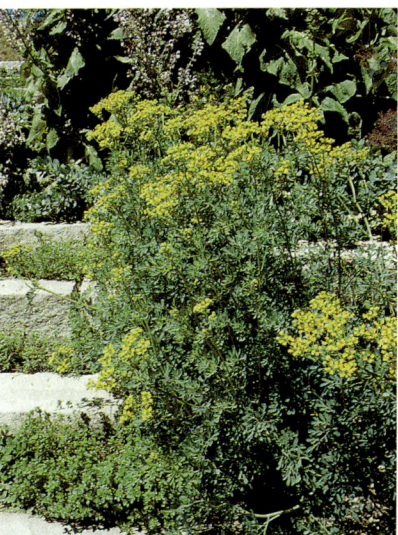

Weinraute

Weinrebe

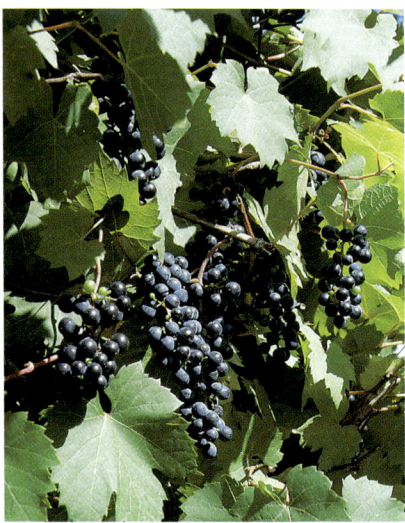

Weinrebe

Weinrebe
(Vitis vinifera)

Erntezeit:	Blätter ab Mai, Blüten Juni/Juli, Trauben August/Oktober, Ranken Januar/Februar
Familie:	Rebengewächs
Heimat:	Europa, Asien

Die Weinrebe ist ein rankender, sommergrüner Strauch mit handgroßen, fünflappig eingebuchteten, gezähnten Blättern. Sie wächst aus einer tiefgründigen Wurzel und erreicht als Kletterpflanze eine stattliche Höhe von 6–15 m. Die holzigen Äste der Weinrebe haben eine streifige, faserige Rinde. Die Blüten erscheinen im Juni/Juli, sie wachsen in Rispen. Die dunkelblauen oder hellgelben Trauben reifen meist im September.

 Standort
Die Weinrebe hat es gern warm und bevorzugt sonnige, geschützte Plätze. Sie gedeiht eigentlich auf allen Bodenarten, liebt jedoch einen kalkhaltigen, tiefgründigen, humusreichen Boden.

 Anzucht/Pflege
Die Vermehrung erfolgt durch Stecklinge, Ableger oder Pfropfen. Die beste Pflanzzeit für veredelte Topfballengewächse ist der April. Zum Wachsen braucht der Weinstock viel Feuchtigkeit, zum Reifen viel Wärme. Um einen schönen Wuchs zu erzielen, muss die Weinrebe jedes Jahr im Januar oder Februar zurückgeschnitten und die neuen Triebe locker am Spalier angebunden werden.

 Heilwirkung
Zu Heilzwecken werden Blüten, Blätter, Ranken und Trauben verwendet. Der aus den Trauben gepresste Saft enthält Traubenzucker, Vitamine A, B und C sowie Mineralsalze. Die Blätter und Ranken weisen Weinsäure, Apfel- und Bernsteinsäure, Gerbstoff, Zucker und Mineralstoffe auf. Geschätzt wird Weinblättertee bei Rheuma und Gicht. Wein hilft bei Erschöpfungszuständen, Nervosität, Impotenz, Appetitlosigkeit, Herzschwäche, Verdauungsbeschwerden und Blutarmut. Besonders Rotwein gilt als Kraftspender und Aktivator. Mit Traubenzucker und Eigelb vermischt wird Wein Genesenden und älteren Menschen zur Stärkung verabreicht. Eine Traubenkur mit frischen Trauben oder frischem Traubensaft empfiehlt sich auch für den gesunden Körper; sie befreit von Giftstoffen, regt den Stoffwechsel an, fördert die Durchblutung und stärkt die Abwehrkräfte im Körper.

 Zubereitung
Weinblättertee: Der Tee sollte mit frischen Blättern zubereitet werden. Für 1 Tasse Tee brauchen Sie 1 gehäuften Teelöffel klein geschnittener Blätter und 1 Teelöffel der zerkleinerten Ranken, beides wird mit 1/4 l kochendem Wasser überbrüht. 5 Minuten ziehen lassen, abseihen und danach heiß trinken.
Kräftigungstrunk: 1 l Rotwein mit 2 Teelöffel Honig anreichern und so lange umrühren, bis sich der Honig im Wein vollständig aufgelöst hat. Jetzt 2 Eigelb hinzufügen und so lange rühren, bis eine homogene Masse entstanden ist. Zum Schluss den Saft von einer Zitrone dazu geben. Schluckweise ein- bis zweimal täglich das stärkende Getränk einnehmen.
Traubenkur: Zwei Wochen lang, werden täglich 1–3 kg frische, reife und gut gewaschene Trauben verzehrt, aber nur der Saft und das Fleisch der Trauben, nicht die Kerne und Schalen. Die übrigen Mahlzeiten werden wie gewohnt eingenommen.

 Sonstige Verwendung
Der ausfließende Saft der frisch beschnittenen Reben, auch „Tränen" genannt, wirkt als Schönheitsmittel bei Hautunreinheiten.

 Aufbewahrung
Wenn Sie die Stiele der Weintrauben mit flüssigem Wachs versiegeln und die Trauben an einem kühlen Ort aufhängen, halten sie länger. Weinblätter gibt es frisch nur in Anbaugebieten. Sie werden aber in Delikatessenläden konserviert in Lake oder Öl vakuumverpackt angeboten. Weine sollten immer liegend aufbewahrt werden, damit der Korken umspült wird und nicht austrocknet. Für eine längere Lagerung brauchen Sie einen kühlen Keller mit Temperaturen um 10–15 °C.

Weißdorn

(Crataegus oxyacantha)

Erntezeit:	Blüten Mai/Juni, Früchte September/ Oktober
Familie:	Rosengewächs
Heimat:	Europa, Nordwestafrika, Asien

Der meist mittelgroße Strauch, der auch unter den Namen Mehlbeere, Mehldorn oder Hagedorn bekannt ist, kann bis zu 5 m hoch werden. Sein Holz ist hart, die Rinde glatt und grau. Die Zweige sind mit bis zu 1,5 cm langen Dornen besetzt. Die weißen Blüten stehen in Doldentrauben, an der Spitze der Zweige blühen sie besonders zahlreich. Die hagebuttenartigen Früchte sind scharlachrot, haben einen oder zwei Kerne und gelbliches Fruchtfleisch. Der Geschmack der Früchte ist mehlig. Weißdorn besitzt einen intensiven, bittermandelähnlichen Geruch.

Standort
Weißdorn gedeiht im Halbschatten, in lichten Laubwäldern, Gebüschen und an Waldrändern.

Anzucht/Pflege
Sie können Samen aussäen oder einen Jungstrauch aus der Baumschule einpflanzen. Weißdorn bevorzugt Lehmböden, auf Kalkböden kränkelt er.

Heilwirkung
Weißdorn stärkt das Herz. Er wirkt tonisierend, blutdruckregulierend, herzmuskelstärkend, gefäßerweiternd, beruhigend und krampflösend. Weißdorntee wird eingesetzt bei Herzinsuffizienz, Altersherz, Herzneurose und Bluthochdruck. Weißdorn ist außerdem zu empfehlen bei

Angina Pectoris sowie Arteriosklerose und sowohl zur Vorbeugung als auch zur Heilung. Auch bei Schlaflosigkeit, Kreislaufstörungen und Verspannungen hat sich Weißdorn bewährt. Für medizinische Zwecke werden Blätter, Blüten und Beeren verwendet. Wichtige Inhaltsstoffe sind Crataegolsäure, Glykoside, Flavonfarbstoffe und Purinkörper.

Zubereitung
Tee: Für den Tee können Sie sowohl die Blüten, die Blätter als auch die Früchte gemischt oder einzeln verwenden. Der Blüten- bzw. Blättertee wird als Aufguss zubereitet. Auf 1 Teelöffel der Mischung sollten Sie 1 Tasse kochendes Wasser geben. 5 Minuten ziehen lassen, dann durchsieben und täglich davon 2–3 Tassen schluckweise trinken. Für den Tee, der aus den Beeren zubereitet wird, wird 1 Esslöffel reife Beeren mit 1 Tasse Wasser für einige Stunden kalt angesetzt und dann kurz aufgekocht.

Sonstige Verwendung
Eine mit Weißdornbeerenaufguss getränkte Kompresse auf das Gesicht gelegt wirkt leicht adstringierend und hautreinigend und macht einen frischen Teint.

Aufbewahrung
Blätter, Blüten und Früchte werden getrocknet und in gut verschließbaren, deutlich gekennzeichneten Gläsern aufbewahrt.

Sammeltipp
Ernten Sie die Blüten zu dem Zeitpunkt, wenn sie sich gerade geöffnet haben, die Blätter hingegen, wenn sie voll entfaltet sind.

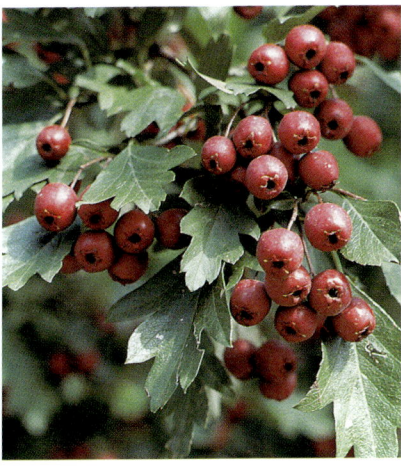

Weißdorn

Wermut

(Artemisia absinthium)

Erntezeit:	Juli–September
Familie:	Korbblütler
Heimat:	Europa

Die bis zu 1 m hohe, grau schimmernde Pflanze trägt an ihrem aufrechten Stängel gefiederte Blätter. Von Juli bis September erscheinen hellgelbe Blütenrispen. Der eigenartige, herbe Geruch stammt vor allem vom ätherischen Wermutöl.

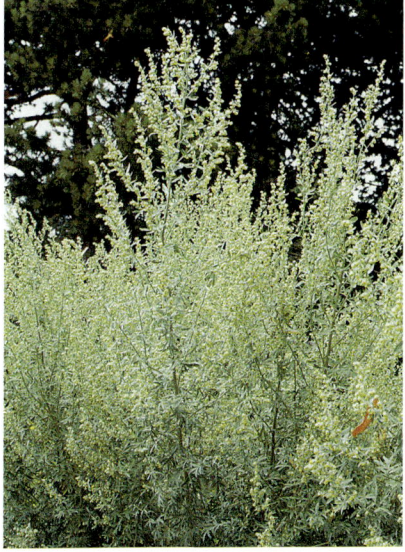

Wermut

Ysop

Standort
Wermut bevorzugt steinige Böden und einen trockenen Standort. Er wächst an Waldrändern und Felshängen.

Anzucht/Pflege
Wird die genügsame Pflanze im Garten angebaut, so braucht sie keine besondere Pflege. Am einfachsten ist es, wenn Sie sich eine Staude aus der Gärtnerei besorgen und diese an einem sonnigen Platz in Ihrem Garten einpflanzen.

Heilwirkung
Das arzneilich verwendete blühende Kraut enthält ätherisches Wermutöl, das den eigenartigen Geruch ausmacht. Weitere Inhaltsstoffe sind die Bitterstoffe Absinthin und Artabsin, Gerbstoff, Vitamin C, Apfel-, Baldrian- und Kieselsäure. Wermuttee wirkt magenstärkend, appetitanregend, verdauungsfördernd und galletreibend. Er darf allerdings nicht über längere Zeit hinweg gegen die beschriebenen Beschwerden getrunken werden. Eine Überdosis kann zu Krämpfen und Bewusstseinsstörungen führen. Äußerlich angewendet ist Wermuttee ein bewährtes Augenwasser.

Zubereitung
Tee: Pro Tasse Tee 1/2 Teelöffel zerkleinertes Wermutkraut mit 1 Tasse kochendem Wasser überbrühen und zugedeckt 10 Minuten ziehen lassen. Der abgeseihte Tee wird zur Magenstärkung warm nach den Mahlzeiten, bei Appetitlosigkeit vor dem Essen getrunken. Mehr als 3 Tassen sollten am Tag nicht getrunken werden. Der bittere Geschmack kann durch Honig gemildert werden.

Sonstige Verwendung
Ein Aufguss der Blätter ist als Badezusatz bei fetter, unreiner Haut zu empfehlen.

Aufbewahrung
Blätter und Blüten werden getrocknet in gut verschließbaren Gefäßen aufbewahrt.

Ysop
(Hyssopus officinalis)

Erntezeit:	Juli/August
Familie.	Lippenblütler
Heimat:	Mittelmeerraum

Der aromatisch duftende Halbstrauch ist mehrjährig und trägt von Juli bis August tiefblaue, rosa oder weiße Blüten. Der Lippenblütler wird etwa 1 m hoch. Die verästelten Stängel tragen schmale, etwas eingerollte Blätter. Aus den Blattachseln wachsen die Blüten in dichten Scheinähren.

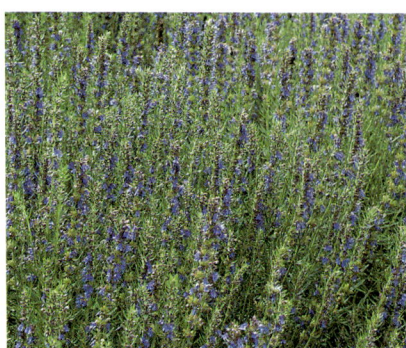
Ysop

Standort
Ysop liebt vollsonnige Standorte in nährstoffreichem, neutralem bis basischem Boden.

Anzucht/Pflege
Die Vermehrung erfolgt im Frühling durch Aussaat oder im Herbst durch krautige Stecklinge. Der Halbstrauch braucht einen sonnigen, windgeschützten Platz auf sandigem, lockerem Boden. Bei starken Trockenperioden sollte die Pflanze bewässert werden.

Heilwirkung
Ysopkraut enthält ätherisches Öl, Glykosid, Bitter- und Gerbstoff. Der aus dem blühenden Ysop gewonnene Tee wirkt schleimlösend und kann wie Salbei als Gurgelwasser verwendet werden. Ysopkraut wirkt überdies blutreinigend, blähungs- und schweißhemmend. Auch zur Beruhigung strapazierter Augen und um die Sehkraft zu erhalten, wird Ysoptee empfohlen.

Zubereitung
Tee: Für die Teezubereitung brauchen Sie 1 Teelöffel getrocknetes Kraut, das mit 1 Tasse kochendem Wasser überbrüht wird. Der Teeaufguss muss 5 Minuten zugedeckt ziehen, bevor er abgeseiht und getrunken wird.

Sonstige Verwendung
Ysop findet sowohl frisch als auch getrocknet als Gewürz Verwendung. Mit den Blättern und zarten Triebspitzen kann man Gemüsegerichte, Fleisch- und Fischgerichte, Suppen und Salate würzen. Die Pflanze hat ein herb-bitteres, minzeähnliches Aroma und sollte nur in geringen Mengen verwendet werden.

Aufbewahrung
Nach dem Trocknen wird das Kraut in luftdicht verschlossenen Gefäßen aufbewahrt.

Gärtnertipp
In frostgefährdeten Gegenden benötigt die Pflanze einen Winterschutz mit Reisig.

Zitronenmelisse

(Melissa officinalis)

Erntezeit:	Juni–September
Familie:	Lippenblütler
Heimat:	Südeuropa, Vorderasien

Zitronenmelisse oder nur Melisse ist ein mehrjähriges Heilkraut. Die Staude wird 30–80 cm hoch, die Blätter sind rautenförmig und an der Spitze abgerundet. Von Juni bis August erscheinen kleine weiße Blüten. Der intensive Zitronenduft der Pflanze lockt bei sonnigem Wetter Bienen zur Bestäubung an.

Standort
Die Melisse ist sehr wärmebedürftig und gedeiht am besten an vollsonnigen, windgeschützten Plätzen, z. B. vor Hauswänden und Mauern. Der Boden muss durchlässig sein, die Melisse möchte es weder zu trocken noch zu feucht haben.

Anzucht/Pflege
Die Vermehrung erfolgt durch Aussaat. Dabei sollten Sie berücksichtigen, dass der Samen der Melisse sehr wärmebedürftig ist und nur langsam keimt. Einfacher ist die Vermehrung durch Teilung. Die Erde rund um die Zitronenmelisse darf nur mit äußerster Vorsicht gelockert werden, da ihre Wurzeln sehr flach wachsen. Die sonnenhungrige Pflanze sollte möglichst mit abgestandenem Gießwasser feucht gehalten werden. Gedüngt wird mit einem organischen Volldünger im Mai und August nach Gebrauchsanweisung.

Heilwirkung
Wichtigste Inhaltsstoffe sind ätherische Öle (Citronella, Citral, Methylcitronella, Ocimen), Rosmarinsäure, Kaffeesäure und Flavonoide. Die heilwirksamen Triebe und Blätter werden als Tee oder äußerlich als Aufguss fürs Bad oder zur Wundauflage verwendet. Die Melisse wirkt antibakteriell, krampflösend und beruhigend. Melissentee ist empfehlenswert bei Erkältungen, Blähungen, Darmbeschwerden, Migräne und Kreislaufstörungen. Das ätherische Öl der Melisse wirkt anregend bei Müdigkeit, Appetitmangel, hilft überdies gegen Zahn- und Kopfschmerzen sowie gegen nervöse Beschwerden. Der Melissenauszug im Bad beruhigt und harmonisiert die Energien im Körper.

Zubereitung
Aufguss: 1 Esslöffel der Droge wird mit 1 Tasse kochendem Wasser überbrüht; 10 Minuten ziehen lassen und abseihen. Danach können Sie den Aufguss entweder trinken oder als Zusatz ins Badewasser geben.

Sonstige Verwendung
Aus der Pflanze wird bis zum heutigen Tag der bekannte Klosterfrau Melissengeist hergestellt.

Aufbewahrung
Die Blätter und Triebe werden gebündelt an einem schattigen Platz im Freien zum Trocknen aufgehängt. Nach dem Trocknen die Pflanzenteile vor Licht und Feuchtigkeit geschützt in gut schließbaren Gefäßen aufbewahren.

Sammeltipp
Blätter und Triebe sollten vor der Blüte gesammelt werden, dann ist das Aroma am kräftigsten. Bis in die Oktobertage hinein kann geerntet werden. Beim Abpflücken dürfen die Blätter nicht gedrückt werden. Bis 15 cm über dem Boden sollten die Stiele im Spätherbst abgeschnitten werden.

Küchentipp
Die frischen Blätter sind eine schmackhafte Ergänzung zu Rohkostsalaten. Interessant und ungewöhnlich ist die Kombination zu Zitroneneis und Milchreis.

Gärtnertipp
Das feine Saatgut lässt sich gleichmäßiger aussäen, wenn Sie den Samen zuvor mit etwas Sand vermischen. Vor dem Frost muss die Pflanze zurückgeschnitten und mit Luftpolsterfolie oder Fichtenzweigen abgedeckt werden. Jedes 2. bis 3. Jahr ist ein Standortwechsel anzuraten.

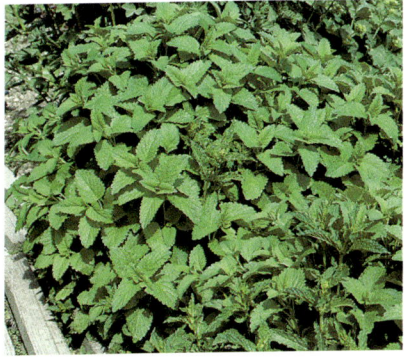
Zitronenmelisse

Zwiebel

(Allium cepa)

Erntezeit:	Mai–September
Familie:	Liliengewächs
Heimat:	Asien

Die Küchenzwiebel ist ein sehr ausdauerndes Gewächs. Ihre Blätter sind röhrenförmig, der Stängel

Zwiebel

wächst aufrecht, ist im unteren Teil verdickt und schließt mit einer Dolde weißer Blüten ab. Sehr unterschiedlich sind Farbe, Form und Größe der einzelnen Zwiebelsorten, das Gleiche gilt für Geschmack und Schärfe. Angeboten werden runde oder platte Formen, große und kleine Zwiebeln, weiße, gelbe und blaurote Arten. Die großen weißhäutigen werden vorzugsweise als Gemüse gereicht. Die blauroten sind meist milder im Geschmack.

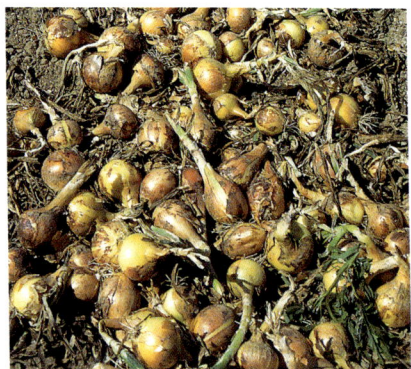

Zwiebel

Standort
Die Zwiebel braucht einen sonnigen, geschützten Standort. Sie liebt leicht trockene, kalkhaltige Böden.

Anzucht/Pflege
Die Vermehrung erfolgt durch Steckzwiebeln oder Direktaussaat. Steckzwiebeln werden groß, während Saatzwiebeln klein bleiben. Es empfiehlt sich, die Steckzwiebeln 24 Stunden im Regenwasser vorquellen zu lassen. Dadurch wird das Herausspringen der Steckzwiebeln verhindert; Saatzwiebel hingegen müssen fest angetreten werden. Zwiebel vertragen keine Staunässe, müssen aber bei Trockenheit rechtzeitig gegossen werden. Gute Mischkulturpartner sind Möhre, Pastinak sowie Petersilie. Anfang August werden die Zwiebeln mit der Grabegabel gelockert, dadurch wird die Wasseraufnahme der Pflanzen unterbunden, und das Zwiebelkraut beginnt abzusterben. Bei trockenem Wetter wird dann die Zwiebel mit der Grabegabel ausgegraben und möglichst noch an Ort und Stelle auf dem Erdreich getrocknet. Die Aussaat von Frühlingszwiebeln erfolgt von August bis Anfang September. Nach etwa vier Wochen sind die Pflanzen kräftig genug, um verpflanzt zu werden. Im Reihenabstand von 30 cm werden für die Jungpflanzen 10–15 cm tiefe Rillen gezogen und die Pflanzen in einem Abstand von 20–25 cm eingesetzt. Erntezeit ist dann von Ende April bis Mai. Ausdauernde Zwiebelarten müssen im Winter durch Reisig geschützt werden.

Heilwirkung
Durch ihren hohen Schwefelgehalt, die ätherischen Öle, Vitamine und Mineralstoffe wirkt die Zwiebel als starkes Desinfektionsmittel. Besonders zu empfehlen ist sie bei Katarrhen der Luftwege, bei Husten und Schnupfen. Zwiebelsaft mit Honig ist ein bewährtes Mittel gegen Husten und Heiserkeit. Frisch gepresster Zwiebelsaft mit Honig gesüßt hilft auch bei Atembeklemmungen. Zwiebeln sind auch wirksam bei Magen- und Darmbeschwerden, vertreiben Darmparasiten und fördern die Bildung und Ausscheidung der Gallenflüssigkeit und Harnsäure. Der Zwiebel schreibt man außerdem Blut reinigende Eigenschaften zu. Bei regelmäßigem Genuss von frischen Zwiebeln, etwa im Salat, bekommt man einen guten Teint, kräftig durchblutete Wangen und saubere, glatte Magen- und Darmwände. Insektenstiche werden durch Einreiben mit dem Saft einer frisch geschnittenen Zwiebel gelindert.

Zubereitung
Zwiebelsirup: 500 g Zwiebeln werden zerkleinert und mit 600 ml Wasser und 500 g braunem Kandiszucker zu Sirup gekocht. Dreimal täglich einen Teelöffel in warmer Milch einnehmen.

Sonstige Verwendung
Zwiebel finden auch in der Schönheitspflege Verwendung. Eine Zwiebel-Cremepackung etwa ist sehr empfehlenswert für fette, unreine Haut: Pürieren Sie eine kleine Zwiebel und verrühren Sie sie mit einem Esslöffel Nährcreme.

Aufbewahrung
Mit Bast gebündelt und an einem kühlen, frostfreien und trockenen Platz aufgehängt, überwintern Zwiebeln am besten. Zwiebel keimen außerdem nicht, wenn sie einzeln in Seidenpapier eingewickelt werden.

Küchentipp
Zwiebeln werden bekömmlicher, wenn sie nach dem Schälen kurz in heißes Wasser getaucht werden. Das Zwiebelaroma verteilt sich besser, wenn die Zwiebel weder gehackt noch gewürfelt, sondern fein gerieben den Speisen hinzugefügt wird.

Gärtnertipp
Der häufigste Schädling der Zwiebel ist der falsche Mehltau. Gegen die Pilzkrankheit ist eine vorbeugende Spritzung mit Schachtelhalmbrühe empfehlenswert.

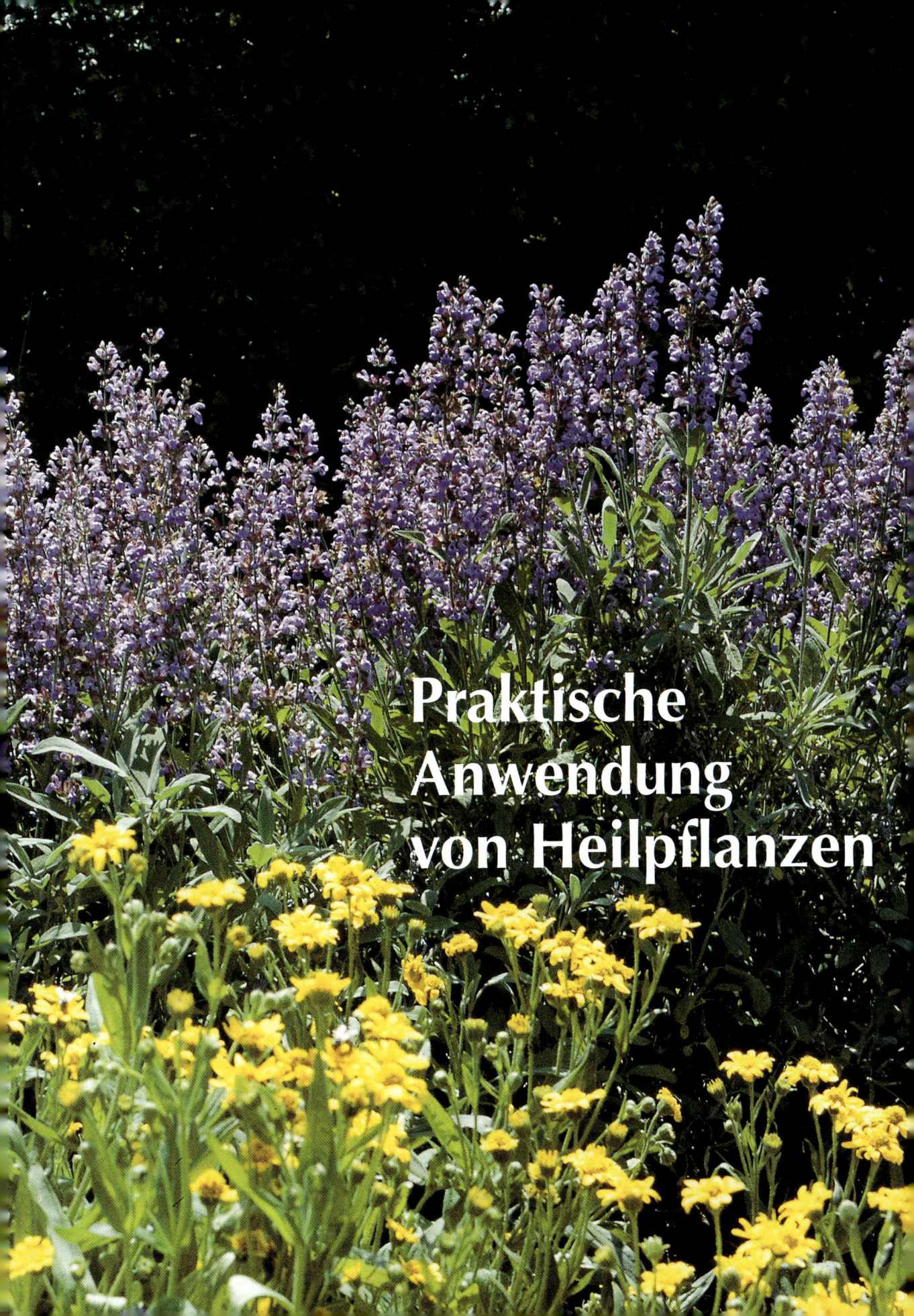

Praktische Anwendung von Heilpflanzen

Schönheits- pflege

Eine ganze Reihe von Kräutern und Heilpflanzen aus dem Garten oder der freien Natur eignen sich zur Haut- und Haarpflege, sie können sowohl Grundlage wie auch Ergänzung der selbst hergestellten Naturkosmetika sein. Ein Vorteil der eigenen Zusammenstellung von kosmetischen Produkten ist, dass Sie die reinen und unverfälschten Pflanzen selbst aussuchen, kombinieren und auf Ihre individuellen Bedürfnisse abstimmen können. Von einer ausgewogenen, speziell zusammengestellten, abwechslungsreichen Behandlung mit pflegenden Produkten profitieren Haut, Haare, Zähne und Nägel. Durch die Verwendung von ausschließlich natürlichen Ausgangsprodukten und verbindenden Grundstoffen wie ätherischen Ölen, Honig, Bienenwachs, Eier und Lanolin werden auch allergische Reaktionen weitgehend vermieden. Vorausgesetzt, Sie kennen Ihren Hauttyp genau und wählen entsprechende Ingredienzien.

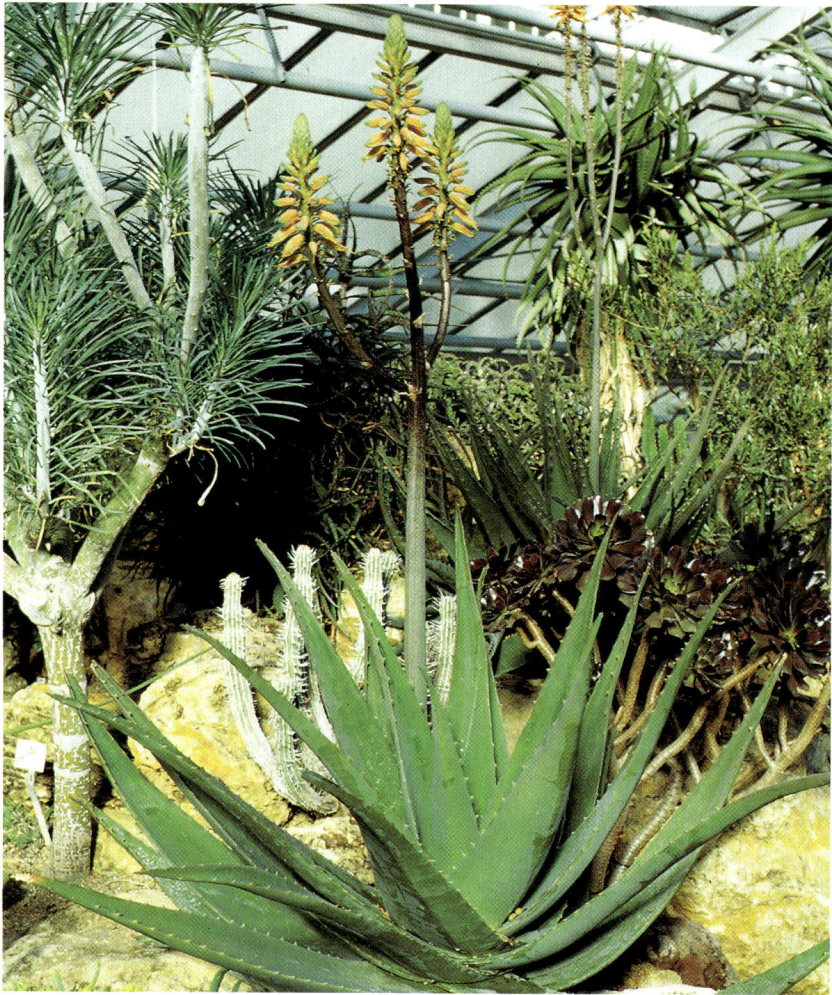

Aloe Vera hat optimale Eigenschaften für die Haut.

Für die Hautpflege geeignete Heilpflanzen und -kräuter und ihre Wirkung

Ackerschachtelhalm:
Zweige wie Stängel wirken adstringierend und verengen die Poren.

Aloe Vera:
Durch den idealen pH-Wert von 4,5 in Verbindung mit den enthaltenen Aminosäuren, Vitaminen und Mineralien besitzt die Pflanze optimale Eigenschaften für die Haut, das Gel ist ein guter Feuchtigkeitsspender, wirkt reinigend, hautstraffend und schützt die Haut vor Rötungen, auch bei Babys. Die Einwohner Mexikos wissen schon lange, dass weder Wespen noch Stechmücken eine Chance haben, wenn der ganze Körper mit Aloe eingerieben ist. Im Übrigen gibt es kein besseres Mittel gegen Verbrennungen als sofortiges Auftragen von Aloe-Gel. Deshalb gehört die Pflanze auch in jeden Haushalt.

Basilikum:
Um die Spannkraft der Haut zu verbessern, die Falten an Hals und Armen zu verringern, empfiehlt sich folgende Mixtur: In einem 1/4 l reinem Olivenöl der ersten Pressung lassen Sie 4 Tage lang eine Hand voll Basilikumblätter oder Blütenspitzen auslaugen. Tragen Sie das Basilikumöl jeden Morgen auf Gesicht, Hals und Arme auf. Eine halbe Stunde einwirken lassen, anschließend das überschüssige Öl entfernen.

Beinwell:
Der Teeaufguss von Blättern und Wurzeln macht die Haut weich und wirkt heilend bei rissiger, spröder Haut.

Borretsch:
Ein Teeaufguss von Borretschblättern ist eine effektvolle Lotion sowohl am Morgen als auch am Abend und dient zur Straffung und Reinigung der Haut.

Brennnessel:
Reinigend, durchblutungsfördernd und hautstärkend wirkt ein Brennnesseltee, zubereitet wird er entweder aus Blättern, aus Samen oder Wurzeln.

Erdbeeren:
Eine Maske aus frischen, zerdrückten Erdbeeren verleiht dem ermüdeten Teint schnell ein frisches, strahlendes Aussehen. Auch bei Gewichtsproblemen ist eine Erdbeerkur zu empfehlen. Die sonnengereiften roten Früchte schmecken nicht nur köstlich, sie zählen auch mit zu den besten und gesündesten Schlankmachern.

Eibisch:
Bei empfindlicher, spröder Haut sollten Sie sich die sanfte Wirkung des Eibisch zunutze machen. Kochen Sie 1–2 Prisen Eibischblüten oder -blätter 10 Minuten lang in einem 1/4 l Wasser, lassen Sie das Ganze weitere 10 Minuten ziehen, bevor Sie die Blätter abseihen. Die entstandene Lotion hält im Kühlschrank etwa 8 Tage, sie sollte regelmäßig morgens und abends aufgetragen werden.

Himbeeren:
Sehr wirkungsvoll für die Haut ist eine Himbeerpackung; dazu wird eine Hand voll Himbeeren mit der Gabel zerdrückt und mit etwas Hautcreme, süßer Sahne und Bienenhonig zu einer streichfähigen Masse verrührt. Die Packung wirkt glättend, nährend und ist für die normale wie für die trockene empfindliche Haut zu empfehlen.

Oliven:
Kalt gepresstes Olivenöl beinhaltet mehrfach ungesättigtes Pflanzenöl und wirkt daher auch als leichter UV-Filter. Es ist in vielen Sonnenschutzmitteln, Cremes und Seifen enthalten.

Petersilie:
Aus Petersilie lässt sich eine nährende Gesichtspackung für jede Haut herstellen. Dazu wird eine Hand voll Petersilie ganz klein geschnitten bzw. mit dem Mixer zerkleinert und sofort mit 2 Esslöffel Sahnequark vermengt. Falls nötig, Sahne unterrühren, damit eine streichfähige

Masse entsteht. Die Creme nährt und beruhigt; besonders eignet sie sich für nervöse, strapazierte Haut. Die Einwirkungszeit sollte etwa 30 Minuten betragen.

Ringelblume:
Gegen rissige Haut an den Händen oder Beinen gibt es nichts Besseres als die Ringelblumensalbe. Hierfür kochen Sie frisch gepflückte Blüten und Blätter in Schweineschmalz kurz auf; dann lassen Sie das Ganze abkühlen und pressen alles in noch

flüssigem Zustand durch ein feines Sieb.

Weinrebe:
Frisch gepresster Weintraubensaft, als Kompresse morgens und abends aufs Gesicht aufgetragen, entspannt und stärkt die Haut. Den Saft nicht länger als 10 Minuten einwirken lassen. Danach das Gesicht mit Mineralwssser reinigen. Auch das Traubenkernöl ist ein sehr hautverträgliches dünnflüssiges Öl, es ist in vielen Cremes und Körperlotionen enthalten.

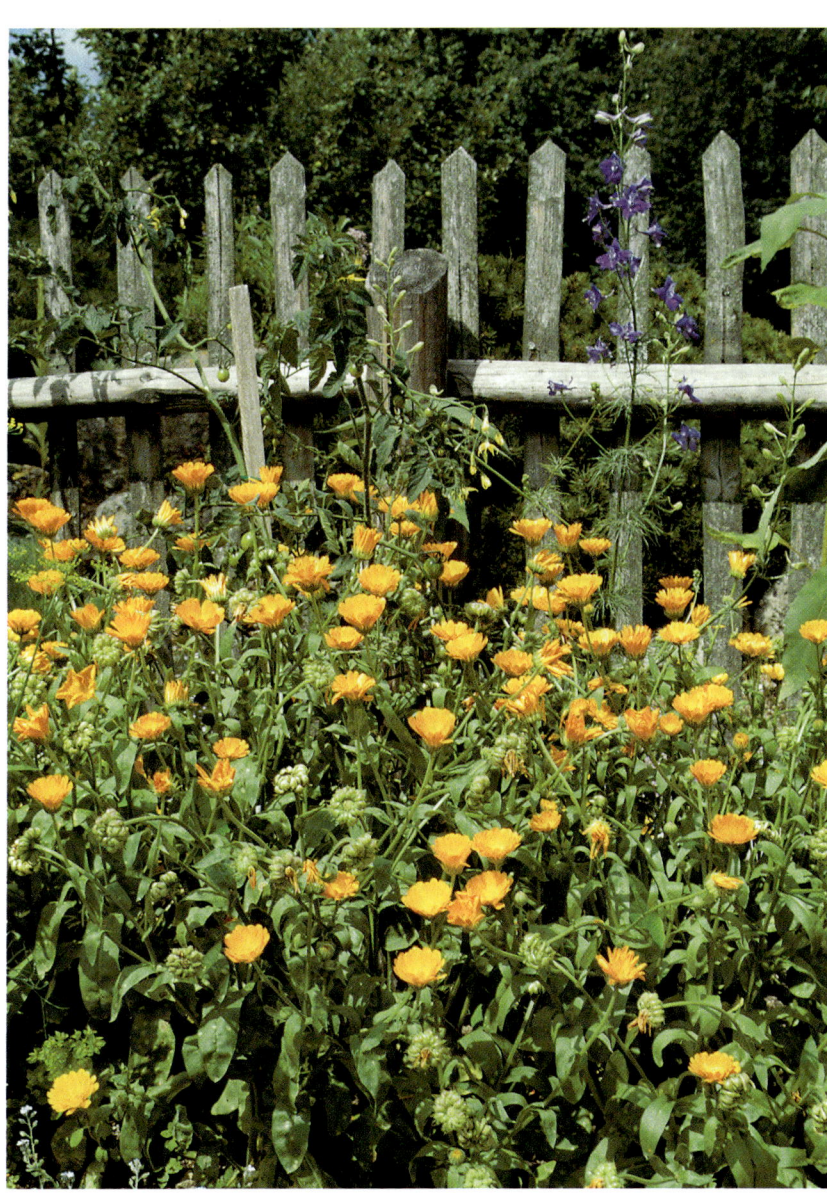

Ringelblume – ideal für rissige Haut

Gesichtswasser

Frisch zubereitete Kräutertees eignen sich bestens als Gesichtswasser, ohne unliebsame Nebenwirkungen aufzuweisen. Leitungswasser allein wirkt zwar erfrischend auf die Haut, zur Durchblutung und Belebung der Haut trägt es kaum bei.

Mit Kräutertee hergestellte Gesichtswasser unterstützen effektiv den Aufbau des Säuremantels der Haut, entfernen zudem die letzten Reste der Reinigungsmittel und schließen die Haut für die anschließende Pflege auf.

Die Tabelle gibt Ihnen Aufschluss, bei welchem Hauttyp Sie welches Teekraut verwenden:

Hauttyp	Teekräuter
fette, unreine Haut	Melisse
gereizte Haut	Stockrose
unreine, entzündete Haut	Thymian
unreine, entzündete Haut	Wegerich
fette, großporige, unreine Haut	Pfefferminze
empfindliche, gereizte Haut	Kamille
trockene, spröde Haut	Fenchel

Wirkung der Teekräuter im Einzelnen:

Melisse:
Melissentee ist zur Reinigung bei fetter, unreiner Haut zu empfehlen, denn die Melisse wirkt sich besonders beruhigend auf die Haut aus.

Stockrose:
Wirkt beruhigend und reizlindernd. Ein Absud aus 50 g Blüten, überbrüht mit einem Liter kochendem Wasser, ergibt eine wohltuende Lotion nach einem zu intensiven Sonnenbad.

Thymian:
Wohlriechend und hauterfrischend ist ein Gesichtswasser aus Thymian und Rosmarin. Für den Aufguss brauchen Sie eine Hand voll frische Thymian- und die gleiche Menge Rosmarinblätter. Die Kräuter geben Sie in einen Liter kochendes Wasser. Das Gesichtswasser sollte noch am gleichen Tag verbraucht werden.

Wegerich:
Die Pflanze ist in vielen Fertig-Gesichtswässern enthalten. Das aus Wegerich zubereitete Gesichtswasser wirkt wundheilend, blutstillend, entzündungshemmend und antibakteriell

Gesichtsdampfbäder

Eine ausgezeichnete Wirkung haben Gesichtsdampfbäder bei fetter, großporiger, unreiner Haut sowie bei schlecht durchbluteter, fahler oder ledriger Haut. Von Zeit zu Zeit, nicht öfter als einmal die Woche, sind solche Dampfbäder mit Kräuterzusätzen als Generalreinigung und Peeling von Gesicht, Hals und Dekolleté auch für die normale Haut zu empfehlen.

Das Dampfbad regt die Durchblutung der Haut an, macht die Hornschicht weicher, erweitert die Poren, reinigt intensiv und wirkt durch die speziellen Kräuterzusätze

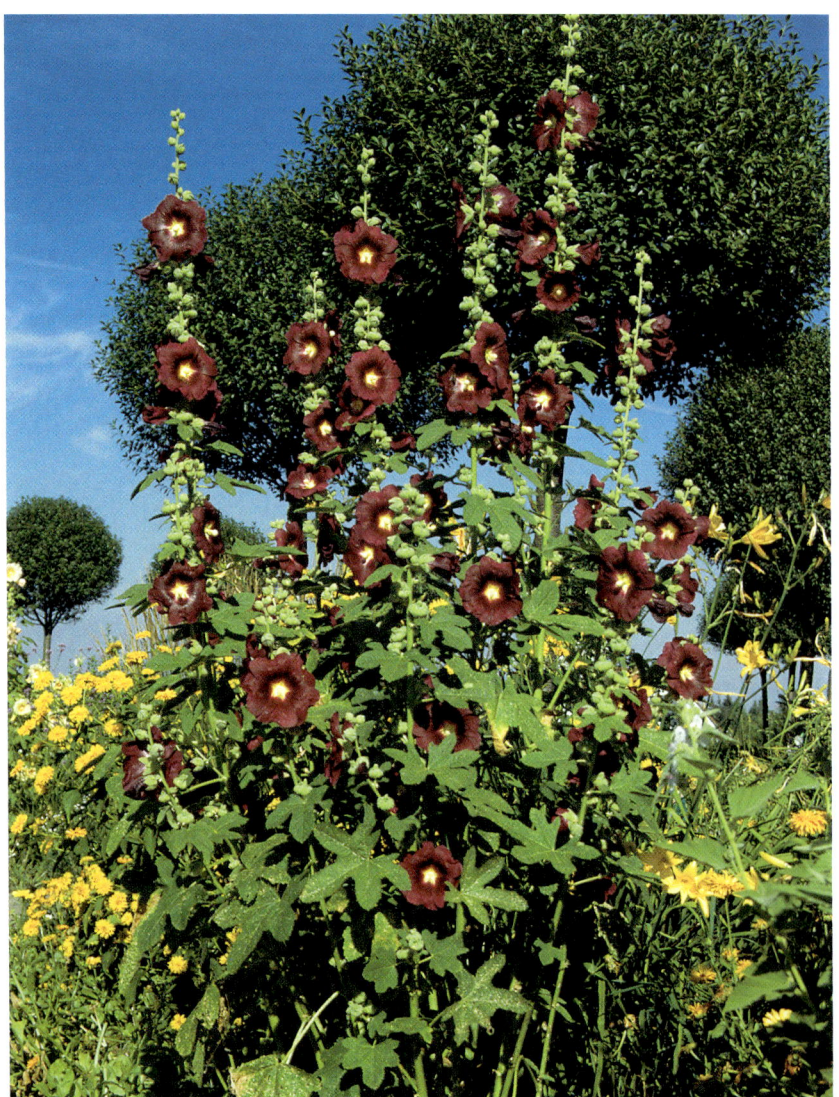

Ein Absud aus den Blüten der Stockrose beruhigt die gereizte Haut.

regenerierend. Zur Vorbereitung müssen vorab Gesicht, Hals und Dekolleté gereinigt werden.

Für das Dampfbad wird eine Hand voll frischer oder getrockneter Kräuter mit 2 Liter Wasser in einem möglichst breiten Gefäß überbrüht. Die Haare sollten Sie mit einem Tuch zurückbinden. Halten Sie das Gesicht über das dampfende Wasser, und legen Sie über den Kopf ein großes Handtuch, damit der Dampf möglichst nicht entweicht. Je nach Verträglichkeit und Hauttyp sollten Sie die Dämpfe 2–10 Minuten auf die Haut einwirken lassen. Anschließend tupfen Sie das Gesicht mit einem Papiertuch ab, entfernen eventuelle Mitesser und spülen mit lauwarmem Wasser nach.

Zum Schluss muss eine fette Nährcreme durch leichtes Klopfen auf die Haut aufgetragen werden. Zwischendurch könnte, soweit erforderlich, noch ein sanftes Peeling erfolgen. Damit ein Gesichtsdampfbad zum Erfolg führt, muss der Kräuterzusatz dem Hauttyp entsprechen.

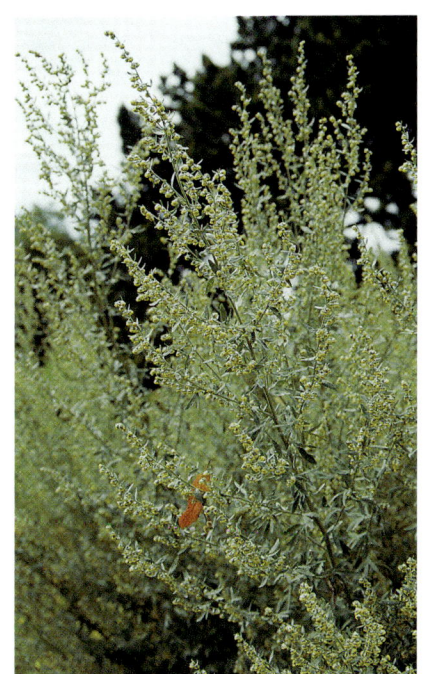

Ein Wermut-Kräuterbad hilft bei fetter, unreiner Haut.

Die Tabelle informiert Sie über die Dauer des Gesichtsdampfbades und welcher Kräuterzusatz bei welchem Hauttyp anzuwenden ist.

Hauttyp	Dauer des Dampfbades	Kräuterzusätze
normal	5 Min., heiß	Kamille, Lindenblüten, frische Rosenblätter
trocken	2–3 Minuten, feuchtwarm, bei sehr feiner, empfindlicher Haut diese zuvor eincremen	Kamille mit Lindenblüten, Fenchel, frische Rosenblüten
fett, unrein, fahl	8–10 Min., heiß	Ackerschachtelhalm, Arnika, Lindenblüten, Johanniskraut, Kamille, Salbei, Melisse, Pfefferminze, Thymian, Ringelblume, Rosmarin, Weißdorn
Mischhaut	ca. 5 Min., feuchtwarm, empfindliche Haut zuvor eincremen	Kamille, Salbei, Lindenblüten, Johannisblüten
reife Haut	5–8 Min., feuchtwarm,	Fenchel, Kamille, Salbei, Borretsch, Melisse

Kräutervollbäder

Eine Wohltat für Körper und Seele sind Kräuterbäder. Je nach dem, welches Kraut Sie zusetzen, erzielen Sie eine entsprechende Wirkung.

Wirkung einzelner Heilpflanzen und -kräuter im Kräuterbad:

Lavendel und Majoran:
Ein Lavendel-Majoran-Bad wirkt angenehm entspannend und spendet der Haut Feuchtigkeit. Dazu brauchen Sie: 2 Esslöffel Mandelöl, 3 Tropfen Majoranöl, 7 Tropfen Lavendelöl. Vermischen Sie die Zutaten und geben Sie sie ins Badewasser.

Rosmarin:
Rosmarin wirkt als Badezusatz kreislaufanregend und auf die Haut durchblutungsfördernd. Für einen Liter Sud, den Sie dem Badewasser zusetzen, brauchen Sie eine Hand voll Rosmarinblätter.

Wermut:
Der Aufguss der Blätter ist als Badezusatz bei fetter, unreiner Haut zu empfehlen. Das ätherische Öl im Wermutkraut hat durchblutungsfördernde, desinfizierende und entzündungshemmende Eigenschaften.

Zitronenbad:
Ein Zitronenbad ist sehr erfrischend, außerdem reinigt und klärt es Hautunreinheiten. Wer das Bad noch duftender liebt, kann es mit einer Hand voll frischer Zitronenmelisse aufwerten. Die ungespritzten Zitronen müssen zunächst in warmem Wasser gut gewaschen werden. Mit

der Schale werden sie dann in Scheiben geschnitten, in eine Porzellan- oder Jenaglasschüssel geschichtet und mit kochend heißem Wasser überbrüht. Das Ganze muss nun zugedeckt einige Stunden ziehen, wird dann in ein Baumwollsäckchen eingefüllt, zugebunden und ins Badewasser gegeben.

Augenpflege

Schnelle Hilfe bei geröteten Augen durch Überanstrengung der Augen oder bei Lidrötung bringt eine Behandlung mit Ysopauflagen. Eine Lotion für Augen- und Augenlidentzündungen lässt sich auch aus Schöllkraut herstellen: 5 g Milchsaft vom Schöllkraut werden in 100 g aufgekochtem, abgekühltem Wasser aufgelöst. Die Lotion wird mit Pads auf die geschlossenen Augen aufgelegt. Gutartige Entzündungen schwellen nach der Behandlung ab.

Haarpflege

Zahlreiche Kräuter eignen sich auch zur Haarpflege. Je nach dem, welche Wirkung Sie erzielen wollen, müssen Sie das entsprechende Kraut verwenden.

Gesundes Haar

Zerkleinern Sie 10 Brennnesselblätter und lassen Sie sie für 2 Wochen in einem 90-prozentigen Alkohol ziehen. Anschließend filtern, danach ist die haarkräftige Lotion fertig. Reiben Sie täglich den Haarboden kräftig damit ein.

Glanz und Festigkeit

Bei blondem Haar sollten Sie der letzten Spülung einen Spritzer Zitronensaft hinzufügen. Die milde Säure verleiht dem Haar schönen Glanz und eine gute Frisierbarkeit.

Färben mit Naturprodukten

Der Kamillenaufguss für blondes Haar zur Aufhellung ist hinlänglich bekannt, gleichzeitig wirkt die Pflanze gegen Schuppen und fettiges Haar. Bei brünettem Haar ist eine Spülung mit Rosmarintee zu empfehlen. Rosmarin durchblutet die Kopfhaut und gibt dunklem Haar einen satten Farbglanz. Auch der Absud von schwarzem Tee verleiht brünettem Haar einen aufregenden, rot braunen Glanz. Wichtig ist, dass die Haare nach dem Spülvorgang mit dem schwarzen Tee gründlich massiert werden, und dieser auf der Kopfhaut bleibt.

Haarausfall

Bei Haarausfall wirkt das Trinken von 1 1/2 Liter Brennnesseltee pro Tag wahre Wunder, während die Brennnesselwurzeln ausgekocht ideal zur Kräftigung und Anregung des Haarwachstums sind. Für blondes Haar ist Brennnesseltee allerdings nicht geeignet. Auch frisch gepresster Kressesaft ist bei Haarausfall wirksam. Gute Erfahrungen bei Haarausfall am Ansatz lassen sich auch mit Arnikatinktur machen. Die fehlenden Haare wachsen durch die Behandlung wieder kräftiger nach. Walnussextrakt oder auch das fette Walnussöl sind ebenfalls ein wirksames Mittel gegen Haarausfall und Schuppen. Dazu kochen Sie 15 g junge Walnussknospen in 300 g Schmalz; mit dem Mixer oder Pürierstab ganz fein zerkleinern. Die Salbe, die Sie in die Kopfhaut einmassieren, ist in einem luftdicht abgeschlossenen Gefäß im Kühlschrank aufzubewahren. Auch Zwiebeln stärken die Kopfhaut und stoppen den Haarausfall. Dazu werden zwei möglichst frische Zwiebeln geschält und halbiert. Diese lassen Sie 10 Minuten in einem Liter Wasser kochen. Das Ganze durchsieben und die entstandene Lotion in die Kopfhaut einmassieren.

Nagelpflege

Sehr wirkungsvoll bei brüchigen Nägeln ist das Einreiben mit Zwiebelsaft. Auch Olivenöl ist Balsam für brüchige Nägel. Täglich die Nägel 5 Minuten in angewärmtem Olivenöl baden.

Bei allen stechenden Schmerzen, besonders bei Insektenstichen oder Bissen, hilft frisch gepresster Wegerichsaft sofort. Die Pflanze mit dem heilwirksamen Saft ist selbst in der Großstadt auf jedem Grünstreifen zu finden. Der Pflanzensaft der ausgequetschten Blätter lindert und verhindert das Anschwellen. Insektenstiche, gleich welcher Art, schwellen auch durch das Einreiben mit einer frisch aufgeschnittenen Zwiebel ab, die Schmerzen werden gelindert.

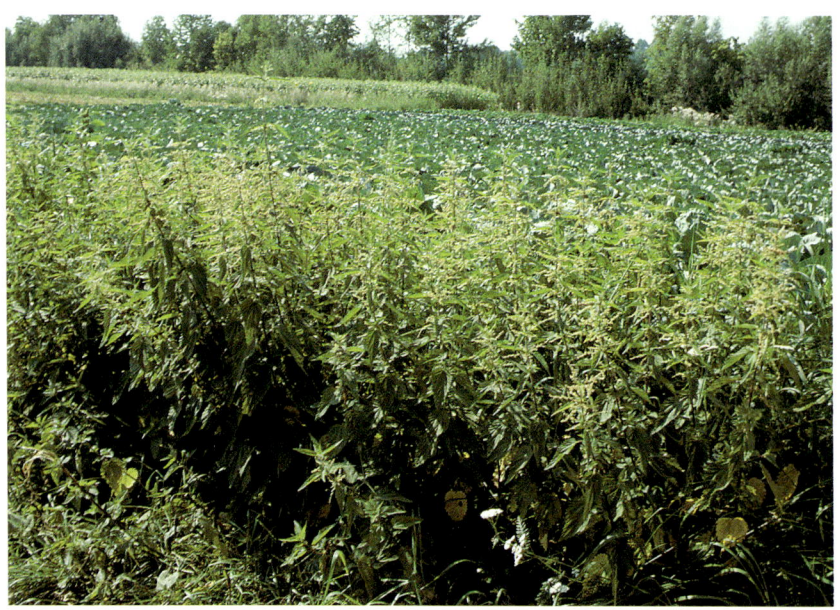

Gesundes, schönes Haar mit Brennnessellotion

Kräutertees

Die gesündeste Form des Trinkens besteht zweifelsohne im Genuss von Kräutertees. Denn mit diesen Getränken schlagen Sie gleichzeitig zwei Fliegen mit einer Klappe: Sie führen dem Körper die lebensnotwendige Flüssigkeit zu, und das sind ja täglich immerhin 1–2 Liter, und Sie haben ein natürliches biologisches Mittel für allerlei Wehwehchen zur Hand. Warm oder gekühlt wirken sie belebend und erfrischend. Vorzügliche Durstlöscher sind alle Minzearten, Zitronenmelisse und Brombeerblätter. Je nach Zusammensetzung sind Kräutermischungen auch bewährt als Schlummertrunk am Abend.

Für die Zubereitung der Kräutertees ist der einfach selbstzumachende, praktische Kräuterteebeutel zu empfehlen:
Geben Sie 1–2 Teelöffel des entsprechenden Krauts auf ein Stück Musseline und binden Sie es mit einem Stück Faden zusammen. Den Teebeutel 10 Minuten in einer Tasse mit frisch abgekochtem Wasser ziehen lassen.

Ausgewählte Kräutertees und ihre Wirkung

Ackerschachtelhalmtee:
Der auch als Zinnkrauttee bekannte Tee stärkt das Bindegewebe, reinigt das Blut und schwemmt schonend Giftstoffe aus dem Gewebe.

Baldriantee:
Baldriantee ist bekannt als harmloses Beruhigungsmittel bei nervösen Einschlafschwierigkeiten und Herzbeschwerden. Für die Teezubereitung wird die Wurzel kalt angesetzt. Das Ganze aufkochen und 10 Minuten ziehen lassen.

Beerenblättertee:
Brombeeren, Erdbeeren und Himbeeren sind nicht nur als überaus feinaromatische Früchte begehrt, auch ihre Blätter schmecken als Tee sehr angenehm. Während des Ersten Weltkriegs wurden speziell Brombeerblätter leicht geröstet und gerollt und als Ersatz für Schwarztee verkauft. Eine Mischung von Brombeer-, Himbeer- und Erdbeerblättern zu gleichen Teilen ergibt einen vorzüglichen Familientee. Von Juli bis Oktober kann geerntet werden. Aus frisch gesammelten oder auch getrockneten Blättern zubereitet, ist das köstliche Getränk kaum von dem echten schwarzen Tee zu unterscheiden.

Brennnesseltee:
Das ungeliebte Unkraut, die Brennnessel, ist das billigste Pflänzlein gegen Bleichsucht und Blutarmut. Brennnesselblätter von jungen Pflanzen können das ganze Jahr zu Tee verarbeitet werden. Die Brennnessel ist eine der wenigen Pflanzen, die reichlich Vitamin A enthält. Außerdem enthält sie Eisen, Kalium, Kalzium und die für die Haare und Nägel so wichtige Kieselsäure.

Fencheltee:
Fenchel wird in der Pflanzenheilkunde gegen Verdauungsstörungen

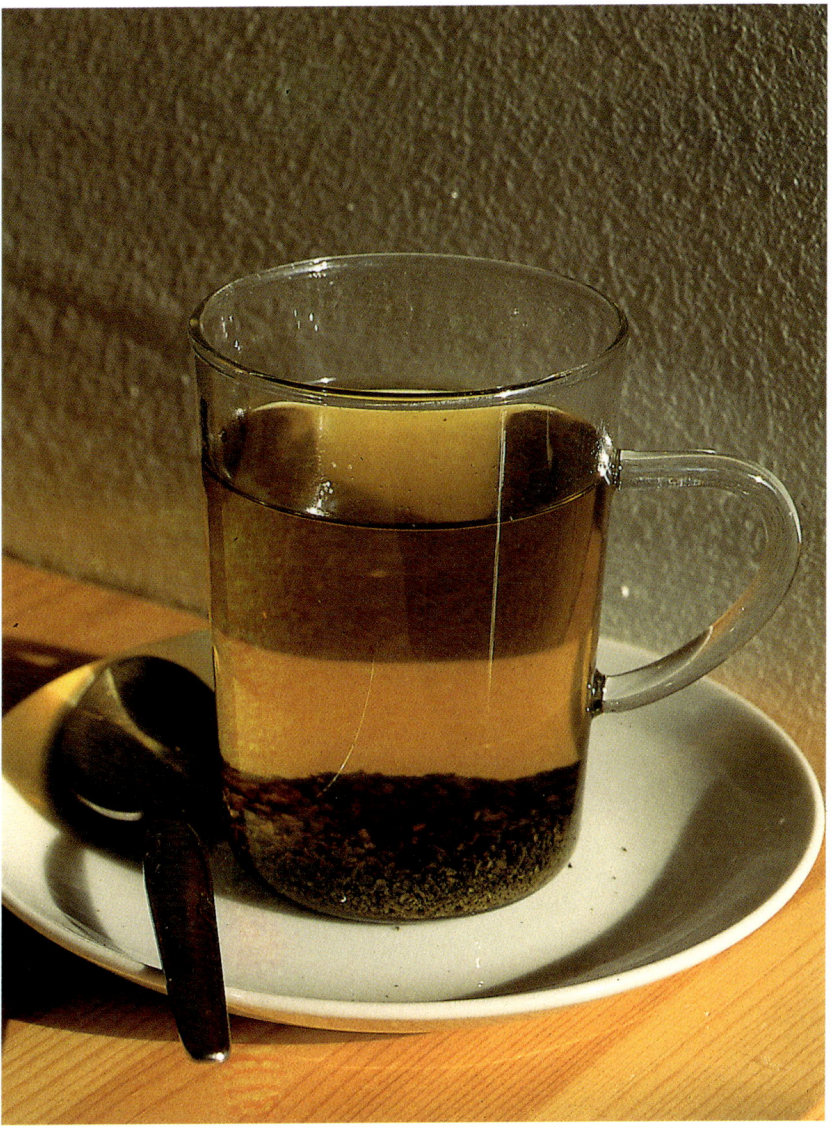

Kräutertee: die gesunde Form des Trinkens

verabreicht, besonders wirkungsvoll ist er auch bei Blähungen.

Hagebuttentee:
Hagebuttentee ist bekannt für seinen hohen Vitamin-C-Gehalt. Daher wird er auch zur Vorbeugung von Erkältungen getrunken. Hagebutten entwässern außerdem den Körper.

Kamillentee:
Ein Kamillentee beruhigt, hilft bei Verdauungsstörungen und lindert Magenschmerzen. Auf den Darm wirkt die Kamille entgiftend und krampfstillend.

Königskerzentee:
Der wohl schmeckende Tee beseitigt Heiserkeit, Husten und Erkältungen.

Wenn Sie ihn mit Kandiszucker süßen, verstärkt sich die Wirksamkeit des Tees zusätzlich.

Lindenblütentee:
Bei grippalen Infekten ist ein heißer Lindenblütentee mit Honig empfehlenswert. Der Tee regt die Schweißdrüsen an und wirkt krampflindernd.

Löwenzahntee:
Der Löwenzahntee stimuliert Leber und Galle, regt die Nieren zu vermehrter Harnproduktion an. Heilwirksam ist er auch bei mangelnder Magensäure und chronischen Rheumaleiden. Damit der Tee nicht zu bitter schmeckt, sollten Sie das Süßen mit Honig nicht vergessen.

Majorantee:
Majorantee, mit Honig gesüßt, reinigt die Luftwege und stillt den lästigen Reizhusten. 1–3 Teelöffel braucht man von dem blühenden Kraut. Es wird mit 2 Tassen Wasser kalt angesetzt, kurz aufgekocht und warm getrunken.

Melissentee:
Der erfrischende Melissentee wirkt nervenberuhigend. Überdies beugt der Tee nervösen Magenbeschwerden vor.

Pfefferminztee:
Bei Magen-, Darmstörungen oder Übelkeit ist der schmerzstillende, krampflösende Pfefferminztee zu empfehlen.

Rosmarintee:
Dieser Tee regt die Magentätigkeit, den Appetit und Kreislauf an.

Salbeitee:
Das ätherische Öl des Salbeis wirkt gegen Bakterien, daher ist ein Salbeiblättertee ein vorzügliches Mittel gegen Entzündungen im Mund- und Rachenraum. Zur Zubereitung werden 2 Teelöffel auf eine Tasse heiß überbrüht, 5 Minuten ziehen lassen. Salbei wird auch sehr gern mit Heidekraut oder Kamille gemischt getrunken.

Schafgarbentee:
Bei Magen-, Darmstörungen und Blähungen hilft Schafgarbenkraut. In der Wirkung ähnelt der Tee dem Kamillentee.

Tausendgüldenkrauttee:
Das klassische Magenbitterkraut ist zweifelsohne das Tausendgüldenkraut. Ein Tee aus diesem Kraut verbessert die Produktion der Magensäfte und hilft auch wirksam bei Blähungen.

Weißdorntee:
Bei Herz- und Kreislaufschwächen kann langfristig das Trinken von Weißdorntee helfen.

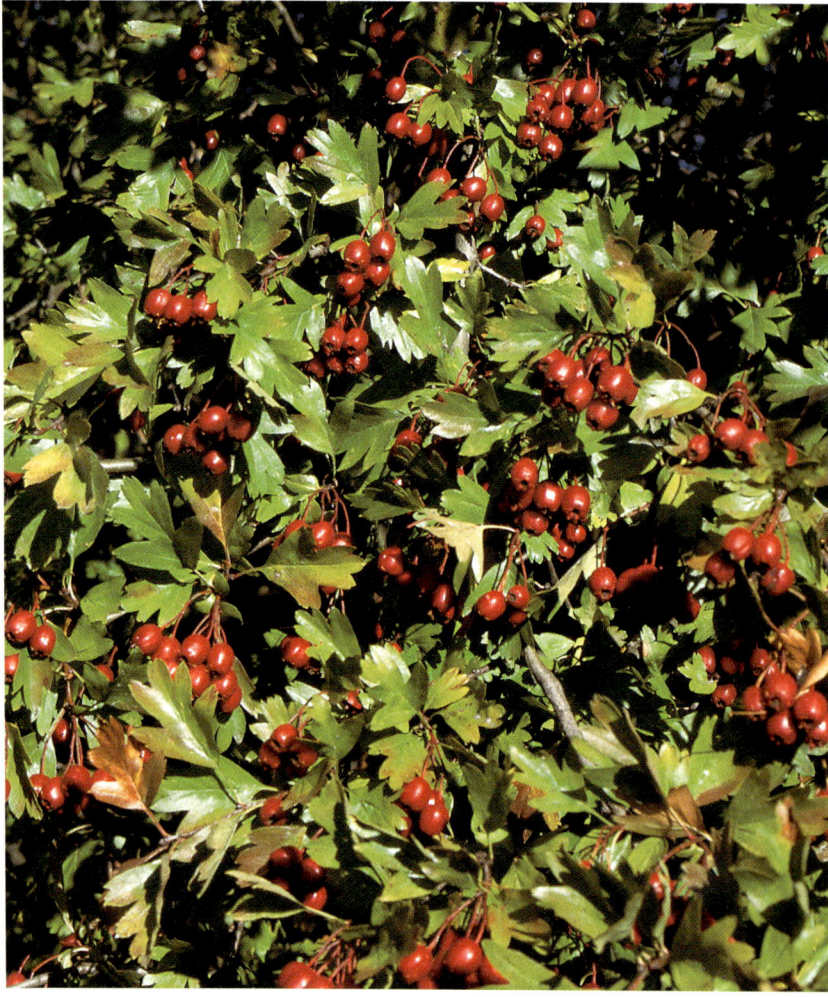

Aus den Früchten des Weißdorn lässt sich ein wirksamer Tee herstellen.

Heilpflanzen und -kräuter in der Küche

Wer das ganze Jahr über den Speiseplan mit Kräutern bereichern möchte, muss dafür sorgen, dass die Kräuter zum richtigen Zeitpunkt geerntet und sofort entsprechend konserviert werden.

Konservierungsmethoden

Neben dem Trocknen und Einfrieren gibt es weitere Konservierungsmethoden, die sich vor allem für Küchenkräuter eignen.

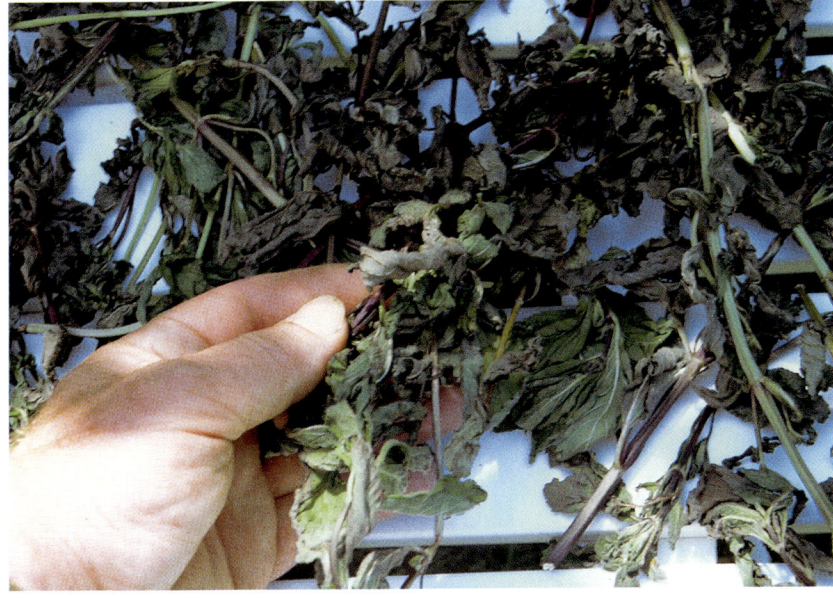

Kräuter ernten und trocknen

Konservieren mit Salz

Gut bewährt hat sich das Einsalzen von gemischten Gewürzkräutern wie etwa Bohnenkraut, Estragon, Liebstöckel, Majoran, Petersilie und Sellerie gemeinsam mit den Wurzeln von Möhren, Sellerie, Petersilie und Liebstöckel. Blätter wie Wurzeln werden zusammen im Schnitzelwerk der Küchenmaschine gut zerkleinert oder durch den Fleischwolf gedreht. Die Drehmesser der Küchenmaschine sorgen für eine ungleichmäßige Zerkleinerung. Zum Schluss können Sie noch eine zerkleinerte, entkernte, feste Peperoni hinzufügen. Zwiebeln, Schnittlauch und Lauch haben sich weniger bewährt, da sie leicht bitter werden.

Grundrezept

Die zerkleinerten Gewürzkräuter werden im Verhältnis 4:1 mit Salz gemischt und sofort in gut verschließbare, kleinere Gläser abgefüllt. Die in Salz konservierte Kräutermischung hält sich den ganzen Winter über, sie braucht keine Kühlung. Sie ist gut geeignet für Gemüsesuppen und Salatmarinaden. Bei Verwendung ist allerdings der hohe Salzgehalt der Kräutermischung zu berücksichtigen.

Konservieren in Essig

Gewürzkräuter in Essig einzulegen, ist eine sehr gute Mehtode, so manches flüchtige Aroma einzufangen. Mit selbst gemachtem Kräuteressig können Sie die Würzkräuter auch im Winter genießen. Bei der Zusammenstellung der Kräuter bleibt Ihnen viel Spielraum. Der Essig kann mit nur einer Kräuterart, wie beispielsweise Dill, Estragon oder Basilikum angesetzt werden. Interessante Mischungen sind auch Estragon, Bibernelle, Zitronenmelisse, Minze-Arten, Basilikum, Thymian und Lorbeerblätter. Eine andere Aromakomponente setzt sich zusammen aus Salbei, Schnittlauch, Knoblauch und Zwiebeln.

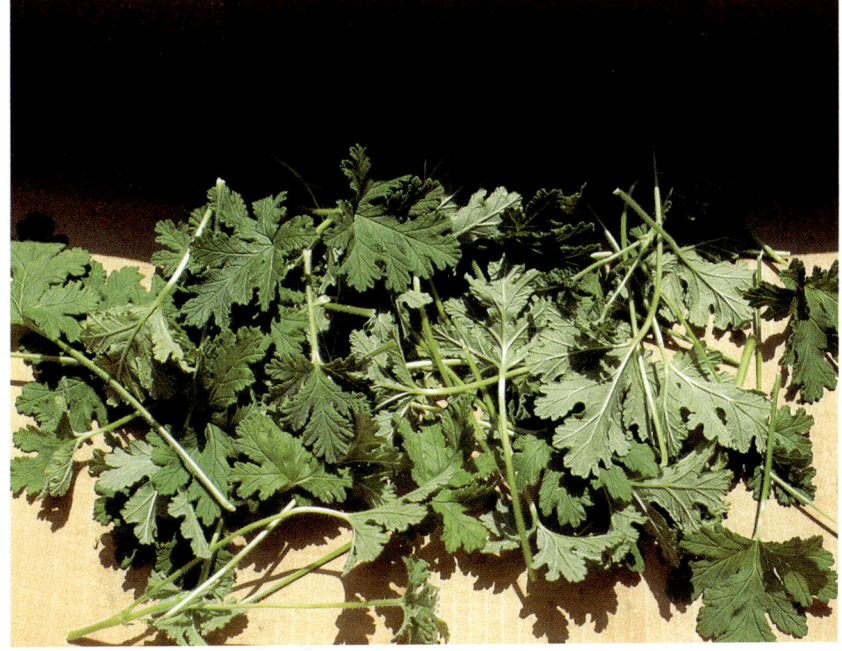

Küchenkräuter konservieren

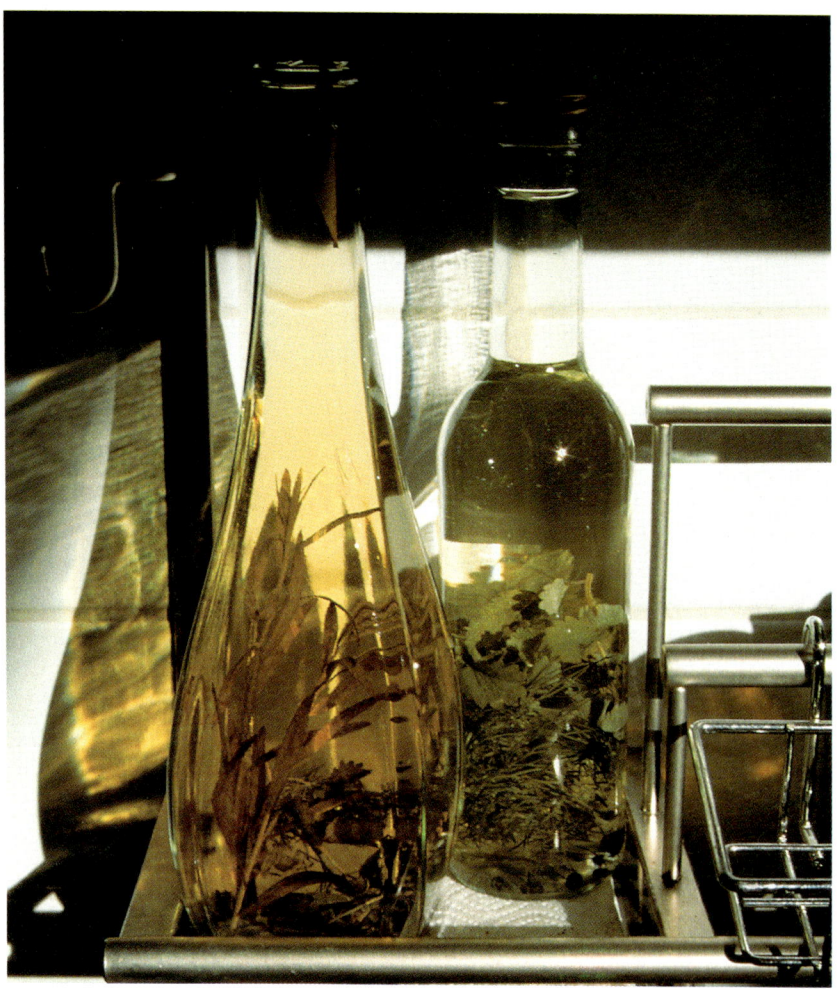

Schmackhafter Kräuteressig

Grundrezept

Für den aromatischen Kräuteressig werden die frisch geernteten Würzkräuter sofort gewaschen und vorsichtig in Hand- oder Küchentüchern getrocknet. Anschließend werden die Blätter in eine Flasche geschichtet und dann mit 1/2 l Weinessig übergossen. Dieses Gemisch muss gut verschlossen für etwa 14 Tage an einem dunklen, kühlen Ort (Keller) ruhen. Danach ist der Würzessig gebrauchsfertig. Kräuter in Essig einzulegen, ist einfach und preiswert. Der Essig entzieht den Kräutern in kurzer Zeit ihre Aromastoffe. Mit einem aromatisierten Kräuteressig können Sie Ihren Speisen eine ganz persönliche Würznote verleihen.

Estragonessig

Dazu brauchen Sie frische, gesäuberte, ganz trockene Estragonblätter. Eine gründlich gesäuberte Flasche oder Karaffe wird nun halb mit klein geschnittenen Estragonblättern gefüllt, der Rest ist mit Weinessig aufzufüllen. Das Ganze muss nun je nach Jahreszeit 3–4 Wochen ziehen, im Sommer steht die gut verschlossene Flasche in der Sonne, im Winter in Heizungsnähe. Nach Wunsch können Sie die Kräuter herausnehmen und das Gefäß mit frischem Essig auffüllen. Alternativ können Sie die Estragonblätter durch ein Sieb seihen, den Würzessig wieder zurück in die Flasche füllen, einen Zweig Estragon hinzufügen und verkorken.

Himbeeressig

Himbeeressig ist ein besonders feiner Spezialessig, dafür sorgt das Himbeeraroma mit der leicht süßlichen, fruchtigen Säure. Um Himbeeressig selbst herzustellen, brauchen Sie 1 kg Himbeeren und 1/2 l Weißweinessig. Die Himbeeren werden verlesen, gewaschen und müssen anschließend gut abtropfen. In einer Schüssel werden sie mit der Gabel zerdrückt, bevor der Weinessig untergerührt wird. Die Mischung muss für etwa 6 Tage zugedeckt stehen bleiben. Während dieser Zeit wird der Himbeeressig täglich umgerührt. Um das Mus von der Flüssigkeit zu trennen, wird eine Schüssel mit einem Nesseltuch ausgelegt und das Fruchtmus hineingegeben. Das Mus kann nun durch das Nesseltuch abtropfen, zum Schluss noch mal kräftig ausdrücken, den gewonnenen Himbeeressig in die vorbereiteten Flaschen füllen und gut verschließen. Der kostbare Himbeeressig ist für Wildsaucen und anspruchsvolle Salate zu empfehlen.

Rosenblattessig

Warum nicht den begehrten Rosenblattessig selbst machen. Dazu benötigen Sie etwa 85 g Rosenblätter und einen guten Liter Weißweinessig. Die Blätter werden in ein Glas gelegt und der Essig darüber gegossen. Das verschlossene Glas muss nun 2 Wochen bei sonnigem Wetter am Fenster stehen. Bei trübem Wetter braucht der Rosenblattessig zum Reifen seines Aromas doppelt so lange. Nach dieser Zeit werden die Blätter gefiltert, ein köstlich duftender, wie Rotwein anmutender Extrakt ist der Lohn der Arbeit.

Konservieren in Öl

Eine weitere Art, Kräuter zu konservieren, ist das Einlegen in Öl.

Rezept für gemischtes Kräuteröl

Dazu brauchen Sie folgende Zutaten: 60 g Estragon, 60 g Bibernelle, 30 g Portulak, 20 g Majoran, 20 g Pfefferkraut, 50 g kleine Zwiebeln,

5 Esslöffel Kapern, 40 g Salz, Öl zum Auffüllen. Die gewaschenen, mit einem Tuch abgeriebenen, ganz trockenen Kräuter werden mit den klein geschnittenen Zwiebeln und Kapern sowie dem Salz vermengt, in ein sauberes Glas gefüllt und anschließend mit Öl übergossen. An einem warmen Platz in der Sonne ist das Kräuteröl in knapp 2 Wochen gebrauchsfertig. Es muss lediglich noch gefiltert werden.

Basilikumblätter in Olivenöl konservieren

Die frisch geernteten Blätter werden von den Stielen befreit, vorsichtig gewaschen und zwischen Küchenpapier gut getrocknet. Nun werden die Blätter im Mörser langsam zerrieben bis ein dicker Brei entsteht, etwas Olivenöl hinzufügen. Die Masse wird in kleine Glasgefäße gefüllt und mit Olivenöl bedeckt; im Kühlschrank aufbewahren.

Knoblauchöl

Dazu brauchen Sie: 8 Knoblauchzehen, 1 rote frische Peperoni, 1 grüne frische Peperoni, 1 rote Paprikaschote und 1 l Sonnenblumenöl. Knoblauchzehen abziehen, Peperoni waschen, mit Küchenpapier sorgfältig trockenreiben und in kleine Scheiben schneiden. Paprikaschote putzen und waschen, dabei die Kerne sowie die weißen Teile entfernen. In feine Streifen schneiden und mit den übrigen Zutaten in eine gut gesäuberte Flasche füllen, das Ganze mit Sonnenblumenöl auffüllen und verschließen. Ca. 2–3 Wochen durchziehen lassen. Anschließend durchsieben und wieder in die Flasche füllen

Duftöl für Grilladen

Ausgangsbasis ist ein neutrales Öl, es sollte hitzeverträglich sein. Geeignet sind etwa Sonnenblumenöl oder Traubenkernöl. Mit einem Zwirn binden Sie einen Kräuterstrauß aus Bohnenkraut, Rosmarinzweigen, Thymian und einem Lorbeerblatt. Das Kräutersträußlein wird nun von oben durch die Öffnung in die Ölflasche gesteckt. Damit das Öl voll und ganz das Aroma der Kräuter aufnimmt, wird die Flasche für 4–5 Wochen an einen lichtgeschützten Platz gestellt.

Kräutermischungen

Majoran und Thymian gemischt ergeben eine besonders raffinierte Gewürzkombination, delikat zu Tomaten, Suppen, Saucen, Eintöpfen, Eierspeisen, Fleisch- und Käsegerichten. Da der begehrte Majoran leider nur einjährig ist, sollten Sie bereits im Sommer für die Wintermonate vorsorgen. Zur Vorratshaltung muss Majoran so luftig wie möglich in dunklen Räumen trocknen. Geschnitten wird die Pflanze bei trockenem Wetter, möglichst kurz bevor sich die Blüten öffnen.

Verschiedene Kräutermischungen

Empfehlenswert ist außerdem die folgende Zusammensetzung: Klein

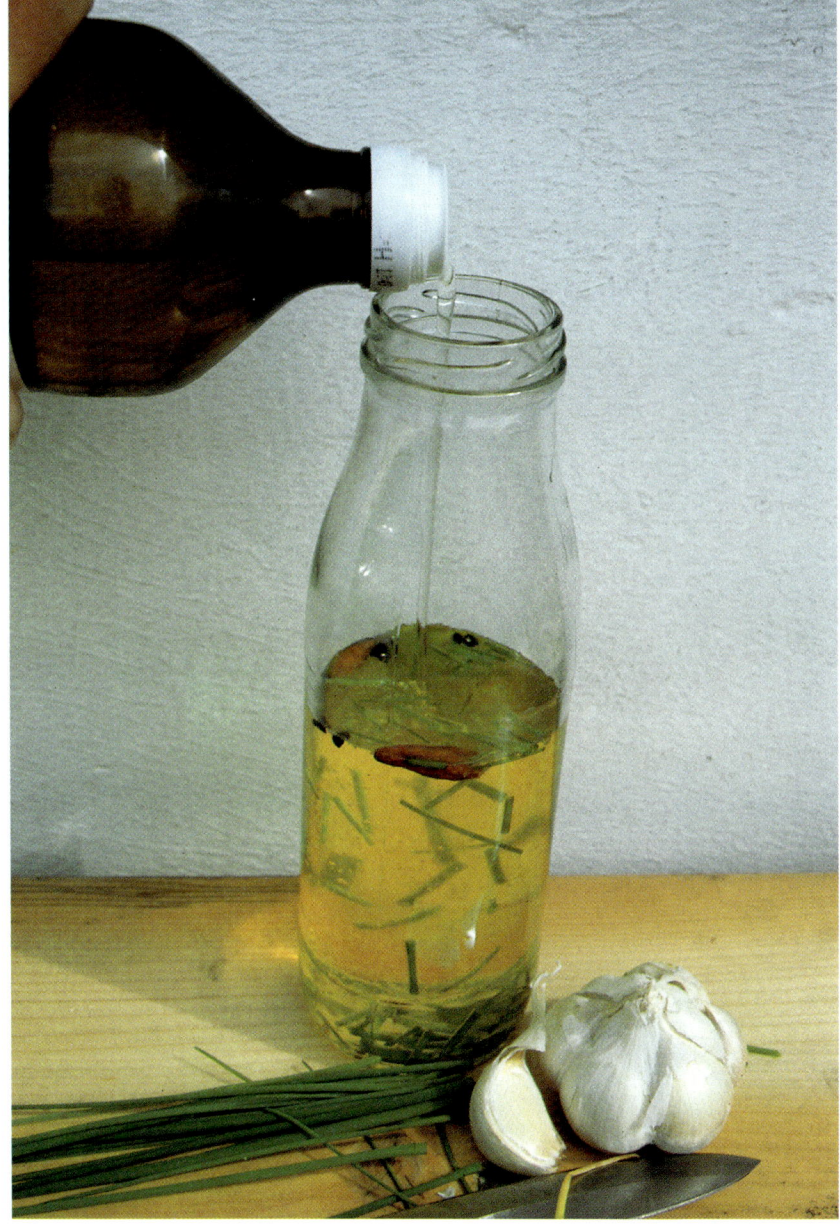

Kräuteröl

geschnitten und gemischt werden dazu Bohnenkraut, Zitronenmelisse, Liebstöckel und Borretsch. Mit dieser schmackhaften Kräutermischung können Sie Hackfleisch, Geflügel und Fisch delikat würzen.

Kräuter der Provence

Dafür brauchen Sie zu gleichen Teilen getrocknete Kräuter von Lavendel, Ysop, Oregano, Basilikum und Bohnenkraut. Unverzichtbar ist die Mischung für Grillgerichte. Übrigens wird das Fleisch besonders aromatisch, wenn Sie in die Glut des Grills ein paar Zweige des Lavendel werfen.

Bouquet garni

Unter einem Bouquet garni ist ein Sträußchen frischer Kräuter zu verstehen: es wird oft in der französischen Küche verwendet. Die Kräuter

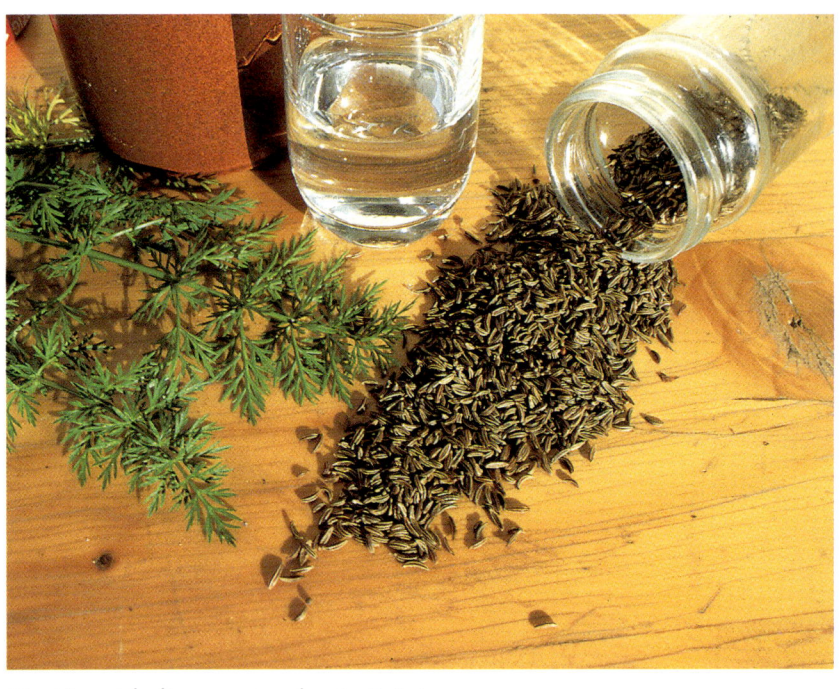

Zur Vorratshaltung: getrocknete Kräuter

werden mit einem Faden zusammengebunden oder in ein Stückchen Nessel eingenäht in Suppen, Saucen, Eintopfgerichte und Boullion hineingelegt. Das Bouquet garni besteht aus Petersilienzweigen, Thymian und Lorbeerblättern, ergänzt werden kann es durch Sellerie, Knoblauch, Rosmarin, Majoran und Bohnenkraut. Das Sträußlein wird nach der Kochzeit immer wieder herausgenommen.

Pflanzenduft gezielt einsetzen

Der Duft vieler Heilpflanzen und -kräuter lässt sich ganz gezielt einsetzen. Der Geruch von Zwiebellauch-Kraut hält beispielsweise das Ungeziefer in den Küchen fern. Tomatenblätter vor das Küchenfenster gehängt verwehren durch ihren scharfen Duft Fliegen und Mücken den Einlass. Das Gleiche gilt für eine mit ganzen Nelken gespickte Orange oder Zitrone.

Der gezielte Einsatz von Duftpflanzen lässt auch die Motten „verduften". Gerade die Sommerzeit ist Mottenzeit: Wer da nicht auf der

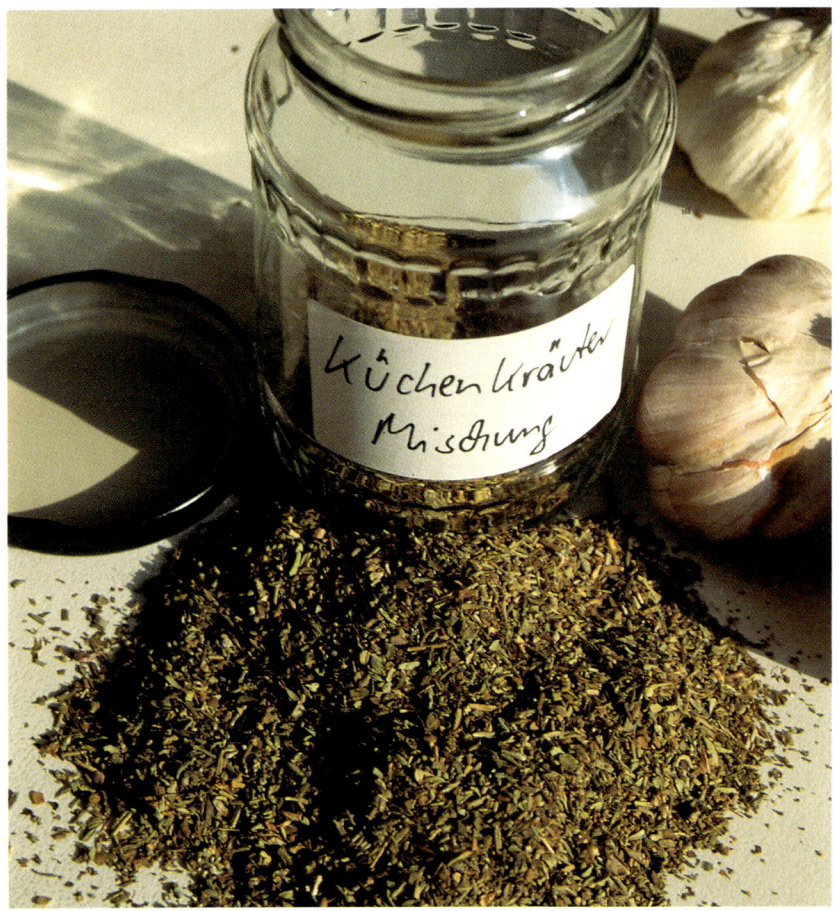

Kräutermischung

Hut ist und den gefräßigen Motten rechtzeitig das Handwerk legt, muss mit erheblichen Schäden im Kleiderschrank rechnen. Mottenpulverkugeln, Papier und Spray, also herkömmliche Mottenvertilgungsmittel, brauchen Sie nicht zu kaufen, die Natur liefert sie gratis. Nützlich können so genannte Mottensäckchen sein; diese bestehen aus den getrockneten Blättern von Rosmarin, Minze und Thymian. Auch der Duft von Lavendelblüten vertreibt das fresslustige Ungeziefer. Lavendel zählt obendrein zu den besonders angenehm duftenden Insektenvertreibern. Aus diesem Grund werden die getrockneten Blüten auch zur Parfümierung von Wäsche in Baumwoll- oder Musselinsäckchen in den Kleiderschrank gelegt.

Duftkissen und Kränze

Kräuter lassen sich auch trocknen, um die duftlosen Wintermonate mit ihrem Liebreiz zu verkürzen. Entscheidend ist der richtige Erntezeitpunkt. Geschnitten wird möglichst vor der Blüte, an einem sonnigen, trockenen Tag. Bewährt hat sich das Trocknen im Freien, an einem warmen, luftigen Platz, wo die Pflanzen, vor direkter Sonne geschützt und zu kleinen Büscheln gebündelt aufgehängt werden. Seit altersher werden Kräuterdüfte in Kräuterkissen, duftenden Kräutersträußen und -kränzen konserviert. Diese können z. B. aus getrockneten Rosenblüten, Lavendel, Rosmarin, Majoran, Nelken und Zitronenmelisse bestehen. Ergänzen können Sie das Ganze mit getrockneten Orangen und Zitronenschalen. Als Fixativ wird gern Iriswurzelpulver verwendet (1 Esslöffel auf einen Liter getrockneter Blüten). Für den gesunden Schlaf ist ein mit getrocknetem Hopfen und Lavendelblüten gefülltes Musselinkissen, das in den Kopfkissenbezug gesteckt wird, zu empfehlen.

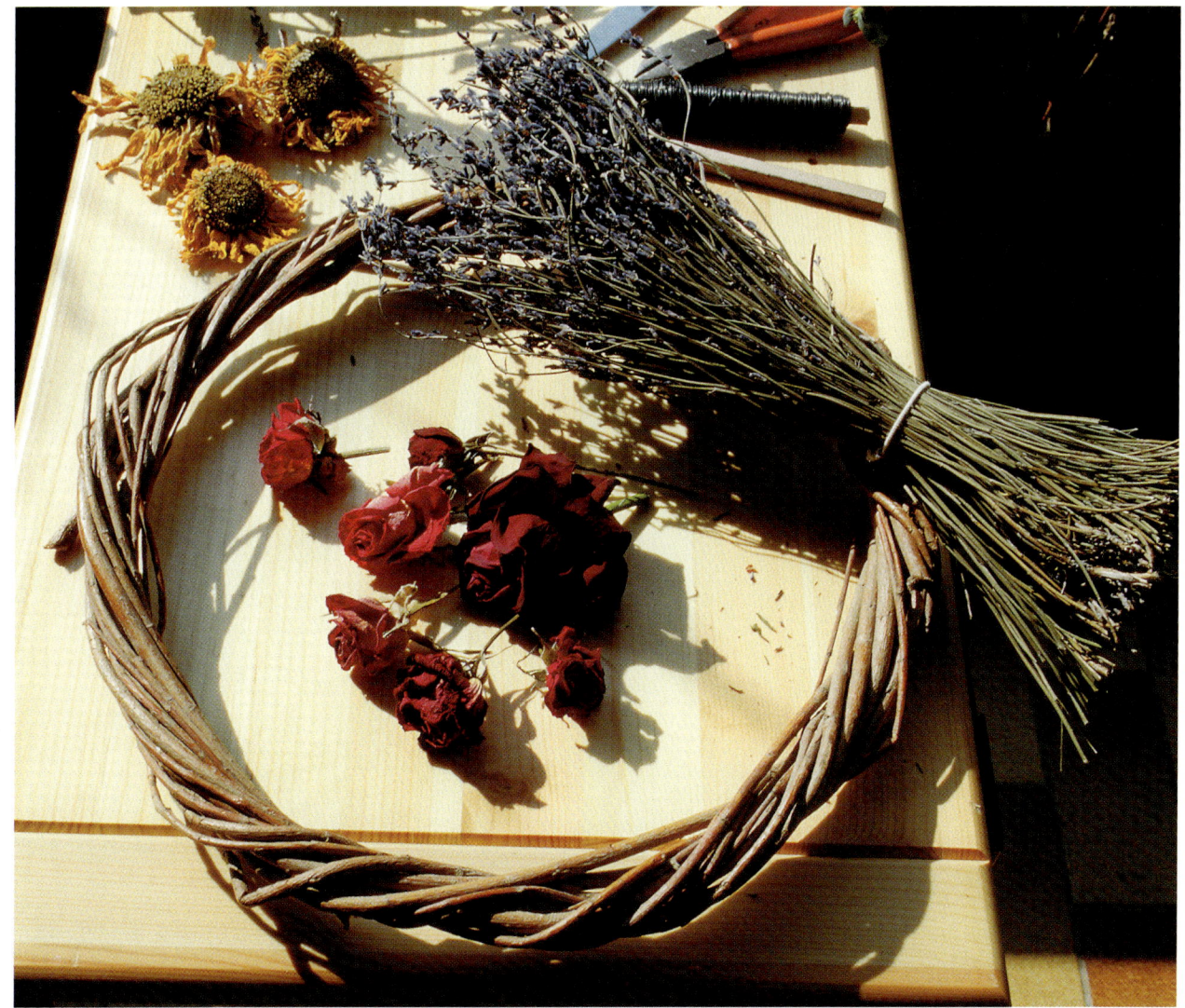

Duft und Schmuck: Kränze aus getrockneten Kräutern

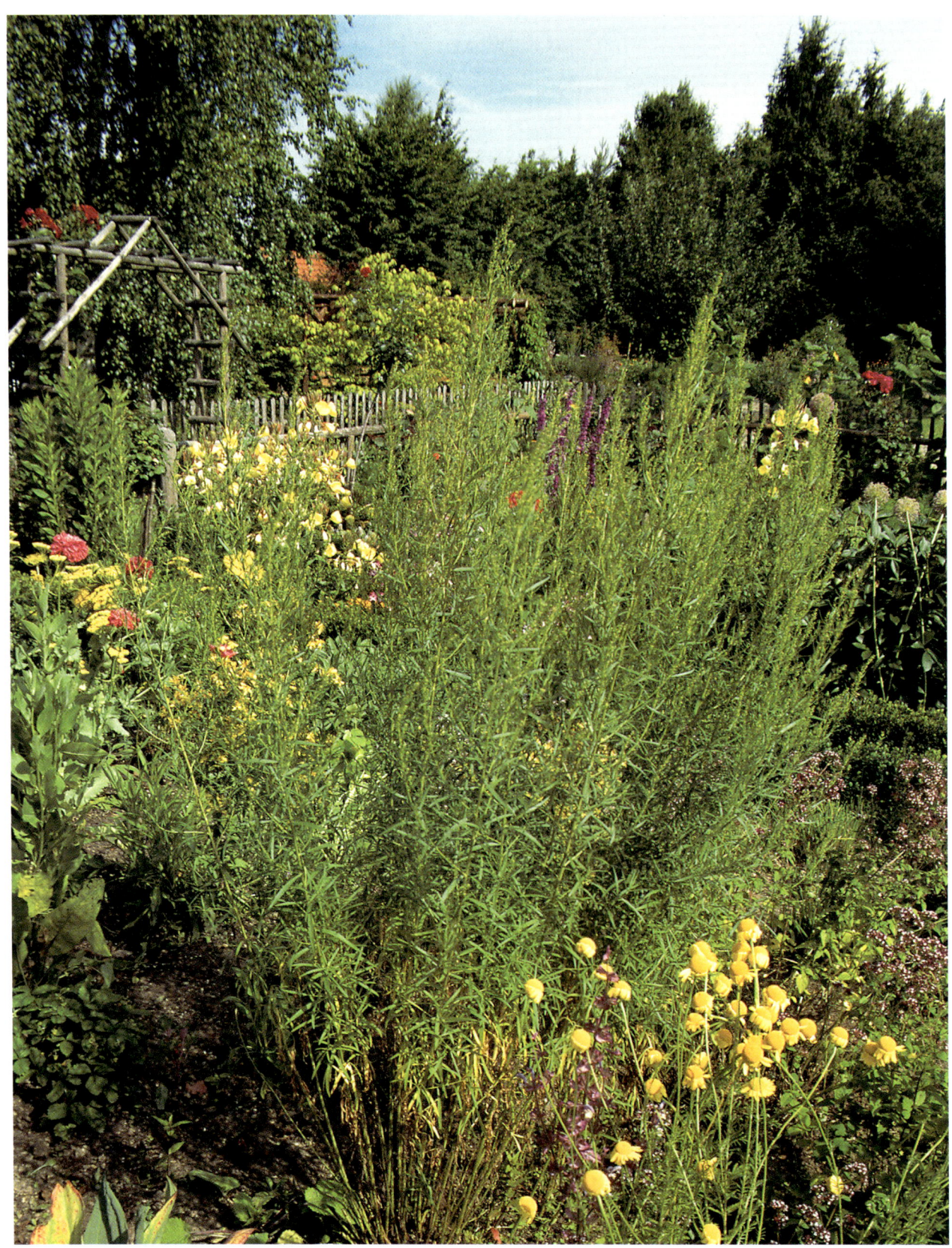

Nutzen Sie die Heilkraft der Kräuter.

Übersichtstabelle Krankheitssymptome/ Beschwerden und Heilpflanzenzuordnung

Die Indikationstabelle vermittelt Ihnen einen Überblick, bei welchen Beschwerden Sie welche Pflanze anwenden können, um eine Linderung zu erzielen. Die Anwendung über einen längeren Zeitraum hinweg oder während der Schwangerschaft sollte nur nach Absprache mit dem Hausarzt erfolgen.

Indikationsbereich	Beschwerden	Heilpflanzen
Augen	Akut entzündet	Augentrost, Eichenrinde
	Ermüdungserscheinungen mit Tränenfluss	Augentrost, Kamille
Blutdruck	Hoher Blutdruck	Anis, Arnika, Knoblauch, Rosmarin, Weißdorn
	Niedriger Blutdruck	Basilikum, Knoblauch, Rosmarin, Sanddorn, Weißdorn
Frauenleiden	Anregung der Milchdrüsen	Fenchel, Kümmel, Isländisches Moos, Petersilienwurzel, Petersilienfrüchte
	Menstruationsbeschwerden	Alantwurzel, Frauenmantelkraut, Hirtentäschelkraut, Kamillenblüten, Mistelkraut, Petersilienfrüchte, Schafgarbenkraut
	Klimateriumsbeschwerden	Alant, Frauenmantel, Knoblauch, Thymian, Weißdorn
Gallenwegserkrankungen	Gallensteine	Löwenzahn
	Schmerzlindernd	Alantwurzel, Benediktenkraut, Lavendelblüten, Löwenzahnkraut, Melissenblätter, Pfefferminzblätter, Ringelblumen, Rosmarinblätter, Schafgarbenkraut, Wermutkraut
Hautprobleme	Abszesse	Engelwurz, Kamille, Ringelblume
	Akne	Ackerschachtelhalm, Brennnessel, Klette, Schafgarbe, Schöllkraut, Thymian
	Ekzeme	Alant, Arnika, Brennnessel, Pfefferminze
	Hautjucken	Alant, Kamille, Pfefferminze
	Schlecht heilende Wunden	Arnika, Johanniskraut, Kamille
	Warzen	Schöllkraut

Indikationstabelle

Hautprobleme	Wundbehandlung (nur äußerlich)	Arnikablüten, Beinwellwurzel, Goldrutenkraut, Johanniskraut, Kamillenblüten, Lavendelblüten, Schafgarbenkraut, Rosmarinblätter, Ringelblumen
	Zellulitis	Frauenmantel, Schöllkraut
Herzbereich	Angina Pectoris	Arnika, Weißdorn
	Für die „Kleine Herztherapie"	Arnikablüten, Melissenblätter Weißdornblätter mit Blüten, Weißdornfrüchte
	Leichte, nervöse Beschwerden	Arnika, Baldrian
Husten und Erkältungskrankheiten	Erkältungen mit Fieber	Heckenrose (Hagebutte), Holunder, Linde, Melisse
	Grippe	Bibernelle, Eibisch, Engelwurz, Holunder, Kamille, Knoblauch, Thymian, Zwiebel
	Halsentzündung	Arnika, Bibernelle, Dill, Fenchel, Königskerze
	Heiserkeit	Anis, Arnika, Eibisch, Frauenmantel, Königskerze, Pfefferminze
	Hustenberuhigend	Eibischwurzel, Huflattichblätter, Isländisches Moos
	Hustenlösend, auswurffördernd	Bibernellwurzel, Ehrenpreiskraut, Fenchel, Liebstöcklwurzel, Lindenblüten, Spitzwegerichblätter, Thymian, Veilchenwurzel
	Mandelentzündung	Bibernelle, Kamille, Königskerze, Salbei, Tausendgüldenkraut
Magen-Darm-Bereich	Appetitlosigkeit	Enzian, Kalmus, Tausendgüldenkraut, Wermut
	Abführend	Aloe, Hagebutten
	Blähungswidrig	Anis, Angelikawurzel, Fenchel, Kamillenblüten, Kümmel, Ingwer, Koriander, Lavendelblüten, Liebstöcklwurzel, Pfefferminzblätter, Rosmarinblätter, Salbeiblätter, Schafgarbenkraut, Selleriefrüchte, Thymian, Wachholderbeeren, Wermutkraut
	Darmbeschwerden	Benediktendistel, Blutwurz, Fenchel, Johanniskraut, Kamille, Pfefferminze, Tausendgüldenkraut

Magen-Darm-Bereich	Durchfall	Arnika, Borretsch, Knoblauch, Oregano, Pfefferminze, Spitzwegerich
	Erbrechen	Pfefferminze
	Krampflösend und entzündungswidrig	Angelikawurzel, Beinwellwurzel, Eibischwurzel, Kamillenblüten, Koriander, Kümmel, Lavendelblüten, Melissenblätter, Pfefferminzblätter, Ringelblumen, Schafgarbenkraut
	Sodbrennen	Alant, Anis, Engelwurz, Enzian, Tausendgüldenkraut
	Stopfend	Brombeerblätter, Erdbeerblätter, Frauenmantelkraut, Heidelbeeren, Himbeerblätter, Johanniskraut, Salbeiblätter
	Verdauungsfördernd	Angelikawurzel, Anis, Benediktenkraut, Enzianwurzel, Hopfenzapfen, Ingwer, Isländisches Moos, Kamille, Kümmel, Löwenzahnkraut, Rosmarinblätter, Salbeiblätter, Schafgarbenkraut, Tausendgüldenkraut, Thymian, Wachholderbeeren, Wermutkraut
	Völlegefühl	Kümmel
Psychische Störungen	Angstzustände	Baldrian, Johanniskraut, Königskerze, Melisse
	Bettnässen (mit psychischen Ursachen)	Arnika, Baldrian, Johanniskraut, Schafgarbe
	Depressive Zustände	Johanniskraut
	Nervöse Abgespanntheit	Melisse
	Schlafstörung	Baldrian, Melisse
Verschiedene Indikationsbereiche	Antidiabetischer Tee	Heidelbeerblätter, Salbeiblätter
	Arteriosklerose	Ackerschachtelhalm, Frauenmantel, Hirtentäschel, Knoblauch, Weißdorn
	Arthritis, Arthrose	Ackerschachtelhalm, Arnika, Benediktenkraut, Johanniskraut
	Asthma	Baldrian, Bibernelle, Huflattich, Fenchel, Knoblauch, Königskerze, Schöllkraut

Indikationstabelle

Verschiedene Indikationsbereiche	Blutarmut	Alant, Anis, Arnika, Enzian, Weißdorn, Wermut
	Blutstillend	Hirtentäschel, Schafgarbenkraut, Spitzwegerichblätter, Schachtelhalmkraut
	Brandwunden	Eibisch, Johanniskraut, Kamille, Ringelblume
	Entzündungshemmend	Arnikablüten (äußerlich), Beinwellwurzel (äußerlich), Goldrutenkraut, Johanniskraut, Kamillenblüten, Löwenzahnkraut, Ringelblumen, Selleriefrüchte, Wacholderholz, Weidenrinde
	Frühjahrsmüdigkeit	Brennnessel, Löwenzahn
	Gicht	Arnika, Brennnessel, Engelwurz, Frauenmantel, Johanniskraut, Knoblauch, Löwenzahn, Schöllkraut, Tausendgüldenkraut, Wermut
	Hämorrhoiden	Dill, Engelwurz, Kamille, Königskerze, Schafgarbe
	Insektenstiche	Eibisch, Lavendel, Melisse, Salbei, Wermut, Zwiebel
	Kopfschmerzen	Baldrian, Dill, Holunder, Kamille, Lavendel, Pfefferminze
	Krampfadern	Arnika, Hirtentäschel, Schafgarbe, Weißdorn
	Müde Füße	Beifuß
	Muskelzerrungen	Arnika
	Nasenbluten	Ackerschachtelhalm, Frauenmantel, Hirtentäschel, Schafgarbe, Spitzwegerich
	Ohrenschmerzen	Basilikum, Eibisch, Kamille, Königskerze, Salbei, Schafgabe
	Quetschungen	Arnika
	Rheumatismus	Ackerschachtelhalm, Löwenzahn, Wacholder
	Schwellungen nach Knochenbruch	Ackerschachtelhalm
	Stoffwechselleiden	Ackerschachtelhalm, Löwenzahn
	Verstauchung	Arnika, Johanniskraut

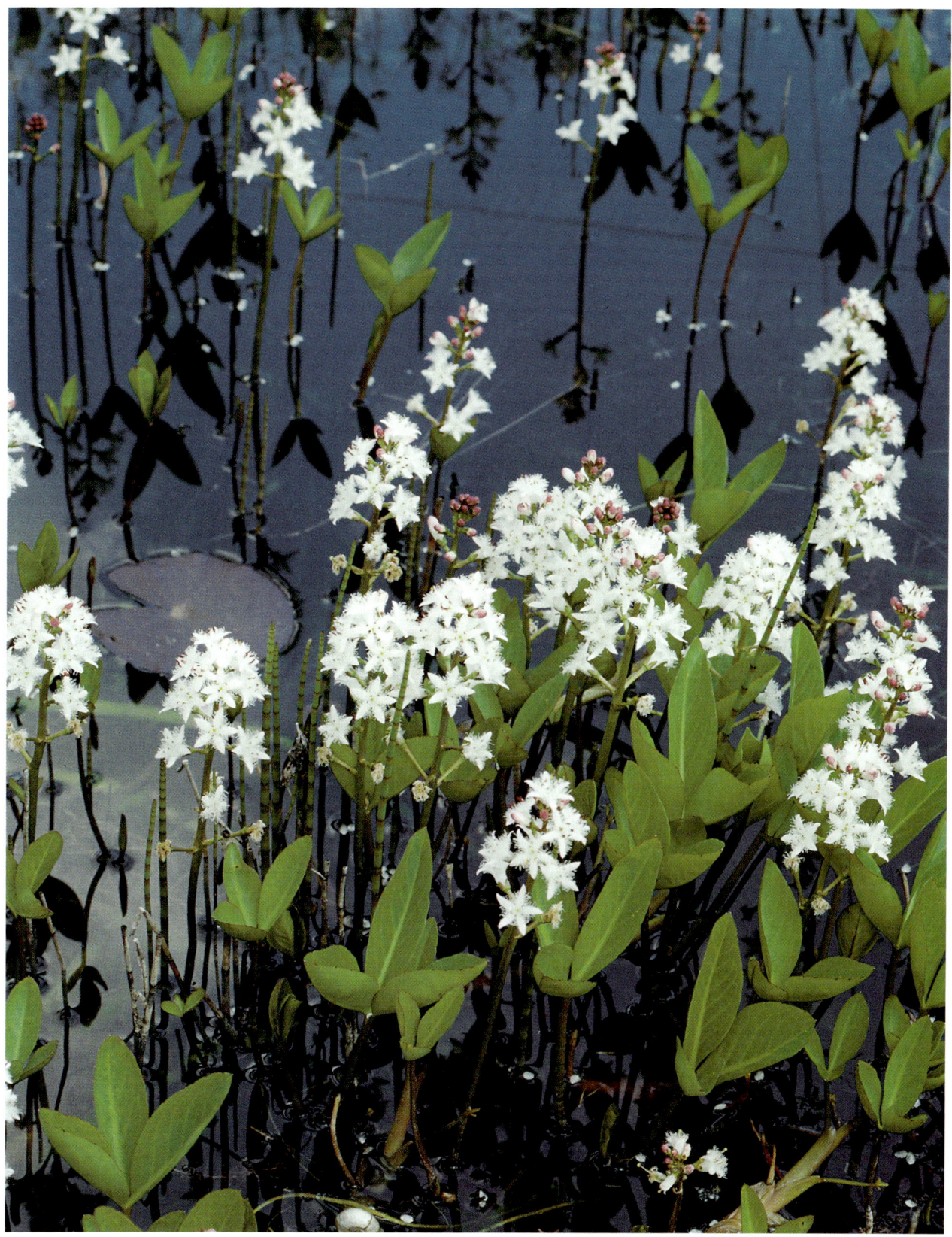

Nicht nur heilkräftig, sondern auch Blickfang im Garten

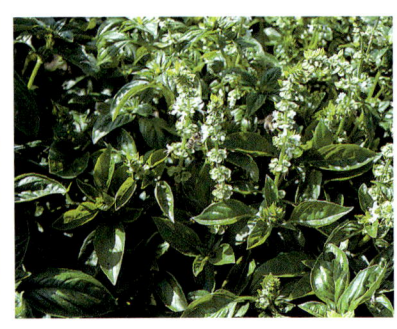
Basilikum

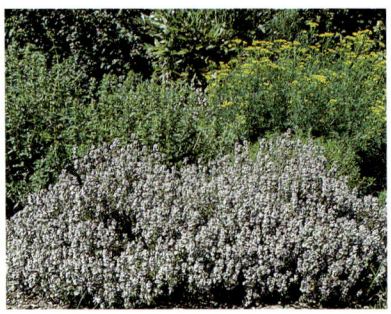
Thymian

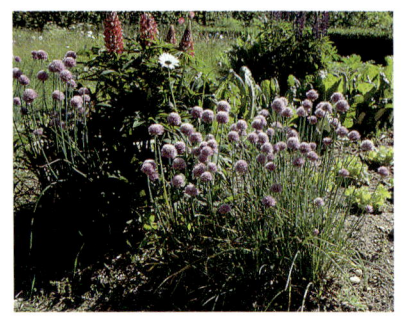
Schnittlauch

Küchenkräuter auf einen Blick

Gewürzpflanze	Geschmack	Eigenschaften	Passt zu/Gerichte
Anis	aromatisch, erfrischend, süßlich	verhindert Blähungen, bei Galle- und Leberdiät zu empfehlen	Anisplätzchen, Suppen, Obstsalat, Rotkraut, Apfelmus, Birnenkompott
Basilikum	riecht und schmeckt aromatisch-würzig	appetitanregend, hilft bei der Fettverdauung, geeignet für Herz- und Nierenpatienten	Suppen, Wirsing, Kohl, Hammelfleisch, Kräuterbutter, Krabben, Muscheln
Beifuß	riecht aromatisch, schmeckt bitter	macht Fett verdaulicher, regt die Magensekretion an	Eintopf, Gänsebraten, Schweinefleisch, Aal, Schmalz
Bibernelle	würzig, leichter Bohnengeschmack	appetitanregend, bei Herzbeschwerden und Durchfall	zu Aalgerichten, gekochtem Fisch, Kräutersaucen, Salaten, Tomaten, Eierspeisen
Bohnenkraut	schmeckt pfeffrig-scharf	aktiviert die Bauchspeicheldrüse, zu empfehlen für Nieren- und Gallenkranke und Diabetiker	Bohnengemüse, Eintopf, Pilzgerichte, Gurken- und Kartoffelsalat, Käse und Salzgebäck
Borretsch	schmeckt nach Zwiebeln und Gurken	erfrischendes Gewürz, ideal zur Herz-, Leber-, Nieren-, Gallediät	Salate, Quark, Rohkost, Kartoffelsuppen, Weiß-, Rotkraut und Wirsing
Dill	erfrischend, aromatisch	ersetzt das Kochsalz, ideal bei Leber- und Gallebeschwerden	Gurkensalat, Suppe, Saucen, Lachs, zum Einlegen von Gurken
Estragon	angenehm, köstlicher Duft	appetitanregend, verdauungsfördernd, krampflösend, wurmtreibend	Bohnengemüse, Bohnen-, Gurkensalat, Essiggurken, zu Fisch und Fleisch

Fenchel	schmeckt süßlich, leicht aromatisch	verhindert Blähungen, trägt zur Verdaulichkeit bei, gut für Herzkranke, für die Leber- und Gallediät	Karpfen, Pudding, Rohkostplatte, süße Brotspeisen
Ingwer	riecht würzig, schmeckt aromatisch-brennend	wirkt windtreibend, fördert die Verdauung	chinesische Gerichte, Obstsalate, eingemachte Früchte, Getränke
Kamille	riecht stark aromatisch	gegen Krämpfe im Magen-Darm-Trakt und bei Gallenkoliken	als Tee und zum Inhalieren, zur Dekoration von Salaten
Kerbel	aromatisch süßlich, anisartig	appetitanregend, galle- und harntreibend	Grüne Sauce, Salate, Tomaten, Kräuterbutter, ‚Fines herbes'
Knoblauch	riecht sehr charakteristisch	verdauungsfördernd, galletreibend, blutdrucksenkend	Fleisch, Wurst, Suppen, Saucen, Salate, Rohkost, Gemüse, Quark
Koriander	angenehm riechend, schmeckt würzig-scharf	verhindert Blähungen, regt den Appetit an	Eintöpfe, Würste, Schweinebraten, Krautgerichte, Apfelkompott, Früchtebrot
Kresse	scharf, leicht brennend	appetitanregend, blutreinigend	Suppe, Salate, Butterbrote
Kümmel	riecht und schmeckt stark würzig	bestes Mittel gegen Blähungen	Sauerkraut, Rote Rüben, Quark, fettes Fleisch, Salzkartoffeln
Liebstöckel	scharf würzig, leicht bitter	verdauungsfördernd, regt die Nierentätigkeit an	Suppen, Gemüse, Bratensauce, Geflügel, Ragout
Lorbeer	riecht schwach aromatisch, schmeckt etwas bitter	wird allgemein gut vertragen	Hering, Sauerkraut, Wildgerichte, Ragout, Kochfisch, Marinaden
Majoran	schmeckt stark würzig, leicht süßlich	regt die Nierentätigkeit an, fördert die Fettverdauung	Leberknödel, Gemüse, Salate, Kartoffelsuppe, Pilzgerichte, Saucen, Gänsebraten
Meerrettich	schmeckt scharf	verdauungsfördernd, regt die Gallentätigkeit an	zu Lachs, Rindfleisch, Wurst, Käse
Melisse	riecht angenehm, erfrischend	appetitanregend, geeignet für die Galle- und Leberdiät	Karpfen, Blaufelchen, Lammbraten, Kalb- und Schweinefleisch
Minze	angenehm erfrischend	unterstützt die Galle und Leberfunktion, wirkt blähungswidrig	Saucen, Suppen, Rohkost, Quark, Drinks, Kräuteressig, Kräuterwein

Küchenkräuter auf einen Blick

Oliven	aromatischer Geschmack	wirkt abführend, blutdrucksenkend und fördert die Gallensekretion	Brot, zu Salaten, Gemüse, in Getränken
Oregano	pfeffriges, würziges Aroma	appetitanregend, verdauungsfördernd, magenstärkend	Pizza, Tomaten, Fleisch, Käse, Suppen, Gemüse
Pfefferminze	erfrischend, scharf, würzig	blähungswidrig, verdauungsfördernd, bei Herzklopfen	Marinaden zu Fleisch, Fisch und Rohkostgerichten, zur Mintsauce, Gemüse, Obstsalaten
Petersilie	herb würzig	appetitanregend, harntreibend, verdauungsfördernd	Salate, Suppen, Saucen, Eintopf, Kartoffeln, Fleisch, Gemüse, ,Grüne Sauce'
Rosmarin	stark würziger Duft	wirksam bei Magen- und Darmbeschwerden	Fleisch-, Grill-, Kartoffel- und Gemüsegerichte
Salbei	schmeckt leicht bitter	blähungswidrig, fördert die Gallensekretion	Fleisch, Wild, Geflügel, Fisch, Gemüse, Suppen, Tomatensalat, Quark und Käse
Sellerie	kräftiger Geruch, aromatischer Geschmack	harntreibend, bei Blasen und Nierenbeschwerden	Suppen, Gemüse, Eintopf, Salate
Schnittlauch	erfrischend, zwiebelartig	blähungswidrig, verdauungsfördernd	Rührei, grüner und gemischter Salat, Wurstsalate, Quarkspeisen
Thymian	schmeckt aromatisch-bitter	appetitanregend, fördert die Verdauungssäfte, für Diabetiker und Herzkranke	Rohkost, Eier, Hülsenfrüchte, Pilze, Tomaten, Braten, Saucen, Fleisch, Wurstwaren
Wacholder	schmeckt würzig, süß	blähungswidrig, appetitanregend	Sauerbraten, Sauerkraut, Rot- und Weißkraut
Wermut	schmeckt sehr bitter	gallefreundlich, appetitfördernd	Zwiebel- und Kartoffelsuppe, Eintopf, Gänse- und Entenbraten, Schmalz
Ysop	leicht bitter	appetitanregend, magenfreundlich	Gemüse, Hülsenfrüchte, Salate, Wildgerichte
Zitronenmelisse	sauer, erfrischend	fördert die Verdauung, blähungswidrig	Salaten, Fischgerichte, Getränke, Süßspeisen zum Garnieren
Zwiebel	schmeckt mild bis scharf	regt die Verdauung an	Braten, Saucen, Suppen, pikante Gerichte, Pilze, Kartoffeln, Gemüse

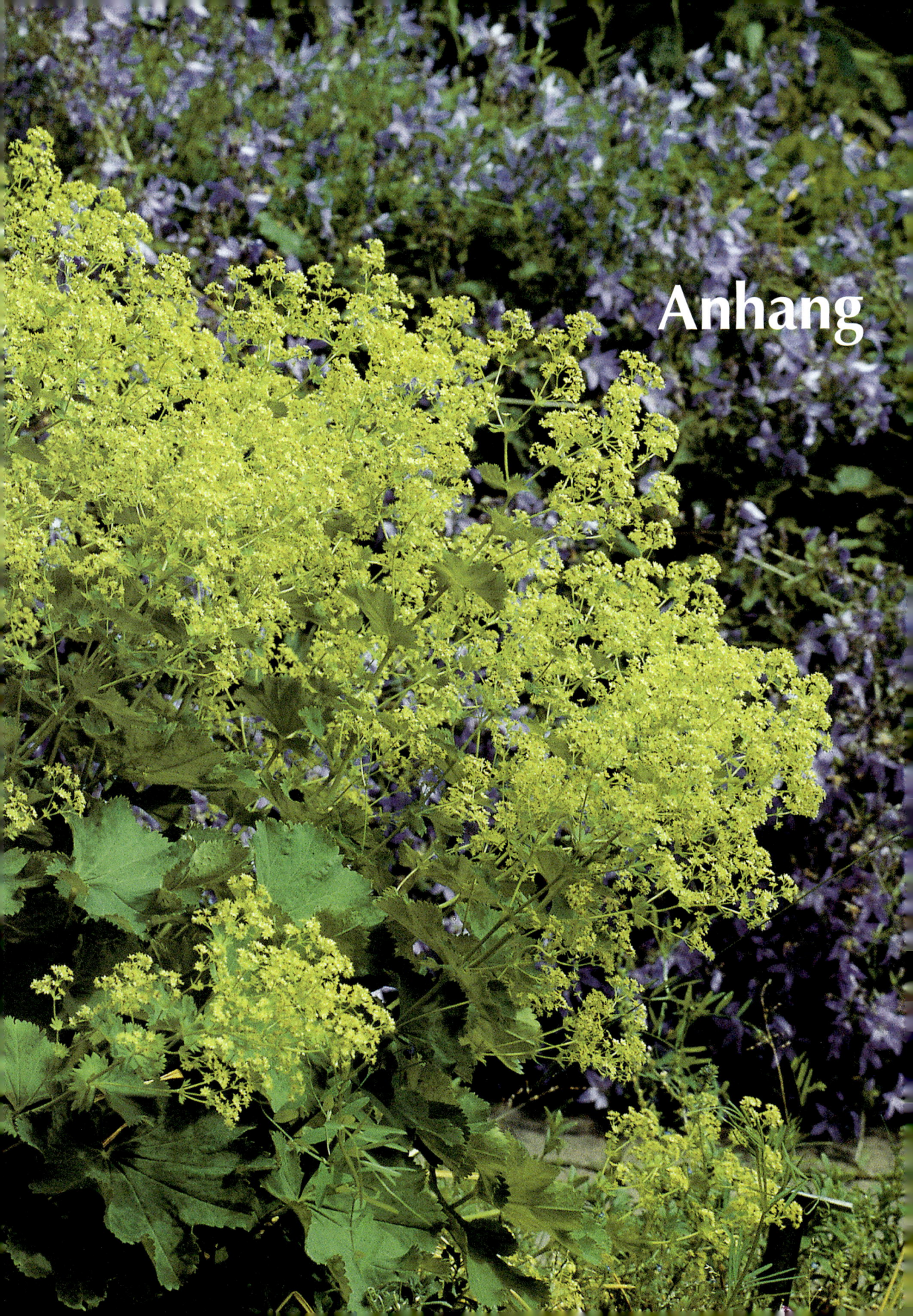

Anhang

Krankheiten und Schädlinge

Einen entscheidenden Beitrag zur natürlichen Schädlingsbekämpfung stellt die Mischkultur, also der gleichzeitige Anbau verschiedener Pflanzen auf einem Beet, dar. Duftstoffe und Wurzelausscheidungen bestimmter Pflanzenkombinationen können sich gegenseitig fördern und den Schädlingsbefall weitestgehend verhindern. Das bedeutet: Sie können den Kräuter- und Gemüsegarten ohne Chemie mit natürlichen Mitteln vor Schädlingen bewahren. Für den Erwerbsgärtner ist diese biologisch-ökologische Partnerschaft zwischen Kräutern und Gemüse unrentabel, für den Hobbygärtner hingegen ist es eine praktikable Lösung für gesunde und aromatische Pflanzen.

Heilpflanzen und -kräuter im Mischkulturgarten

Baldrian: Diese Heilplanze ist ein bewährtes Mittel zur Gründüngung. Die reich verzweigten, feinen Wurzeln des Baldrian lockern das Erdreich und geben Schutz im Winter.

Basilikum: Das Königskraut wirkt, neben Gurken und Zucchini gepflanzt, gegen Mehltau.

Kapuzinerkresse: Dieses Kraut, unter Obstbäume gepflanzt, ist ein wirksames Mittel gegen Raupen und Schnecken. Außerdem wehrt es Blatt- und Blutläuse ab und ist ein idealer Mischkulturpartner für Kartoffeln und Tomaten.

Knoblauch: Dieses Lauchgewächs ist durch seinen spezifischen Geruch ein idealer Schutz für viele Pflanzen, z. B. für Erdbeeren, Salate,

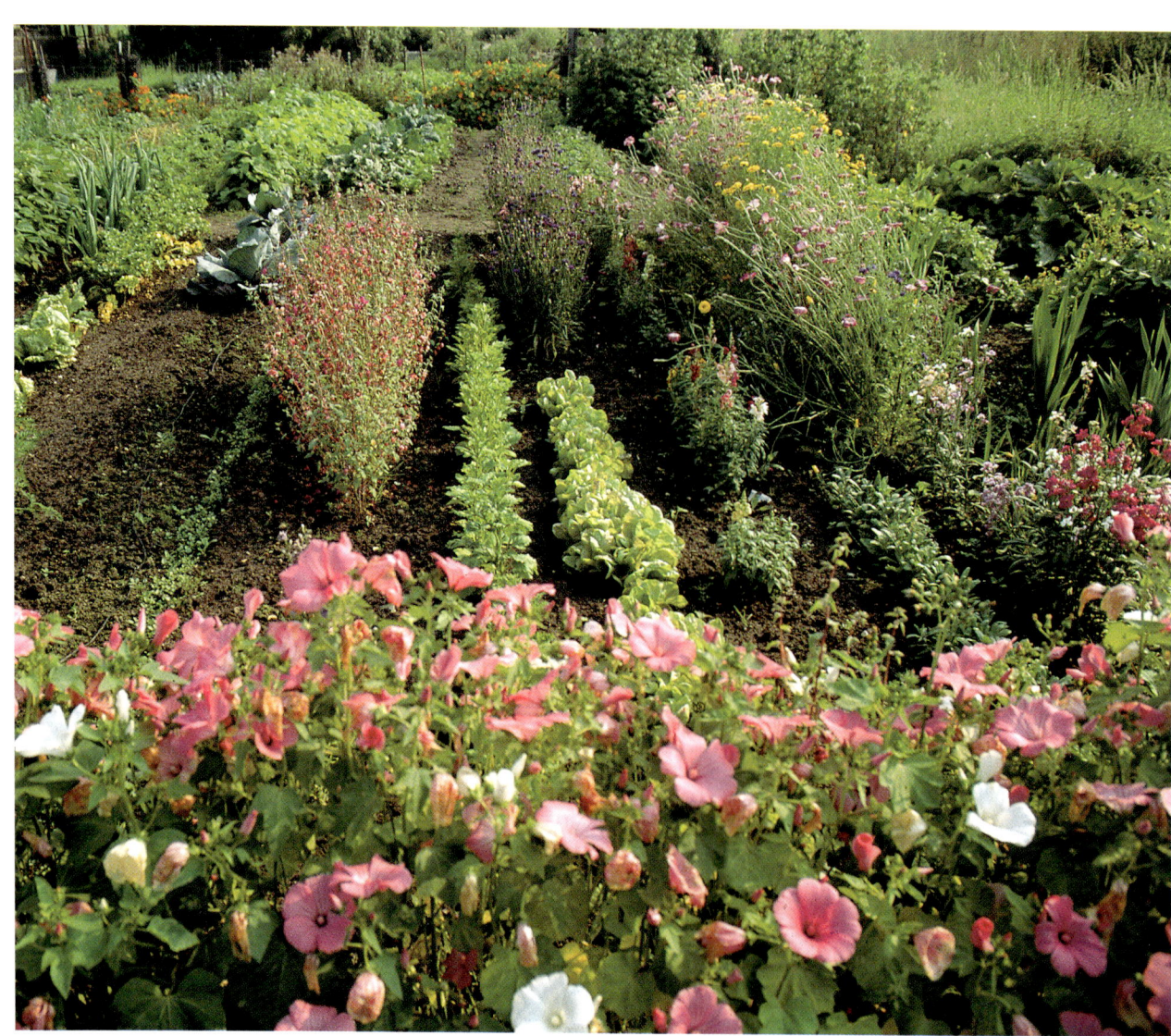

Kräuter mit Blumen und Gemüse gemischt

Möhren, Tomaten, Schwarzwurzeln, Gurken, Obstbäume und Beerenobststräucher. Es wirkt schädlings- und krankheitsabwehrend und ist auch gegen Pilzbefall wirkungsvoll; vor allem schützt es Himbeeren und Erdbeeren gegen Grauschimmel.

Kresse: Darf nur neben sehr robusten Pflanzen wie Tomaten und Spinat gepflanzt werden. Tomaten schmecken kräftiger, wenn Kresse zuvor bzw. gleichzeitig mit der Tomatenpflanzung ausgesät wird. Gartenkresse neben Spinat ergibt für beide Pflanzen einen höheren Ertrag. Spinat und Kresse werden reihenweise ausgesät.

Petersilie: Petersilienstauden, neben Erdbeeren gepflanzt, vertreiben die gefräßigen Schnecken. Wenn Sie die Petersilie, das begehrteste Küchenkraut, im Balkonkasten zwischen Cocktail- oder Zwergtomaten bzw. Perlzwiebeln pflanzen, dann bekommt Ihre Petersilie einen herzhaften Geschmack. Vorsicht: Was in der Salatschüssel gut zusammenpasst und delikat schmeckt wie z. B. Petersilie und Salat, sollte nicht nebeneinander wachsen. Daher sollte weder im Garten noch im Balkonkasten Petersilie neben Schnittsalat ausgesät werden, denn die beide Pflanzen können sich im wahrsten Sinne des Wortes nicht riechen. Übrigens kann sich Petersilie auch selbst nicht riechen. Setzen Sie Petersilie deshalb nicht wieder in die gleiche Erde.

Pfefferminze: Diese ist ein idealer Partner für alle Kohlarten und Salate. Ihre Duftstoffe verscheuchen den Kohlweißling und die Erdflöhe, die vorzugsweise Salate befallen. Neben Kartoffeln und Tomaten gepflanzt, wirkt die Pfefferminze aromaverbessernd.

Salbei: Der durchdringende Geschmack von Salbei ist wirkungsvoll zur Schädlingsvernichtung. Zwischen Rosen gepflanzt, vertreibt er die Blattläuse, zwischen Buschbohnen und Kohl gepflanzt, wirkt er gegen Schnecken und Kohlweißling.

Schnittlauch: Wenn Sie Ihre Schnittlauchpflanzen neben Erdbeeren oder unter Rosen setzen, haben Sie mit Pilzerkrankungen keinen Ärger.

Sellerie: Vom Sellerieanbau profitieren viele Pflanze, etwa der Kohl. Dem Hauptschädling der Kohlpflanze, dem Kohlweißling, werden die Pflanzen gründlich verleidet, wenn Sellerie in seiner unmittelbaren Nähe wächst. Die Selleriepflanze wiederum hat von der Kombination mit Kohl den Vorteil, dass sie weniger von Sellerieschorf (Sellerierost) befallen wird.

Thymian: Die Thymianpflanze vertreibt Schnecken, etwa von Minirosen und vielen anderen Pflanzen; bei Kohl wehrt sie außerdem den Kohlweißling ab.

Zwiebeln: Zwiebeln gehören aufgrund ihrer Senfölausscheidungen in jede Mischkultur. Sie bewahren die anderen Pflanzen vor Möhrenfliegen und Pilzerkrankungen wie Grauschimmel und Mehltau.

Pflanzen, die sich nicht riechen können

Auf keinen Fall dürfen Zwiebelgewächse wie Zwiebeln oder Knoblauch neben Bohnen und Erbsen gepflanzt werden, weil die scharfen Senföle die Knöllchenbakterien an den Wurzeln dieser Leguminosen beeinträchtigen können. Empfindlich reagiert auch Salat, wenn er nach Petersilie gepflanzt wird. Vorsicht ist auch bei Wermut und Walnuss geboten. Wermut, ein Halbstrauch, und der Walnussbaum besitzen stark wuchshemmende Wirkung auf alle Nachbargewächse.

Schädlingsbekämpfung

Da Kräuter nach Möglichkeit frisch den Speisen zugesetzt werden, sollten Sie unbedingt auf handelsübliche Schädlingsbekämpfungsmittel verzichten. Neben dem vorbeugenden Pflanzenschutz gibt es bei Befallerscheinungen von Rost oder

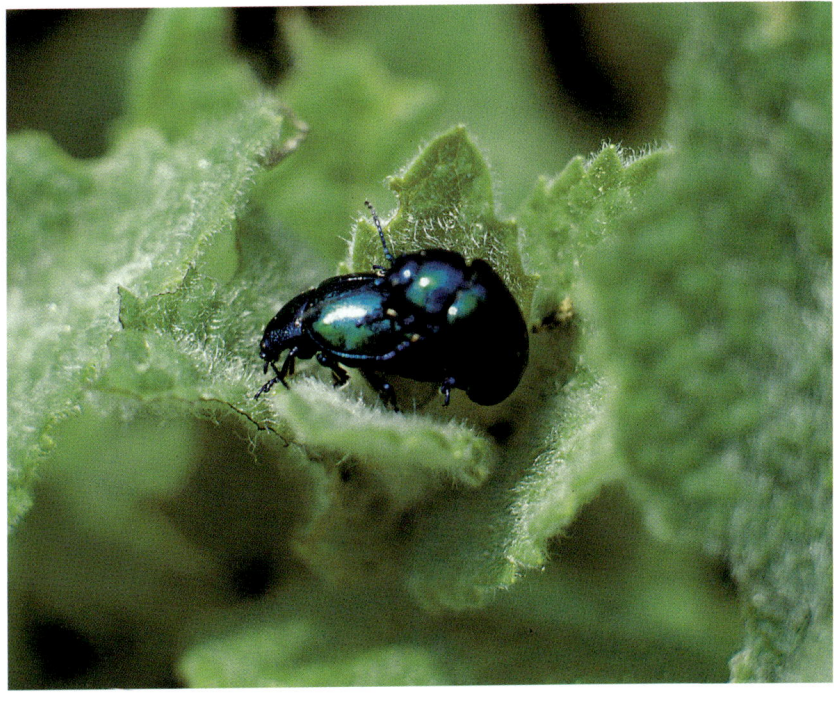

Lästiger Schädling: der Pfefferminzkäfer

Krankheiten und Schädlinge

Mehltau, z. B. bei Minze oder Melisse, auch die Möglichkeit, die betroffenen Pflanzen kräftig zurück zu schneiden. Der Rückschnitt bewirkt einen gesunden Neuaustrieb. Der Einsatz von Schädlingsbekämpfungsmittel ist bei Kräutern und Heilpflanzen absolut tabu.

Schneckenbekämpfung

In Kloster- und Bauerngärten schützte man sich früher und teilweise noch heute vor den unliebsamen Tieren durch Einfassungen mit Buchsbaum. Da die Schnecken den Geruch von Buchs nicht mögen, meiden sie die Nähe dieser Pflanzen, sodass im Schutze der niedrigen Buchshecke Kräuter, Salate oder Gemüse ungehindert heranwachsen können. Außerdem stellt die Buchsbaumhecke durch ihre feine Verzweigung eine natürliche Sperre dar. Bewährt hat sich, wie bereits erwähnt, auch der Thymian – er vertreibt Schnecken von Minirosen und vielen anderen Pflanzen –, die Kapuzinerkresse, die, unter Obstbäume gepflanzt, ein wirksames Mittel gegen Schnecken darstellt, und Petersilienstauden. Diese vertreiben, neben Erdbeeren oder Monatserdbeeren gesetzt, die gefräßigen Schnecken durch ihren Geruch. Einzelpflanzen können auch durch Barrieren aus Tannennadeln, Holzasche, Gerstenspreu, Kalk, Stein- oder Sägemehl geschützt werden. Die Wirkung dieser natürlichen Mittel lässt jedoch bei Regen oder Wind stark nach.

Weitere biologische Methoden der Schneckenbekämpfung sind das Aufstellen von Bierfallen oder das Absammeln der Schädlinge. Darüber hinaus haben sich Schneckenzäune bewährt, die den Plagegeistern den Zugang zum Kräuterbeet verwehren. Der Schneckenzaun darf aber keine Lücken oder Brücken aufweisen. Überhängende Blätter werden von den hinterlistigen Tieren als Leiter benützt. Der bequemste, schnellste und sicherste Weg, Schnecken unschädlich zu machen, ist ein hochwirksames neues eisenphosphathaltiges Mittel. Dieses so genannte Schneckenkorn ist für alle Schneckenarten sehr anziehend. Gleich nach der Aufnahme bewirkt das Schneckenkorn einen Fraßstop an den Kulturpflanzen. Bei feuchter Witterung nimmt das Korn Wasser auf und quillt. Dadurch erhöht sich die Attraktivität des Köders für die Schnecken, die ja ohnehin bei feuchter Witterung aktiver werden und weiche Nahrung besonders gern zu sich nehmen. Kahlfraß sowie die Schleimspuren haben ein Ende.

Schutz vor Wühlmausen

Ein sehr unangenehmer Zeitgenosse ist die Wühlmaus, die sich leider auch im Kräutergarten häufig einnistet. Ein sanftes Mittel zur Bekämpfung des Übeltäters können Sie folgendermaßen zubereiten: Aus 100 g frischen Holunderblättern stellen Sie eine Kräuterjauche her, die leicht mit Wasser (auf 100 g 1/8 l Wasser) verdünnt und in die Wühlmausausgänge gegossen wird. Der in der Fachliteratur oft angepriesene Ratschlag, Knoblauchzehen in

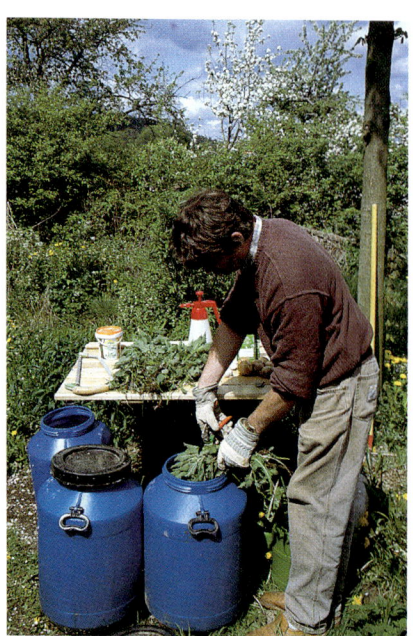

Biologischer Pflanzenschutz

die Gänge zu legen, hilft leider überhaupt nicht. Ein weiteres bewährtes Hausmittel gegen Wühlmäuse ist die so genannte Wassereimerfalle. Die Fanganlage wird eingegraben und durch eine Abdeckung getarnt. Meist wird die Falle den Mäusen zum Verhängnis, wenn sie im Boden graben und nicht darauf achten, wo der Weg hinführt. Eine andere Methode der Bekämpfung besteht darin, zwei gehäufte Esslöffel scharfen Pfeffer in die Gänge zu streuen und mit Wasser nachzugießen. Die Wühlmäuse wandern aus diesem unbehaglichen Quartier aus.

Pflanzenstärkende Kräuterauszüge, -brühen und -teemischungen

Im alternativen Gartenbau werden vorzugsweise Kräuterauszüge zum Pflanzenschutz eingesetzt.

Grundrezept

1 kg Grünmasse von Beinwell, Brennnesseln, Schachtelhalm, Rainfarn, Ysop, Majoran, Minze, Kamille oder Wermut wird in 10 l kaltem Wasser, vorzugsweise Regenwasser, in einem Fass oder Bottich angesetzt. Rühren Sie den Kräuterauszug alle 3 Tage um. Nach etwa 3–4 Wochen ist die Jauche vergoren, also gebrauchsfertig, und kann nach dem Absieben unverdünnt mit der Spritzflasche oder einem anderen Sprühgerät ausgebracht werden. Es sollte so lange gesprüht werden, bis erste Tropfen von den Blättern rinnen.

Spezialrezepte
Mit Brennnesseln Blattläuse verscheuchen:
Für einen Kaltwasserauszug mit Brennnesseln brauchen Sie auf 1 l Wasser 200 g Brennnesselkraut. Den Kräuteransatz in einem offenen Behälter in die Sonne stellen und täglich umrühren. Nach spätestens 3 Tagen ist der Brennnesselauszug spritzfertig und kann unverdünnt zur Bekämpfung von Blattläusen eingesetzt werden.

Mit Knoblauch der Möhrenfliege zu Leibe rücken:

Für 1 l Wasser brauchen Sie 50 g frischen Knoblauch mit Laub oder nur die geschälten Zehen; der Ansatz wird täglich einmal umgerührt und etwa 3 Tage lang der Witterung ausgesetzt, bevor die jungen Möhrenpflanzen damit unverdünnt gegossen werden.

Neben kalt angesetzten Kräuterauszügen werden auch Kräuterjauchen, Kräuterbrühen und Kräutertee zur Schädlingsabwehr sowie zur Pflanzenstärkung eingesetzt. Bei warmen sommerlichen Temperaturen kommt es schnell zur Gärung der Kräuterauszüge. Dieser Prozess kann je nach Witterung 1–5 Wochen dauern. Während dieser Zeit sollte die Jauche mehrmals umgerührt und mit jeweils einer Hand voll Steinmehl angereichert werden, um die Geruchsentwicklung zu vermindern. Die entstandene Kräuterjauche muss vor der Spritzanwendung mit Wasser im Verhältnis 1:10 verdünnt werden. Kräuterbrühen werden bei frühzeitigem Erkennen von Pilzerkrankungen wie Mehltau oder Rost mit Erfolg auf die erkrankten Kräuter gesprüht. Zur Bekämpfung von Mehltau und Rost hat sich vor allem der Schachtelhalm bewährt.

Grundrezept für Kräuterbrühen

500 g frisch geschnittener Schachtelhalm wird in 10 l Wasser 24 Stunden kalt angesetzt, dann 20 Minuten auf kleiner Flamme gekocht. Die Brühe sollten Sie zugedeckt erkalten lassen, bevor Sie sie absieben und in die Spritzflasche füllen. Reste sollten Sie nicht wegschütten, sondern im Keller aufbewahren. Beim Auftreten von Krankheitssymptomen werden die Pflanzen im Abstand von einem Tag drei- bis viermal hintereinander besprüht. Der Schachtelhalm ist dafür bekannt, dass er die Widerstandskraft der Pflanzen gegen Krankheiten aller Art fördert.

Grundrezept für Kräutertee

Rückstände von Trinkkräutertees oder speziell angesetzte Kräuterteemischungen dienen ausschließlich der Pflanzenstärkung, nicht dem Pflanzenschutz. Der Kräutertee wird anstelle von Gießwasser verabreicht. Zur Herstellung des Kräutertees übergießen Sie eine Hand voll frische oder getrocknete Blätter von Beinwell, Kamille, Löwenzahn, Schachtelhalm oder Wermut mit 2 l kochendem Wasser; das Ganze 10 Minuten ziehen lassen, dann abseihen. Mit dem abgekühlten Tee die Pflanzen zur Stärkung gießen. Die abgeseihten Kräuterreste sollten Sie anschließend im Garten zur Bodenbedeckung verwenden bzw. dem Kompost beimengen.

Wirkung verschiedener Kräutertees auf die Pflanzen

Ackerschachtelhalm: Der Tee aus dem kieselsäurehaltigen Ackerschachtelhalm hilft bei Pilzkrankheiten wie Schorf, Rost und Mehltaupilzen, außerdem bei Monilia und gegen die Kräuselkrankheit. Für den Teeaufguss brauchen Sie 1 kg frischen oder 150 g getrockneten Schachtelhalm. Dieser wird in 10 l Wasser 24 Stunden eingeweicht, auf kleinem Feuer 20 Minuten gekocht und nach dem Abkühlen in fünffacher Verdünnung gespritzt.

Kamille: Kamillentee kräftigt die Pflanzen und wird mit Erfolg als Samenbeize eingesetzt. Das Saatgut wird mit dem Tee benetzt und auf einem feucht gehaltenen Filterpapier zur Keimprobe ausgelegt.

Meerrettich: Für 1 l Wasser brauchen Sie 250 g frisches Meerettichlaub. Das Wasser aufkochen und das frische Meerrettichlaub etwa eine Stunde darin ziehen lassen. Den abgekühlten Tee absieben. Alle Sauerkirsch- oder Aprikosenbäume, die im Vorjahr mit Monilia-Spitzendürre befallen waren, sollten Sie damit während der Blütezeit besprühen.

Wermut: Mit Wermuttee lassen sich ebenfalls Blattläuse vertreiben. Mit dem kaltem Tee sollten Sie zweimal wöchentlich Ihre blattlausgefährdeten Rosen, den Hibiskus sowie alle Balkon- und Kübelpflanzen gießen. Die am nächsten Morgen noch feuchten Pflanzen werden zusätzlich mit Algenkalk und Steinmehl bestäubt.

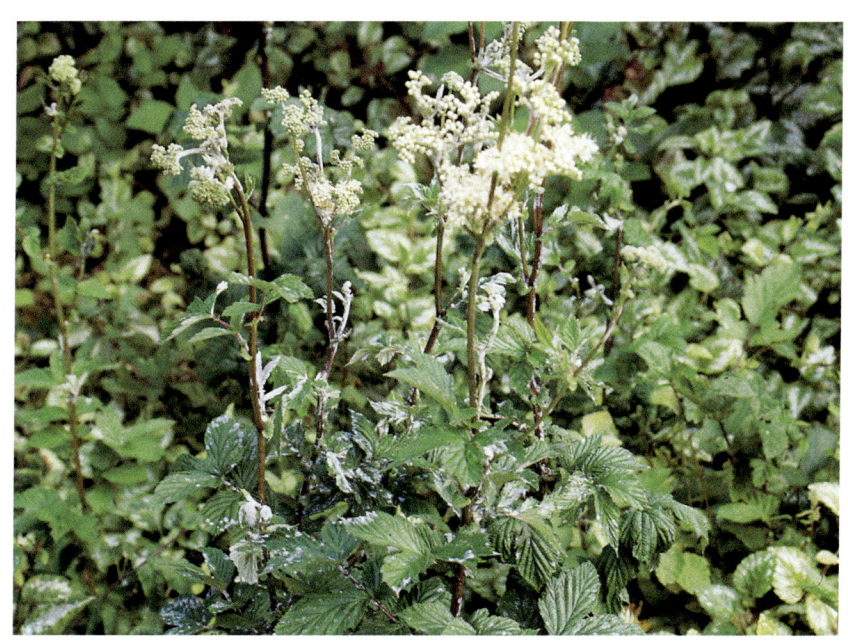

Von Mehltau befallen

Düngung und Bewässerung

Nährstoffversorgung

Da die im Garten oder Haus kultivierten Kräuter häufiger abgeerntet werden als ihre wild wachsenden Verwandten, brauchen Kräuter auch Nährstoffe. Eine leichte Düngegabe von ca. 30 g Gemüsedünger im Jahr pro Quadratmeter reicht völlig aus, um sie üppig wachsen zu sehen. Gedüngt wird frühestens im Juni, nachdem die Pflanzen gut angewachsen sind. Genaue Düngeregeln zu geben, ist aufgrund der variierenden Standortverhältnisse kaum möglich. Unter den Kräutern gibt es, wie bei allen Pflanzen, Schwach-, Mittel- und Starkzehrer. Zu den „Nährstofffressern" zählen allerdings nur wenige Kräuter wie z. B. Sellerie, Liebstöckel, Pfefferminze und Engelwurz. Die meisten Kräuter gehören zu den Mittelzehrern, etwa alle Blattgewächse mit weichen Blättern wie Petersilie, Zitronenmelisse, Schnittlauch, Majoran, Basilikum usw. Zu den bescheidenen Schwachzehrern zählen die genügsamen Gewürzpflanzen, die sich auf Trockenstandorten wohl fühlen, etwa Thymian und Salbei, sowie viele Heilpflanzen, die ätherische Öle enthalten. Diese Pflanzen sollten nur mit der Hälfte der Düngeportion, die auf der jeweiligen Verpackung angegeben ist, versorgt werden.

Hauptnährstoffe und ihre Eigenschaften:

Stickstoff wird für die Pflanzenentwicklung und das Wachstum benötigt. Er ist Grundstoff des pflanzlichen Lebens, der Bedarf ist groß. Stickstoff wird nur über die Pflanzenwurzeln in Form von anorganischen Salzen aufgenommen.

Phosphor ist für die Blüten- und Fruchtbildung zuständig.

Kalium sorgt für Kräftigung und besseren Widerstand gegen Trockenheit und Frost. Kalium wirkt primär auf den Wasserhaushalt der Pflanze, er beeinflusst somit alle Lebensvorgänge in der Pflanze.

Kalk ist eigentlich ein Bodendünger, er aktiviert das Bodenleben, erhöht und erhält den pH-Wert; er festigt außerdem das Pflanzengewebe.

Spurenelemente wie Eisen, Kupfer und Bor aktivieren viele Stoffwechselvorgänge in der Pflanze.

Der Wasserbedarf hängt im Wesentlichen von der Pflanzenstruktur ab. Pflanzen mit sehr zartem, feinem Laub müssen häufiger gegossen werden als hartlaubige wie etwa Lorbeer. Spezielle Hinweise finden Sie bei den jeweiligen Pflanzenporträts. Die Wasserversorgung wird natürlich auch durch den Standort und die Bodenstruktur bestimmt. Wenn Sie Ihr Kräuterbeet mit organischen Materialien mulchen, etwa mit Rindenmulch, Schreddermaterial, Stroh, Sägemehl oder Rohkompost, sparen Sie viel Wasser.

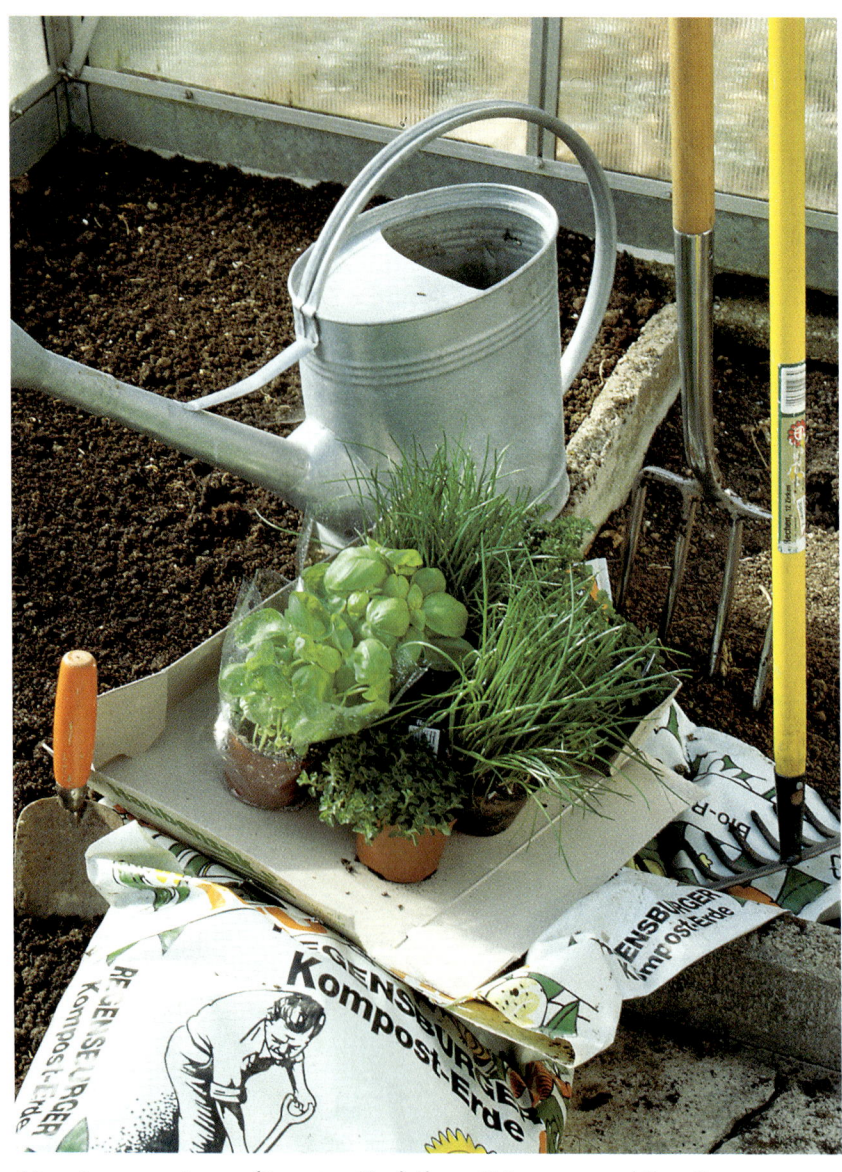

Hauptvoraussetzung für gutes Gedeihen: Düngung und Bewässerung

Ein- und Umtopfen

Umgetopft wird nur, wenn der Topf stark durchwurzelt ist, das Pflanzenwachstum stockt oder bei verkümmertem Aussehen der Pflanze. Der nächste Topf sollte nur 1–2 Nummern größer sein, Tontöpfe sind atmungsaktiver als Kunststofftöpfe, es kommt darin seltener zu Staunässe. Tontöpfe müssen allerdings vor jeder Neubepflanzung 1–2 Stunden gewässert werden, weil sie in trockenen Zustand dem Wurzelballen die Feuchtigkeit entziehen. Beim Umtopfen wird die alte versauerte Erde entfernt und der Wurzelballen mithilfe einer Gabel aufgeraut, damit alte tote Wurzelteile abfallen, die restlichen wieder Luft bekommen und gleichzeitig einen guten Kontakt zur neuen Pflanzenerde erhalten. Beim Ein- oder Umtopfen ist es wichtig, dass der Wurzelballen der Kräuter oder Sträucher sich zunächst durch ein Tauchbad mit Wasser vollsaugen kann. Der vorgestanzte Wasserablauf muss mit einem spitzen Nagel oder Hammer vorsichtig durchbrochen werden, soweit das nicht bereits geschehen ist. Damit die neue Erde im Gefäß sich nicht so schnell verdichtet, sind Zusätze aus Lavagries oder Tongranulat zu empfehlen. Wichtig ist ferner, dass die Erde von vornherein mit Horn- und Knochenspänen angereichert wird. Durch diesen organischen, sich sehr langsam abbauenden Dünger haben die Pflanzen für das erste Jahr eine regelmäßige optimale Ernährung.

Ton- oder Plastikgefäß
Das ist nicht nur eine Geschmacksfrage, sondern auch vom Standort und der Größe der Kräuter abhängig. Sollen die Kräuter auf der Fensterbank über der Heizung überwintern, so ist der Plastiktopf dem Tontopf vorzuziehen, weil weniger Wasser verdunstet. Sobald eine Pflanze kopflastig ist, wie etwa eine üppige Schnittlauchstaude, so ist der Tontopf mit größerem Eigengewicht, der auch für eine bessere Wurzelbelüftung sorgt, vorteilhafter.

Ausdauernde Kräuter, die schon von Anfang an am richtigen Standort eingepflanzt werden, brauchen in der Regel jahrelang nicht umgepflanzt zu werden. In Töpfen, Kästen- und Troggärten muss unbedingt darauf geachtet werden, dass das Gefäß eine Wasserabflussöffnung hat und eine 3 cm hohe Drainageschicht aus Blähton oder Tonscherben bekommt.

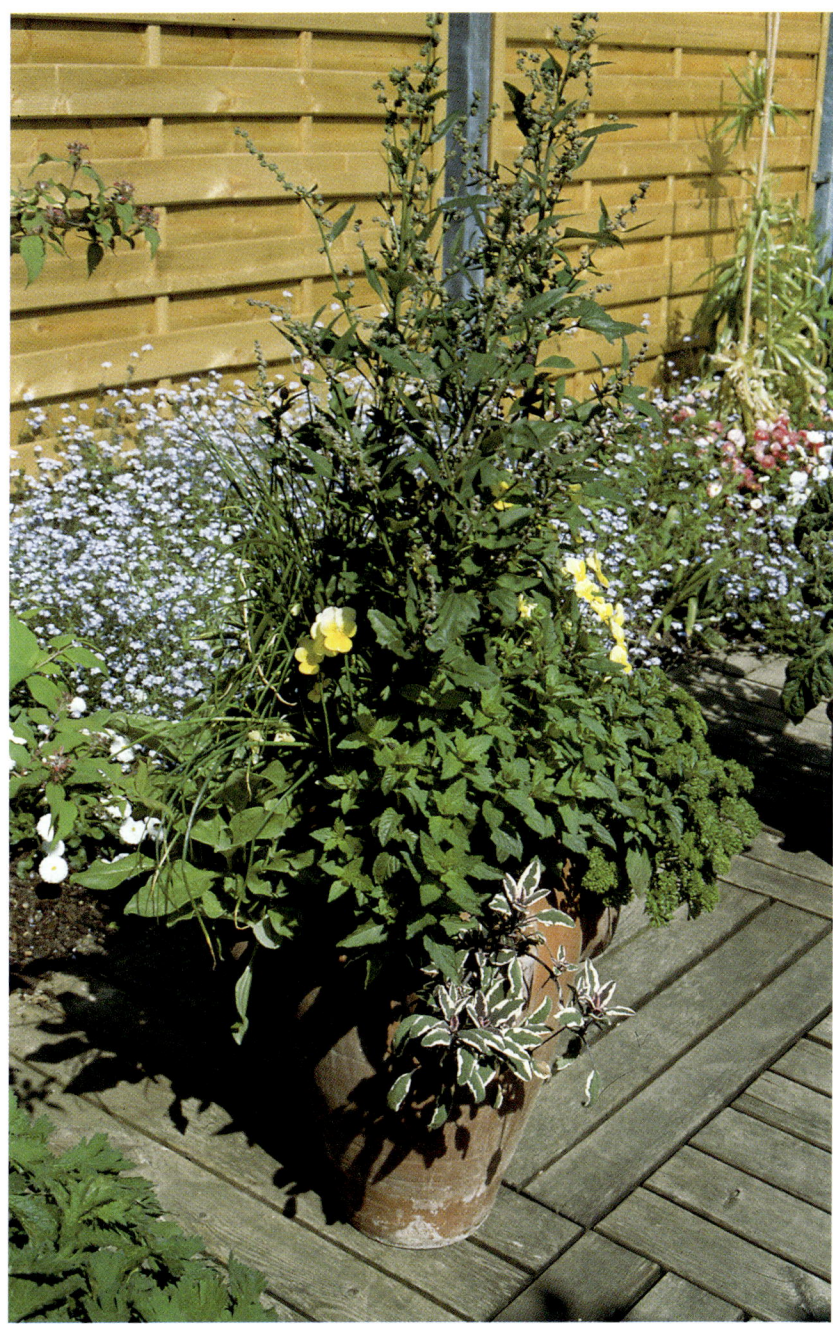

Heilpflanzen gedeihen auch in Töpfen

Sammelkalender

Pflanze	Erntezeit	Verwendeter Pflanzenteil
Ackerschachtelhalm	Juni	Kraut
Alant	März/April September/Oktober	Wurzeln
Aloe	März–Oktober	Gel der Blätter
Anis	Juli/August	reife Früchte
Arnika	März/April	Wurzeln
	Juni–August	Blüten
Augentrost	Juli–September	blühendes Kraut
Baldrian	August/September	Wurzelstock
Bärlapp	August	Sporen
Bärlauch	März/April	Blätter
Basilikum	Juli–September	blühendes Kraut
Beifuß	Juni–September	Kraut
Beinwell	Mai/Juni	Wurzel
Benediktenkraut	Mai–Juli	Kraut vor der Blüte
Bertram	September/Oktober	Wurzel
Besenginster	Mai/Juni	blühende Triebspitzen
Bibernelle	September/Oktober	Wurzel
Birke	Mai/Juni	junge Blätter
Blutwurz	April/Mai	Wurzelstock
Bockshornklee	Juni/Juli	Samen
Bohnenkraut	Juni–September	Kraut
Borretsch	Mai–Oktober	blühendes Kraut, Blätter
Brennnessel	Mai–September	junge Pflanzen
Brombeere	Juni/Juli	Blätter
	August/September	Früchte, Wurzel
Dill	Juli–September	Kraut
Eberesche	Mai/Juni	Blätter
Ehrenpreis	Juli–September	blühendes Kraut
Eibisch	März/April, September –November	Wurzeln
	Mai/Juni	Blätter
	Juli/August	Blüten
Engelwurz	Mai–August	Blätter
	März/April, September/Oktober	Wurzel
Enzian	Oktober/November	Wurzel
Erdrauch	Mai–August	blühendes Kraut
Estragon	August	Blätter
Fenchel	August–Oktober	Früchte, Wurzel
Fieberklee	Juni/Juli, September/Oktober	Blätter
Frauenmantel	Mai–August	Blätter
	Juli/August	Blüten

Gänseblümchen	März–August	Blüten
Gänsefingerkraut	Mai–August	blühendes Kraut
Geißfuß	März/April	Wurzel
	Mai	Blätter
Goldrute	Mai–August	blühendes Kraut
Gundelrebe	April–Juni	Kraut
Heckenrose	September/Oktober	Früchte
Heidekraut	Juni–Oktober	Blüte, Kraut, Zweiglein
Heidelbeere	September	Beeren
Herzgespann	Juli/August	blühendes Kraut
Heublumen	Mai–September	blühende Pflanzen
Hirtentäschel	April–September	blühendes Kraut
Holunder	April	Blätter
	Mai/Juni	Blüten
	Juli	Früchte
Hopfen	April/Mai	junge Triebe
	Juni/Juli	Blüte
	September	Zapfen
Huflattich	März/April	Blütenköpfe
	Mai/Juni	Blätter, Stiele
Ingwerwurzelstock	Februar/März	Wurzelstock
Isländisches Moos	April–November	ganze Pflanze
Johannisbeere	Juni/Juli	Blätter, Beeren
Johanniskraut	Juli/August	blühendes Kraut
Kamille	Juni/Juli	Blütenköpfe
Kapuzinerkresse	Juni–Oktober	Blüten, Blütenknospen, Blätter
Kerbel	Mai	Kraut
Klette	März/April	Wurzel
Knoblauch	Oktober	Zwiebel
Königskerze	Juni–September	Blütenblätter mit Staubfäden
Koriander	Juli/August	Früchte
Kresse	ganzjährig	Kraut
Kümmel	Juni–August	Früchte
Lavendel	Juni–August	Blüten
Liebstöckel	Juli/August	Blätter, junge Triebe
	September	Wurzel
Linde	Mai–Juli	Blüten mit Flügeln
Lorbeer	Juli/August	Blätter
Löwenzahn	April/Mai	Blätter, Wurzel
Majoran	Juni/Juli	junge Triebe vor der Blüte
Meerrettich	Februar/März, Oktober/November	Wurzel
Meisterwurz	März/April, Oktober/November	Wurzelstock
Mistel	Januar–Oktober	junge beblätterte Triebe
Nelkenwurz	März/April, September/Oktober	Wurzel
Ölbaum	August/September	Früchte
Oregano	Juli–Oktober	blühendes Kraut

Passionsblume	Mai–Juli	Blüten, Blätter
Petersilie	April–Oktober	Blätter
	Dezember	Wurzel
Pfefferminze	April–Oktober	Blätter
Portulak	Juli–September	junge Blätter
Preiselbeere	Juli	Blätter
	August–November	Früchte
Ringelblume	Juni–August	Blütenköpfe
Rizinus	August–Oktober	Samenkerne
Rosmarin	März–Juni	Blätter
Rote Rübe	Mai–November	Wurzel
Salbei	Mai/Juni	Blätter vor der Blüte
Sanddorn	September/Oktober	Früchte
Schafgarbe	Juni–August	blühendes Kraut, Blütenköpfe
Schlehdorn	März–Mai	Blütenknospen
	Oktober	Früchte
Schlüsselblume	März	Wurzel
	April–Juni	Blüte
Schnittlauch	Mai–Oktober	Kraut vor der Blüte
Schöllkraut	Mai–Oktober	Kraut
Sellerie	Juli	Blätter
	November	Knolle
Stockrose	September/Oktober	Blüten
Taubnessel	Juni/Juli	Kraut mit Wurzel
Tausendgüldenkraut	Juni–August	blühendes Kraut
Thymian	Mai–August	blühende Triebspitzen
Veilchen	März/April	blühende Pflanze
	August/September	Wurzel
Wacholder	Oktober/November	reife Beeren
Walderdbeere	Mai–Juli	Blätter, Früchte
Waldmeister	Mai/Juni	Kraut während der Blüte
Walnussbaum	Juni–August	Blätter, unreife Früchte
	September/Oktober	reife Früchte
Wegerich	Mai–Oktober	Blätter
Weide	April/Mai	Rinde der zweijährigen Weide
Weidenröschen	Mai–Juli	junge Blätter
Weinraute	Mai–Oktober	Blätter
Weinrebe	Januar/Februar	Ranken
	Mai	Blätter
	Juni/Juli	Blüten
	August–Oktober	Trauben
Weißdorn	Mai/Juni	Blütenknospen
Wermut	Juli–September	Blätter, blühende Triebspitzen
Ysop	Juni–August	Blätter, blühende Triebspitzen
Zitronenmelisse	April–September	Blätter
Zwiebel	September	Knolle

Pflanzenverzeichnis